感谢国家出版基金2021R-067和四川省重点研发项目2022YFS0038对本书出版的支持。

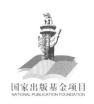

国家出版基金项目
NATIONAL PUBLICATION FOUNDATION

华西口腔医学前沿

数字化正颌外科

主编◎罗　恩　祝颂松

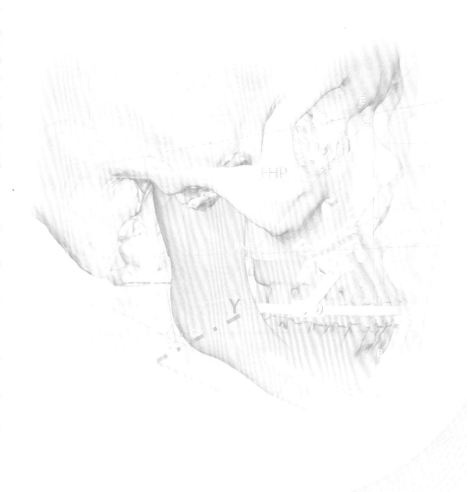

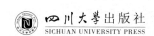

四川大学出版社
SICHUAN UNIVERSITY PRESS

图书在版编目（CIP）数据

华西口腔医学前沿：数字化正颌外科 / 罗恩，祝颂松主编 . — 成都：四川大学出版社，2022.12
ISBN 978-7-5690-5841-3

Ⅰ . ①华… Ⅱ . ①罗… ②祝… Ⅲ . ①数字化—应用—颌—畸形—口腔正畸学 Ⅳ . ① R783.5-39

中国版本图书馆 CIP 数据核字（2022）第 238708 号

书　　名：华西口腔医学前沿：数字化正颌外科
　　　　　Huaxi Kouqiang Yixue Qianyan: Shuzihua Zhenghe Waike
主　　编：罗　恩　祝颂松

出 版 人：侯宏虹
总 策 划：张宏辉
选题策划：段悟吾　周　艳　龚娇梅
责任编辑：周　艳　龚娇梅
责任校对：张　澄
装帧设计：徐著林
责任印制：王　炜

出版发行：四川大学出版社有限责任公司
　　　　　地址：成都市一环路南一段 24 号（610065）
　　　　　电话：（028）85408311（发行部）、85400276（总编室）
　　　　　电子邮箱：scupress@vip.163.com
　　　　　网址：https://press.scu.edu.cn
印前制作：成都跨克创意文化传播有限公司
印刷装订：四川盛图彩色印刷有限公司

成品尺寸：185 mm×260 mm
印　　张：24.75
字　　数：509 千字

版　　次：2022 年 12 月 第 1 版
印　　次：2022 年 12 月 第 1 次印刷
定　　价：120.00 元

扫码查看数字版

四川大学出版社
微信公众号

编委会

主　编

罗　恩　祝颂松

副主编

刘　瑶　杜　文　许春炜　何东明

编　者

赵秋成　杨宝祥　刘　莉　纪焕中　李佳洋　何　泽

周颖欣　石　珏　唐贶昀　刘航航　朱照琨　邰　岳

随着数字化技术与医学的融合发展，数字化设计在外科领域的应用日新月异，也日益受到外科医生的关注与重视。数字化手术设计是数字化技术与医学手术规划相融合的一项新兴医疗科技手段，分为三维重建、手术设计和产品设计三个部分。运用三维重建技术实现术区的三维可视化，帮助医生完成数据精准测量、术前分析、手术模拟推演以及术后效果展示，为医生与患者量身制定一套手术设计方案，涵盖术前规划、术中指引、术后评估，同时提高手术效率与精确度并减低手术风险。

牙颌面畸形是一种由各种先天或后天因素引起，可同时影响患者口颌系统功能和颜面外形的疾病，也是口腔医学领域的常见病与多发病。它不仅对患者的面容和心理产生巨大影响，还可能累及张口、咀嚼、吞咽、呼吸、语言等多种生理功能，显著降低生活质量。正颌外科手术是矫治牙颌面畸形最常用的手术方法。它将畸形颌骨按照手术设计进行切开、移动和固定，重建颌骨三维空间结构和正常咬合关系，最终实现功能重建与面形重塑的治疗效果。

牙颌面畸形的诊断与手术设计标准化程度高，且主要涉及颌骨，这些都有利于正颌外科手术的数字化转化。目前临床上对牙颌面畸形的诊断和手术方案设计，已经从传统的二维影像资料、石膏模型分析与设计阶段，迅速过渡到以计算机虚拟三维手术模拟和3D打印导板技术为代表的数字化外科阶段，并正在向着人工智能数字化方向发展。

目前数字化正颌外科工作主要是在口腔专业院校和数字化手术设计公司开展，其他各级医院与科室即使参与其中，大都局限于最终手术方案的选择，对牙颌面畸形数字化手术设计的流程、原理、适应证和应用都缺乏了解，这也对数字化正颌外科的推广和普及造成了极大困难。

四川大学华西口腔医院（原华西医科大学华西口腔医院）是国内最早开展牙颌面畸形

数字化手术设计和临床应用的单位之一。经过多年的努力和积极探索，建立了较为完善和先进的数字化正颌外科设计与应用体系，并积累了丰富的临床经验。编写本书的目的正是给广大口腔医疗工作者提供一本基于本专家团队多年临床经验总结的牙颌面畸形数字化手术设计和临床应用专著，希望本书能给将要或正在从事牙颌面畸形和数字化诊疗的医务工作者、相关学科医生和相关专业的研究生、规范化培训住院医生提供参考。

由于主编和编者水平有限，书中难免存在缺点和错误，希望得到同行专家和读者的指正。

罗恩、祝颂松

2022年于华西

目录
Contents

第三章　牙颌面畸形的数字化诊断

第四章　虚拟正颌外科手术规划设计

第五章　虚拟正颌外科手术方案的现实转移

第六章　正颌外科手术效果的数字化评估

第七章　数字化设计方案报告

第八章 数字化正颌外科临床病例

第九章 人工智能在正颌外科中的应用

第十章 正颌外科相关面部软组织数字化技术

第一章

牙颌面畸形与正颌外科

正颌外科（Orthognathic surgery）是通过外科手术与正畸治疗相结合矫治牙颌面畸形的一种方法，是口腔颌面外科的重要发展分支。正颌外科可通过手术解决各种原因（如创伤、肿瘤、唇腭裂、关节疾病等）引起的上下颌骨位置和形态异常所导致的牙颌面畸形。随着数字化技术的兴起，计算机技术、3D打印技术、导航技术、人工智能技术等开始广泛地介入医疗过程，使得传统的正颌外科诊疗流程发生了相应改变，正颌外科逐渐进入数字化和智能化时代。

一、牙颌面畸形和正颌外科概述

牙颌面畸形（Dentofacial deformity）是指颌骨生长发育异常或其他相关疾病所引起的颌骨体积、形态异常，以及上下颌骨之间及其与颅骨和其他骨骼之间的关系异常（图1-1-1）。牙颌面畸形会导致咬合关系紊乱及口颌系统功能失调，外观常表现为颌面形态畸形。流行病学调查显示，40%以上的人群存在错𬌗畸形，其中约有5%是颌骨发育异常引起的骨性错𬌗畸形，即牙颌面畸形。

正颌外科通过外科手术矫治牙颌面畸形，即通过手术移动颌骨位置或改变颌骨体积纠正颌骨发育异常，帮助建立良好的咬合关系，改善面部形态，解决因上下颌骨发育异常、创伤、肿瘤等导致的牙颌面畸形问题。

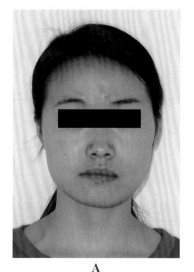

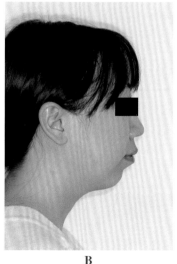

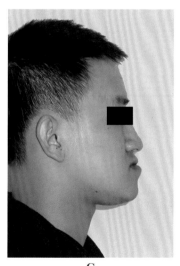

| A | B | C |

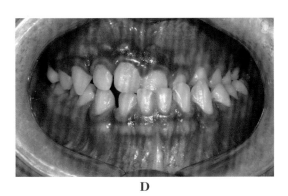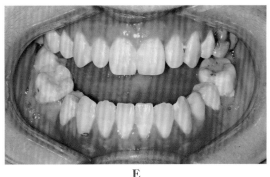

D   E

图1-1-1　常见的牙颌面畸形临床表现

A. 颌骨不对称；B. 下颌后缩；C. 下颌前突和上颌后缩；D. 咬合关系紊乱；E. 前牙反𬌗和开𬌗

二、牙颌面畸形分类

牙颌面畸形尚无统一的分类标准，一般根据所累及的颌骨及其发育异常情况进行分类和命名。牙颌面畸形大致可分为以下几类。

（1）颌骨前后向发育异常：如上颌发育过度（上颌前突）、上颌发育不足（上颌后缩）、下颌发育过度（下颌前突）、下颌发育不足（下颌后缩）等。

（2）颌骨垂直向发育异常：颌骨垂直向发育过度，如骨性开𬌗、长面综合征；颌骨垂直向发育不足，如骨性深覆𬌗、短面综合征。

（3）颌骨横向发育异常：如双侧下颌角发育过度或咬肌肥大引起的方颌畸形，上颌横向发育不足引起的上牙弓缩窄等。

（4）颏部畸形：颏部出现前后向、垂直向的发育过度、发育不足或偏斜等。

（5）双颌畸形：即上下颌骨均有畸形发生，如下颌前突伴上颌后缩、上颌前突伴下颌后缩、双颌前突等。

（6）不对称牙颌面畸形：主要为双侧颌骨发育程度不平衡，如偏突颌畸形、半侧下颌肥大、单侧小下颌畸形、半侧颜面短小畸形、半侧颜面萎缩等。

（7）获得性牙颌面畸形：指出生后疾病、外伤、治疗等引起的继发性牙颌面畸形，如颞下颌关节强直、颌面部外伤、颌面部肿瘤切除术、唇腭裂修补术等造成的继发性颌骨畸形或缺损。

三、常用的正颌外科术式

正颌外科通过切开颌骨、移动骨块至新的位置并进行固定，恢复颌面部各骨骼之间正常的相对空间位置关系，达到治疗牙颌面畸形的目的。根据牙颌面畸形类别，常用的正颌外科术式有所差别。

（1）上颌骨及面中份正颌外科手术：上颌前部骨切开术、上颌后部骨切开术、Le Fort Ⅰ型骨切开术、Le Fort Ⅱ型骨切开术、Le Fort Ⅲ型骨切开术等。

（2）下颌骨正颌外科手术：下颌支矢状骨劈开术、下颌支垂直骨切开术、下颌支倒L形骨切开术、下颌前部根尖下骨切开术、下颌后部根尖下骨切开术等。

（3）颏成形术：如颏前移术、颏后退术、颏摆正术等。

（4）双颌外科手术：同时通过上颌及下颌（包括颏部）手术对双颌畸形进行矫治。

（5）下颌角成形术：下颌角截骨术、下颌角区骨外板截除术等。

（6）颧骨颧弓整形术：颧骨颧弓减低术、颧骨增高术等。

（7）颌骨牵张成骨术。

四、正颌外科的数字化发展

正颌外科的常规治疗流程主要包括病史采集、明确诊断、制定方案、术前正畸、模拟手术、实施手术、术后正畸、长期保持等阶段。随着数字化技术与正颌外科的结合日益紧密，正颌外科的诊疗模式有了新发展。

（一）正颌外科的传统技术

正颌外科通过切开颌骨、移动带蒂骨块等来治疗牙颌面畸形，故术前对于骨切开部位、骨块移动方向和距离等进行精确的设计和模拟，方能保证手术顺利进行。传统的正颌外科设计常涉及以下方法：

1. X线头影测量分析（Cephalometric analysis）

传统的X线头影测量分析是在患者的X线片基础上，选择一些标志点进行线距、角度及比例的测量，并与正常值进行比较分析，以帮助了解患者软硬组织形态结构与位置关系变化，判断畸形的特征与严重程度，指导诊断与治疗设计。传统的X线头影测量分析主要依靠侧位片和正位片，侧位片主要用于观察颅颌面结构前后向和垂直向的异常，正位片则主要用于评估水平向的对称性（图1-4-1）。

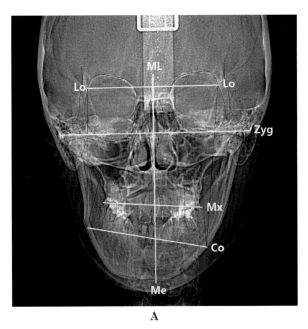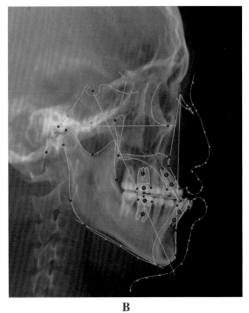

图1-4-1 X线头影测量分析
A. X线头影测量分析正位片；B. X线头影测量分析侧位片

2. 可视化目标分析（Visual treatment objective，VTO）

可视化目标分析是指利用X线头影描绘图手工剪出患者的颌骨外形模板，从而在X线头影描绘图上进行颌骨拼对模拟手术方案的方法（图1-4-2）。通过可视化目标分析，医生可以确定术前正畸治疗的目标；筛选出能够取得最佳效果的手术方案，确定术中颌骨移动方向和距离；预测术后面部软组织之间的关系，便于会诊和医患沟通。

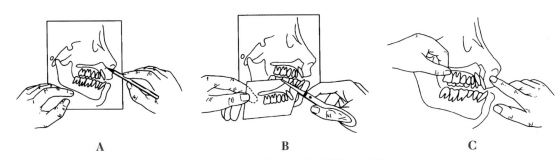

图1-4-2 可视化目标分析模拟手术流程
A. 绘制X线头影测量母版；B. 裁剪颌骨模板；C. 移动至正常位置

3. 模型外科（Model surgery）

该技术是将术前取得的患者牙列石膏模型转移到𬌗架上（图1-4-3A），模拟患者真实的咬合情况，再对模型进行切割、移动和拼对，模拟手术过程，确保术后患者拥有稳定咬合关系的一种排列试验和分析技术。通过模型外科对手术过程的模拟，医生能够对术中颌骨切开的位置、移动方向及截骨量进行预估。

模型外科的另一个作用是协助制作手工𬌗板。手工𬌗板是利用模型外科设计手术方案、确定颌骨移动的方向与距离后，在设计位置使用自凝树脂制作出用以确定骨段移动后的位置及咬合关系的𬌗板（图1-4-3B）。𬌗板在术后也可帮助患者维持稳定的咬合关系，促进骨断端在正确的位置愈合。因此，在以往的正颌外科诊疗过程中，模型外科在术前、术后多个阶段都发挥着重要作用。

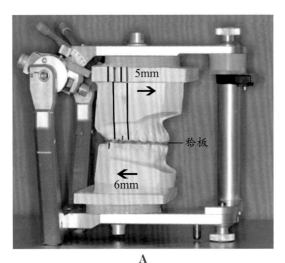
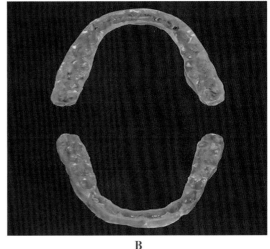

A　　　　　　　　　　　　　　　**B**

图1-4-3　模型外科
A. 将牙列石膏模型转移至𬌗架上进行手术模拟；B. 利用自凝树脂制作的手工𬌗板

（二）数字化正颌外科

数字化正颌外科（Digital orthognathic surgery）是通过对患者原始资料如计算机断层扫描（Computed tomography，CT）数据进行深加工，包括三维重建、图像分割、移动、配准等，并以此为基础，对手术进行虚拟模拟，再利用手术导航、3D打印技术等将其回归于现实，使手术更精确、微创、可预测。以下技术的出现大大推动了数字化正颌外科的发展。

1. CT三维重建（CT three-dimensional reconstruction）

CT三维重建是利用软件将CT或锥形束CT（Cone beam computed tomography, CBCT）、螺旋CT（Spiral computed tomography）等影像学数据进行三维重建，即将原本二维的断层图像整合形成三维的数字化模型。例如使用患者的螺旋CT数据重建生成的三维颌骨模型，直观显示患者的颌骨形态，可以辅助医生进行畸形诊断，模拟手术截骨、移动、固定过程，进行术后效果评估等（图1-4-4）。

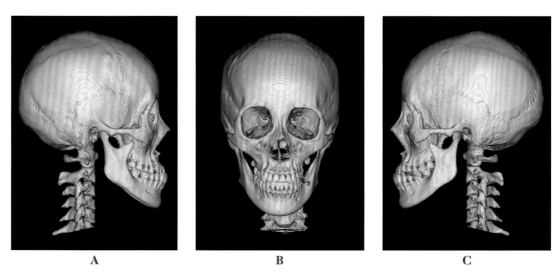

A   **B**   **C**

图1-4-4　使用螺旋CT数据重建生成的患者三维颌骨模型
A. 右侧面照；B. 正面照；C. 左侧面照

2. 三维面部照相（Three-dimensional facial photography）

三维面部照相是基于可视光学系统的立体摄影测量技术，通过使用两组或多组摄像机模拟人的双目，将其获取到的患者面部图像通过特定的计算机系统进行处理、拼接，形成立体的面部形态模型的一种技术，采集到的患者面部形态立体模型就是三维面像（Three-dimensional facial image）。医生可旋转多个角度对三维面像进行观测，并将其与骨信息、软组织信息进行配准，辅助诊断、方案制定及术后疗效评估（图1-4-5）。

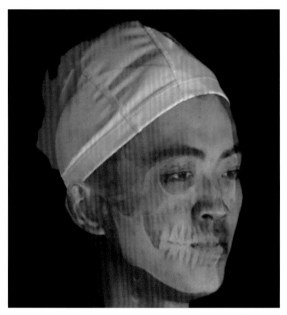

图1-4-5　三维面像与骨、牙齿、软组织等进行配准

3. 数字化牙𬌗模型（Digital dental model）

随着激光扫描技术的发展，数字化牙𬌗模型的使用也日渐广泛，其利用患者实际牙列、咬合关系等信息在计算机中生成三维立体模型。相较于传统石膏模型，数字化牙𬌗模型取模便捷，易于保存，并便于医生进行数字化手术模拟，目前主要通过两种方式获得患者的数字化牙𬌗模型：一是利用光学仓式扫描仪扫描患者已有的石膏模型，二是利用手持式口内扫描仪直接扫描患者口内各组织表面形态（图1-4-6）。

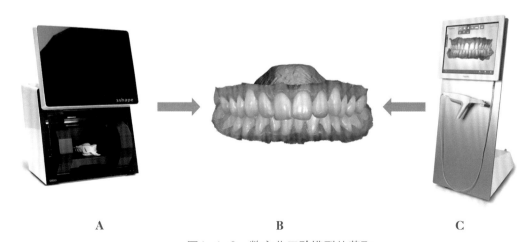

A　　　　　　　　　　　B　　　　　　　　　　　C

图1-4-6　数字化牙𬌗模型的获取

A. 利用光学仓式扫描仪扫描患者已有的石膏模型；B. 数字化牙𬌗模型；C. 利用手持式口内扫描仪直接扫描患者口内各组织表面形态

4．三维头影测量分析（Three-dimensional cephalometric analysis）

通过X线平片进行的头影测量分析是正颌外科进行诊断和方案制定不可缺少的一步。但二维平片存在解剖结构影像重叠、失真等情况，测量结果误差较大；且牙颌面畸形往往是三维空间结构关系的畸形，用二维测量数据描述三维畸形存在局限性。

三维头影测量通过对三维重建模型上确定的标志点进行距离、角度、比例的测量和比较（图1-4-7），使用与传统二维头影测量不同的评判标准，对传统X线头影测量的结果进行补充和修正，能够在一定程度上解决以上问题。

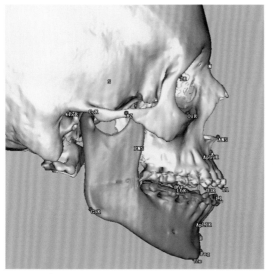
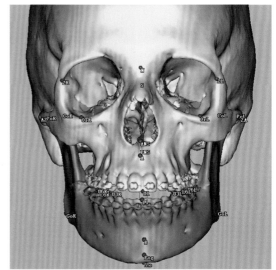
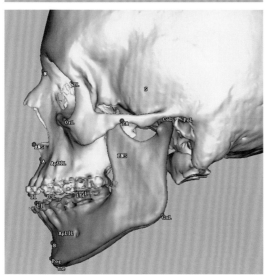
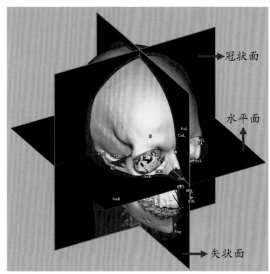

图1-4-7　三维头影测量分析（利用数字化软件，在患者的三维重建模型上进行定点，获得有三维空间意义的头影测量分析数据）

5. 三维设计软件

根据螺旋CT等影像学数据重建生成的患者三维颌骨模型，除了用于辅助诊断，将其导入数字化手术设计软件中，还能够清晰显示各部分软硬组织的真实形态和相对位置，对其进行骨切开、移动、延长等模拟手术操作，可展示术后效果，并可设计制作对应的数字化殆板和导板，这也是计算机辅助设计（Computer aided design，CAD）和计算机辅助制造（Computer aided manufacturing，CAM）技术应用于正颌外科的典型案例（图1-4-8）。

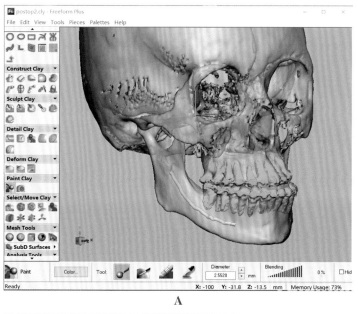

A

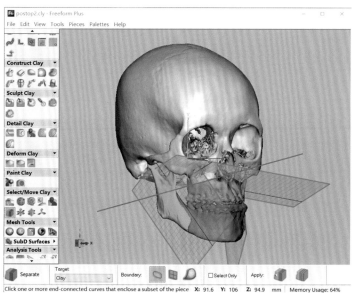

B

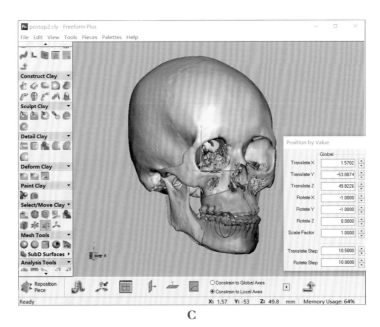

C

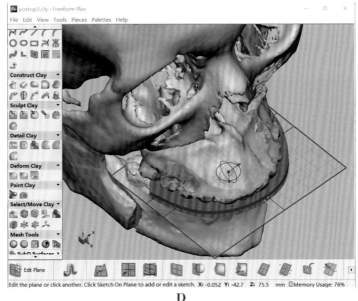

D

图1-4-8 三维设计软件的用途示例

A. 显示牙根、神经等易损伤结构的位置；B. 模拟骨切开操作；C. 模拟各骨段移动方向和距离，并显示效果；D. 设计数字化𬌗板

6. 3D打印（Three-dimensional printing）

3D打印属于快速成型技术，是依据设计好的数字化模型，利用粉末状金属或塑料等可粘合材料作为原料逐层打印，从而构建出实物的新兴技术，具有成型快、精确度高、适合制作复杂精细结构物体的特点。在口腔医学领域，该技术也逐渐被用于制作解剖模型和

个性化治疗器械，以及手术方案模拟和演练、预后分析、生物活性材料制造，甚至具有生物活性功能的组织、器官的打印。例如，将使用数字化手术模拟软件制作的殆板和导板的数字化模型导出，运用3D打印技术即可精确、迅速地完成实物制作（图1-4-9）。

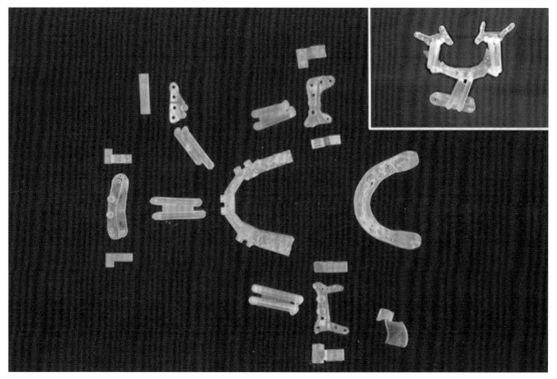

图1-4-9　通过3D打印技术制作的数字化殆板和导板

7. 数字化殆板和导板（Digital guiding templates）

与传统手工殆板不同，数字化殆板是利用软件在患者三维数字化模型上完成了手术方案模拟后，根据此方案的中间和终末牙齿位置设计的用以指导实际手术中骨块移动方向、距离及咬合关系的殆板，最后利用快速成型技术制作完成。由于其基于数字化模型而非传统石膏模型，并利用CAD/CAM技术进行设计和制作，其与手术方案的吻合度更高，精确性更好。

通过三维重建的颌骨模型可以精确设计骨切开线及钉孔等的位置，避让神经、牙根等解剖结构，亦可在此位置设计手术导板，在实际手术中辅助确定骨切开线及钉孔的位置、方向和距离，使更复杂的手术操作成为可能，这也是传统模型外科无法做到的。（图1-4-10）

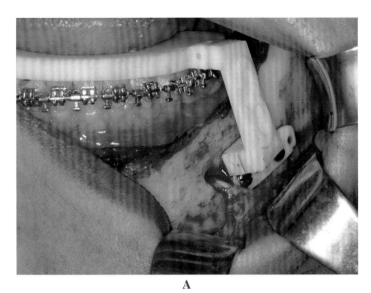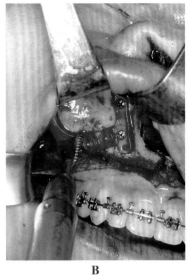

A   B

图1-4-10　　使用数字化殆板和导板协助手术

A. 利用数字化殆板将骨段移动至正确位置；B. 利用数字化导板确定上颌骨切开的位置和方向

8. 利用术后CT吻合度分析评估手术精确性

利用数字化软件可以方便地进行术后效果的评估，其方法是将根据患者术后CT数据生成的三维重建模型与患者的手术模拟方案进行比较，通过分析二者差异的大小，评估手术模拟方案实施的精确性，具体方式包括三维重建模型直观对比、偏差分析、测量标志点或骨块的空间变化精确性等。其中，偏差分析是将术后三维重建模型和手术设计模型进行配准，计算术后三维重建模型上的每个点分别与手术设计模型上的最近点的距离，并以不同的颜色表示不同的距离，生成颜色色差图（Color distance map）（图1-4-11）。医生通过观察各区域不同的颜色，即可直观地了解每部分的定位精确性，判断术后实际情况与手术模拟方案的吻合度。

总之，数字化技术已经融入正颌外科的方方面面，从资料采集、诊断、方案设计、实际手术操作、术后评估等多个环节提高了诊疗过程的精确性和便捷性，也促使广大从业者深入学习数字化正颌外科相关知识。

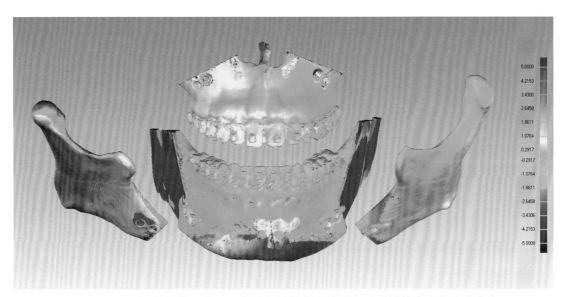

图1-4-11　颜色色差图（显示术后各骨段实际情况与手术模拟方案的吻合度）
（图中绿色区域表示术后实际情况与手术模拟方案偏差较小）

【参考文献】

[1] 胡静，王大章.正颌外科[M].北京：人民卫生出版社，2006.

[2] 罗恩.牙和颌面畸形就医指南[M].北京：科学出版社，2017.

[3] Diana SJ，Lauren VK，Jonathan MF，et al. Adding depth to cephalometric analysis：comparing two-and three-dimensional angular cephalometric measurements [J]. J Craniofac Surg，2019，30（5）：1568-1571.

[4] 王瑞晨，李桂珍，柳春明，等.三维头影测量分析法在正颌外科术前测量中的应用[J].中国修复重建外科杂志，2014，28（7）：873-878.

[5] Peterman RJ，Jiang S，Johe R，et al. Accuracy of Dolphin visual treatment objective（VTO）prediction software on class Ⅲ patients treated with maxillary advancement and mandibular setback [J]. Prog Orthod，2016，17（1）：1-19.

[6] 沈舜尧，陈天天，卢陈佩，等.虚拟设计与传统模型外科矫治偏突颌畸形的对比研究[J].中华口腔医学杂志，2016，51（11）：651-655.

[7] Rossini G，Cavallini C，Cassetta M，et al. 3D cephalometric analysis obtained from computed tomography. Review of the literature [J]. Ann Stomatol（Roma），2011，2（3-4）：31-39.

[8] Quast A，Santander P，Witt D，et al. Traditional face-bow transfer versus three-dimensional virtual reconstruction in orthognathic surgery [J]. Int J Oral Maxillofac Surg，2019，48（3）：347-354.

[9] Plooij JM，Maal TJJ，Haers P，et al. Digital three-dimensional image fusion processes for planning and evaluating orthodontics and orthognathic surgery. A systematic review [J]. Int J Oral Maxillofac Surg，2011，40（4）：341-352.

[10] Ho CT，Lin HH，Lo LJ. Intraoral scanning and setting up the digital final occlusion in three-dimensional planning of orthognathic surgery：Its comparison with the dental model approach[J]. Plast Reconstr Surg，2019，143（5）：e1027-e1036.

[11] Ender A，Attin T，Mehl A. In vivo precision of conventional and digital methods of obtaining complete-arch dental impressions [J]. J Prosthet Dent，2016，115（3）：313-320.

[12] Walters M，Claes P，Kakulas E，et al. Robust and regional 3D facial asymmetry assessment in hemimandibular hyperplasia and hemimandibular elongation anomalies [J].

Int J Oral Maxillofac Surg，2013，42（1）：36-42.

[13] Manosudprasit A，Haghi A，Allareddy V，et al. Diagnosis and treatment planning of orthodontic patients with 3-dimensional dentofacial records [J]. Am J Orthod Dentofacial Orthop，2017，151（6）：1083-1091.

[14] Chen X，Li X，Xu L，et al. Development of a computer-aided design software for dental splint in orthognathic surgery [J]. Sci Rep，2016，6：38867.

[15] Lonic D，Pai BCJ，Yamaguchi K，et al. Computer-assisted orthognathic surgery for patients with cleft lip/palate：from traditional planning to three-dimensional surgical simulation [J]. PLoS One，2016，11（3）：e0152014.

[16] Shaheen E，Sun Y，Jacobs R，et al. Three-dimensional printed final occlusal splint for orthognathic surgery：design and validation [J]. Int J Oral Maxillofac Surg，2017，46（1）：67-71.

[17] Zinser MJ，Mischkowski RA，Sailer HF，et al. Computer-assisted orthognathic surgery：feasibility study using multiple CAD/CAM surgical splints [J]. Oral Surg Oral Med Oral Pathol Oral Radiol，2012，113（5）：673-687.

[18] Du W，Yang M，Liu H，et al. Treatment of hemimandibular hyperplasia by computer-aided design and computer-aided manufacturing cutting and drilling guides accompanied with pre-bent titanium plates [J]. J Craniomaxillofac Surg，2020，48（1）：1-8.

[19] Elshebiny T，Morcos S，Mohammad A，et al. Accuracy of three-dimensional soft tissue prediction in orthognathic cases using Dolphin three-dimensional software [J]. J Craniofac Surg，2019，30（2）：525-528.

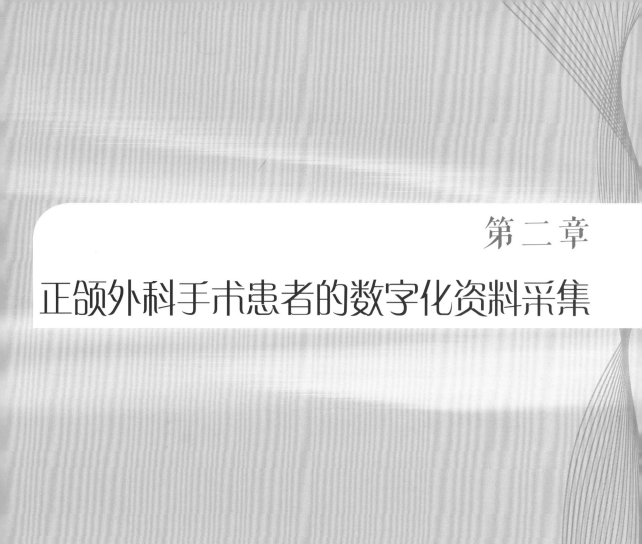

第二章

正颌外科手术患者的数字化资料采集

华西口腔医学前沿 DIGITAL ORTHOGNATHIC SURGERY
数字化正颌外科

一、基本资料采集

对接受正颌外科治疗的患者，需要进行详细的病史询问和临床专科资料采集（表2-1-1）。

表2-1-1　基本资料

*姓名		*性别		*年龄		职业		现居地	
*身高		*体重		婚姻状况		学历		*联系方式	
*主诉 信息	□龅牙　□下巴短小　□睡眠打鼾　□微笑露龈　□地包天　□咬合错乱/无法咬物 □嘴巴凹陷　□嘴突　□歪脸　□方脸　□高颧骨　□其他								
*相关 病史	□手术史　□正畸治疗史　□TMJ疾病　□鼻炎　□不良习惯　□外伤史　□吸烟史 □先天综合征　□其他								
*麻醉 禁忌证	□家族遗传史　□药物依赖史　□长期服药史　□吸毒史　□妊娠　□过敏史 □严重心脏疾病　□结缔组织疾病　□硬皮病　□心血管疾病　□呼吸系统疾病 □糖尿病　□肝肾疾病　□红斑狼疮　□出血倾向　□瘢痕体质　□神经系统疾病 □精神疾病或严重心理障碍　□家属与就医者意见不一致　□其他								
*临床专 科检查 资料采 集	睡眠［睡眠打鼾：□有/□无；睡眠中憋醒：□有（__次/夜）/□无］ 口呼吸（□有/□无） 面部结构（□对称/□不对称） 面中份高度（□正常/□过长/□过短） 面下份高度（□正常/□过长/□过短） 软组织侧貌（□凸面型/□直面型/□凹面型） 鼻畸形（□有/□无） 鼻唇角（□过大/□过小/□正常） 鼻旁凹陷（□有/□无） 唇齿关系（□正常/□异常） 下颌角（左：□肥大/□过小/□正常；右：□肥大/□过小/□正常） 下颌角对称性（□对称/□不对称） 下颌平面角（□高角/□均角/□低角） 颧骨颧弓（左：□过宽/□过高/□正常；右：□过宽/□过高/□正常） 口腔黏膜异常［有（__）/□无］								

*临床专科检查资料采集	牙周状况（□正常/□牙龈炎/□牙龈萎缩/□牙周炎）
	牙结石（□无/□Ⅰ/□Ⅱ/□Ⅲ）
	牙列（□恒牙列/□乳牙列/□混合牙列）
	牙列中线（□正常/偏斜：□左；□右）
	磨牙关系（左：□安氏Ⅰ类/□安氏Ⅱ类/□安氏Ⅲ类；右：□安氏Ⅰ类/□安氏Ⅱ类/□安氏Ⅲ类）
	前牙关系（□正常/□深覆𬌗/□深覆盖/□反𬌗/□对刃𬌗）
	上颌平面倾斜度（□正常/□右上至左下/□右下至左上）
	牙齿缺失［□有（＿）/□无］
	阻生牙［□有（＿）/□无］
	张口度（＿mm）
	张口型（□正常/□左偏/□右偏）
	关节弹响（□左/□右/□无）
	关节疼痛（□左/□右/□无）
	上颌骨矢状向（左：□后缩/□前突/□正常；右：□后缩/□前突/□正常）
	上颌骨垂直向（左：□不足/□过度/□正常；右：□不足/□过度/□正常）
	上颌骨水平向（左：□不足/□过度/□正常；右：□不足/□过度/□正常）
	下颌骨矢状向（左：□后缩/□前突/□正常；右：□后缩/□前突/□正常）
	下颌骨垂直向（左：□不足/□过度/□正常；右：□不足/□过度/□正常）
	下颌骨水平向（左：□不足/□过度/□正常；右：□不足/□过度/□正常）
	颏部矢状向（左：□后缩/□前突/□正常；右：□后缩/□前突/□正常）
	颏部垂直向（左：□不足/□过度/□正常；右：□不足/□过度/□正常）
	颏部水平向（左：□不足/□过度/□正常；右：□不足/□过度/□正常）
	下颌角正面照（左：□不足/□肥大/□正常；右：□不足/□肥大/□正常）
	下颌角侧面照（左：□不足/□肥大/□正常；右：□不足/□肥大/□正常）
	颧骨颧弓正面照（左：□不足/□过度/□正常；右：□不足/□过度/□正常）
	颧骨颧弓侧面照（左：□不足/□过度/□正常；右：□不足/□过度/□正常）

二、影像学资料采集

（一）X线头影测量片

X线头影测量是正颌外科中正常颅颌面结构测量、错𬌗畸形诊断、手术设计和评估的经典研究手段和分析方法。通过测量分析颅颌面及牙颌软硬组织各类角度、线距、比例及形态，可以对患者的面部形态进行量化评估和分析。

X线头影测量片分为：X线头影测量侧位片与X线头影测量正位片。X线头影测量侧位片主要用于观察颅颌面结构矢状向和垂直向的异常，X线头影测量正位片主要用于分析颅

颌面水平向对称性。（图2-2-1）

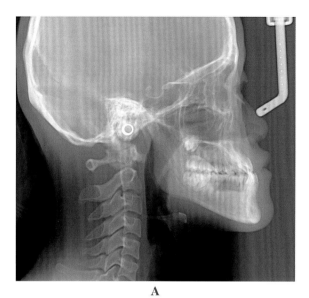 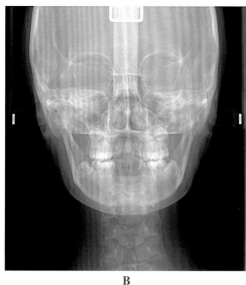

A   B

图2-2-1 X线头影测量片
A. X线头影测量侧位片；B. X线头影测量正位片

X线头影测量片在正颌术前可用于分析颅颌面矢状向、垂直向畸形形成机制及严重程度。X线头影测量侧位片可用于观察上颌前突/后缩、下颌前突/后缩、双颌畸形及长面综合征等牙颌面畸形，亦可通过X线头影测量侧位片观察测量小下颌畸形患者上气道前后径距离。X线头影测量正位片可用于观察上颌偏斜、下颌偏斜、半侧颌骨肥大及长面综合征等牙颌面畸形。（图2-2-2，表2-2-1）

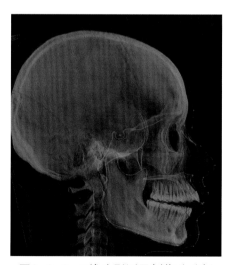

图2-2-2 X线头影测量侧位片分析

表2-2-1　X线头影测量侧位片分析

测量项目	正常值（混合牙列期）	正常值（恒牙列期）	治疗前
SNA	82.15° ± 3.94°	83.13° ± 3.60°	87.10°
SNB	78.22° ± 3.72°	79.65° ± 3.20°	81.40°
ANB	3.93° ± 1.81°	3.48° ± 1.69°	5.80°
Wits	−1.4mm ± 2.8mm	−1.1mm ± 2.9mm	1.8mm
SN−MP	35.14° ± 4.03°	32.85° ± 4.21°	29.20°
S−Go/N−Me	64.04% ± 3.59%	65.85% ± 3.83%	69.60%
ANS−Me/N−Me	53.07% ± 1.61%	53.32% ± 1.84%	58.30%

　　为正颌外科患者拍摄X线头影测量片时，为研究分析颅颌面矢状向、垂直向及水平向畸形形成原因、程度及手术前后效果，一般要求患者咬合在牙尖交错位。部分情况下为了预测颌骨术后改变情况，可根据临床医生要求在切对切咬合或戴咬𬌗板的情况下拍摄X线头影测量片。正颌外科术后行颌间结扎的患者则可以直接在结扎的咬合位置拍摄X线头影测量片。（图2-2-3）

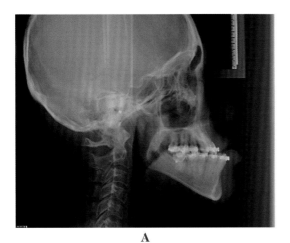 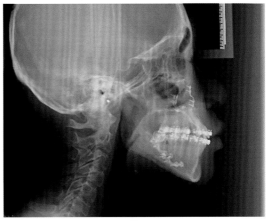

A　　　　　　　　　　　　　　　　　　**B**

图2-2-3　正颌外科手术前后X线头影测量侧位片检查对比
A. 术前；B. 术后

（二）全口牙位曲面体层片

全口牙位曲面体层片，俗称全景片，是根据颌骨解剖特点，利用体层和狭缝摄影原理拍摄的固定三轴连续转换的体层摄影X线片（图2-2-4），可用于观察下颌颌骨形态结构、整个牙列和牙齿情况，并能同时观察上颌骨、颞颌关节、鼻腔等部位，具有全局性、整体性等特点。

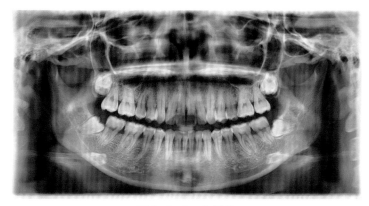

图2-2-4　全景片

全景片在上颌前部骨切开术前可用于观察术区周围牙齿及牙根位置，避免术中损伤，在下颌前部根尖下骨切开术或颏成形术前也可用于观察下前牙牙根位置。全景片还可用于观察下颌骨、鼻中隔及上颌窦底情况，有助于大致了解下齿槽神经管、下颌孔和颏孔等重要解剖标志情况。下颌支斜行或垂直骨切开术前可通过全景片大致观察下颌孔至下颌支后缘距离，研究切开部位与方向。下颌支矢状骨劈开术前可通过全景片观察下颌孔至乙状切迹距离，评估手术操作难度及风险。全景片亦可用于评估宽面畸形两侧下颌角部分切除修整的范围。正颌外科术后观察颌骨切开部位、周围重要结构情况，以及术区钛板、钛钉、牵张器位置及稳定情况。（图2-2-5）

为正颌外科手术患者拍摄全景片时，对于下颌骨发育过度或发育不足的患者，可在标准基础定位上让患者头部适当俯视或后仰，调整上下颌前后位置关系，使颌骨尽量进入全景扫描焦点槽，以提高图像质量，避免出现下颌发育过度患者全景片上前牙失真放大及下颌发育不足患者颏部影像模糊等问题，但应注意头位改变对全景片上颌骨形态失真的影响。对于正颌外科术后颌间固定患者，可采用颏托定位，使患者颏部前缘紧贴颏托进行拍摄。

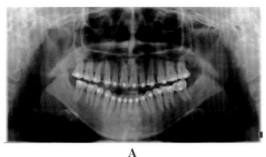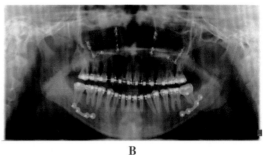

A   B

图2-2-5　正颌外科手术前后全景片检查对比
A. 术前；B. 术后

（三）口腔颌面CBCT

口腔颌面CBCT是口腔颌面部常用的三维影像扫描方法。其骨组织呈像精细，放射剂量比传统螺旋CT小，像素各向同性，可用于实际测量。部分机型大视野一次扫描即可观察到颌骨、全牙列、双侧颞下颌关节、眶周等部位，CBCT数据亦可通过数字化软件生成头影测量正位片、侧位片及全景片。（图2-2-6）

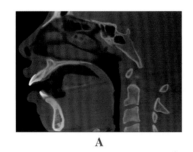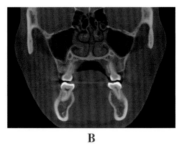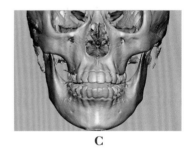

A   B   C

图2-2-6　CBCT断层及三维重建颌骨
A. 矢状面；B. 冠状面；C. 三维重建颌骨

正颌外科手术前通过CBCT断层图像可观察牙齿数目、位置、形态、邻接关系及颌骨骨质改变情况，以及下齿槽神经管、下颌孔和颏孔等重要解剖位置。三维重建图像可用于精确测量分析颅颌面畸形形成机制、性质、类型，亦可用于观察上气道形态，测量分析其径线、角度及体积数据。下颌支斜行或垂直骨切开术前可在三维重建数据下测量下颌孔至下颌支后缘距离，研究切开部位与方向。正颌外科手术后CBCT断层图像还能用于观察正颌外科手术后颌骨切开部位骨质改建情况和术区钛板、钛钉、牵张器的位置及稳定情况。（图2-2-7）

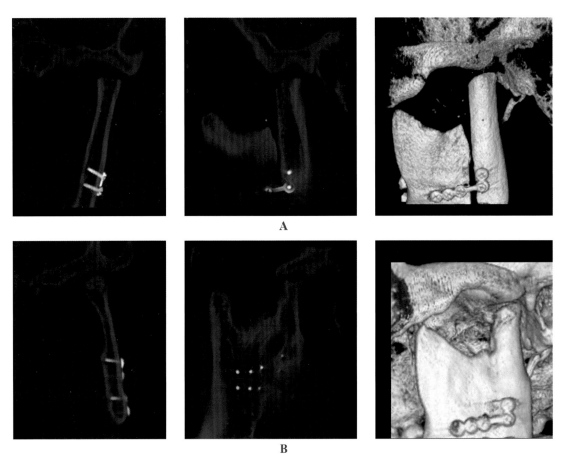

图2-2-7　利用CBCT断层和三维重建检查术后颌骨愈合情况
A. 术后1周检查情况；B. 术后半年检查情况

　　拍摄CBCT时患者处于牙尖交错位或根据临床医生特殊要求咬合，勿说话和吞咽，保持唇部放松、呼吸平稳、头部稳定。CBCT视野应根据临床需要观察范围与精度选择，一般观察正颌患者颌面畸形时需选择较大视野，将颌骨与前中颅底纳入扫描范围，但亦受不同机型探测器大小的限制。CBCT图像中金属周围不可避免地会出现一些放射状伪影，正颌外科手术后观察患者术区钛板、钛钉、牵张器位置及稳定情况时，注意区别金属伪影与钛钉周围骨质吸收征象。CBCT空间分辨率高，骨及牙组织呈像精细，但软组织分辨率低，仅能观察大致轮廓，可以通过表面重建并配准融合三维数字化照片进行综合分析。研究表明，拍摄CBCT与三维数字化照片时间间隔短有利于二者配准的精确性。如正颌-正畸联合治疗患者口内金属固定矫治器伪影可能影响CBCT三维重建数据与数字化印模配准，可以佩戴口内或口外放射导板，以辅助二者精确配准融合。

（四）螺旋CT

螺旋CT为颅面结构的软硬形态学研究和复杂颅颌面畸形的外科治疗提供了一个理想的工具，能够让医生直观地看到上下颌骨的协调关系，能够对图像做任意角度的旋转，并能通过其对距离、角度、面积、体积等进行测量。螺旋CT数据遵循医学数字影像和通信（Digital imaging and communications in medicine，DICOM）协议，可实现网络环境传输及数字化交互处理设计，在正颌外科数字化设计中应用广泛。

与CBCT图像类似，对于正颌外科患者，螺旋CT图像可多平面及三维重建，用于颅颌面结构测量及畸形诊断、颅面软组织测量分析、计算机虚拟手术设计、术后效果评估等方面（图2-2-8）。与CBCT不同的是，螺旋CT扫描时X射线呈扇形，探测器相对于患者螺旋运动，扫描范围不受探测器大小限制，骨组织细节显示不及CBCT，但软组织分辨率优于CBCT，可用于观察肌肉轮廓，可根据观察重点进行窗宽、窗位的选择。螺旋CT轴向分辨率略差，像素各向异性，在实际测量时要考虑失真问题。同时螺旋CT的放射剂量较

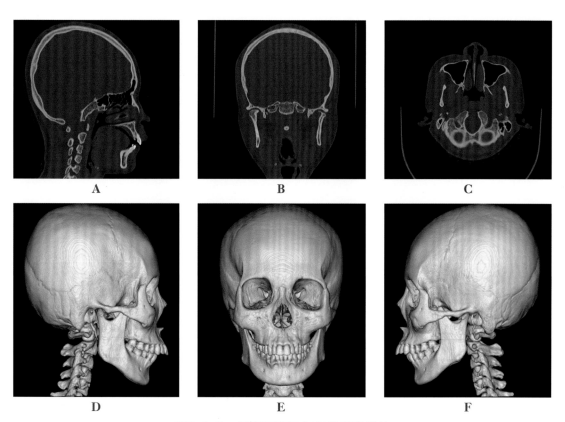

图2-2-8　螺旋CT断层与三维重建颌骨
A. 矢状面；B. 冠状面；C. 水平面；D. 三维重建颌骨右侧；E. 三维重建颌骨正面；
F. 三维重建颌骨左侧

CBCT大，正颌患者选择螺旋CT检查时应遵循放射剂量正当化、合理化及最优化原则。

　　螺旋CT和CBCT都是口腔颌面广泛使用的医学影像数字化成像技术，遵从DICOM协议。DICOM协议规范了各种医学数字化设备有关的医学图像存储格式、传输方式，使医学影像及其相关信息在不同系统、不同应用之间实现交互。CBCT图像DICOM格式包括患者基本信息、检查基本资料、序列、部位等描述图像的基本参数和图点数据，可实现网络环境传输及其他兼容软件数字化交互处理。可利用软件直接将CBCT三维重建图像与牙列数字化印模、三维数字化照片配准融合，进行手术模拟，直观预测手术效果，便于医患沟通；亦可利用软件将术前、术后三维重建数据重合，直观地观察正颌手术对颌骨、气道形态的影响等。（图2-2-9）

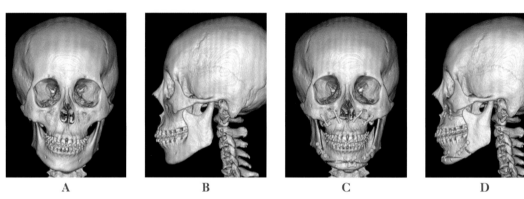

图2-2-9　螺旋CT三维重建颌骨图（正颌外科术前、术后颌骨对比）
A. 术前正面；B. 术前侧面；C. 术后正面；D. 术后侧面

螺旋CT拍摄时注意事项基本与CBCT类似。

三、照片

（一）二维面像

　　在正颌外科，二维面像记录是一项常规诊疗程序，其标准照有正面照、45°左侧照、45°右侧照、左侧照、右侧照五张（图2-3-1），附加照常常包括露龈（微笑、大笑）照、咬合板𬌗平面照、仰头照（图2-3-2）。

　　正面照：正面照是人颜面部整体的展现，正颌患者的正面照可以用于观察患者面上、面中及面下1/3的垂直向比例关系，在颜面部不对称患者的正面照中，可以通过面部左右结构高度判断患者面部对称性，直接观察患者左右下颌下缘的形态；正面照还可以用于分

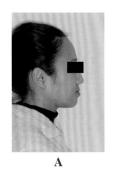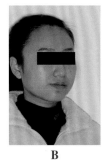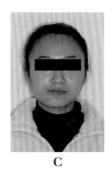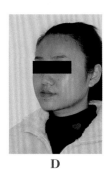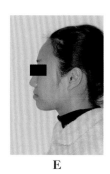

A   B   C   D   E

图2-3-1　二维面像标准照
A. 右侧照；B. 45°右侧照；C. 正面照；D. 45°左侧照；E. 左侧照

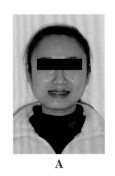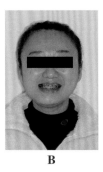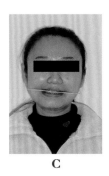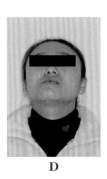

A   B   C   D

图2-3-2　二维面像附加照
A. 微笑照；B. 大笑照；C. 咬合板殆平面照；D. 仰头照

析患者放松位时的唇齿关系、上下唇间的接触关系，部分正颌患者由于牙性前突而导致闭唇功能不全，可以从正面照中观察其口周肌的紧张度，通过设计、改良正颌外科手术口内切口及缝合方式可以适当缓解口周肌的紧张，让面部更自然。

正面照：拍摄时患者直立或坐立在预定位置，头发梳于耳后，暴露出前额及耳廓，两眼平视，瞳孔连线与水平面平行，双眼外眦到相应耳廓的距离相等，牙齿自然咬合在牙尖交错位，双唇自然松弛，鼻部在画面的中央。

斜面照：斜侧45°是观察颧部、上颌发育形态最好的角度，可以进行左右颧部区域的比较及双侧颜面结构丰满度、颧弓及颊线形态的分析。拍摄斜面照时，患者整个身体转向左侧/右侧45°，以口内尖牙区作为对焦点，要求患者自然、放松，两眼平视，颏部与地面平行，牙齿自然咬合在牙尖交错位，双唇自然松弛，相机与殆平面平行。通常情况下拍摄一张侧面照即可，但如果患者颜面左右不对称，就需要分别拍摄两侧的斜面照。

侧面照：人的侧貌是由若干美学元素按一定比例组成的和谐结构，能体现每个患者独特的美学元素，在侧面照中，我们可以观察到上下唇及软组织的前后向位置、面前高度及面后高度的比例关系、下颌平面角的大小；对于有颜面部对称性问题的正颌患者，我们更应关注双侧面貌所展现的特点。拍摄侧面照时患者整个身体转向左侧/右侧90°，以眶耳平面和外眦耳屏中点线的交点为对焦点，余同斜面照拍摄。

露龈照：包括微笑照和大笑照。对于有露龈困扰的正颌患者，露龈照可以用于分析上切牙的暴露量、牙弓中线的位置及上切牙切缘与真性水平面的关系，辅助正颌手术设计，有助于取得良好的术后唇-齿关系。拍摄露龈照时，患者自然微笑或大笑，露出上下前牙，余同正面照拍摄。

咬合板𬌗平面照：咬合板𬌗平面照主要用于分析𬌗平面倾斜度，常用于不对称畸形的患者，拍摄时患者咬住咬合板，咬合板一般平放于下颌前磨牙区，患者轻咬，双唇自然紧张。

仰头照：仰头照往往能显示面部左右结构比例，有助于判断患者面部对称性，可以用于直观地分析左右下颌下缘的形态、面下1/3轮廓、颧骨颧弓对称性。拍摄仰头照时患者头部自然后仰，牙齿自然咬合在牙尖交错位，双唇自然松弛，颏点位于画面水平向中央。

标准条件下拍摄出的高质量照片，不仅可以显示详尽的软组织面貌，而且可以作为医患沟通及临床诊断的重要工具，对牙颌面畸形的临床诊断、治疗方案设计及预后评估具有重要意义。

（二）口内照

牙颌面畸形是牙齿或者骨骼发育畸形引起的，治疗时除关注颌骨情况，也应关注牙齿的情况。口内照包括：正面照、斜面照、侧面照及上下颌牙列照。

正面照：正颌患者口内的正面照可用于分析前牙覆𬌗关系、上下牙列中线关系、上下前牙区轴倾度、上下后牙区转矩、Spee曲线深度、临床牙冠形态与大小、牙周状况及生物学类型。拍摄时患者躺在牙椅上，椅背略向后倾45°，助手站在患者左后方，使用唇拉钩，对称拉开口唇，使上下唇外翻，尽可能暴露前庭沟及第二磨牙；拍摄者站在患者右侧约8点钟位置，相机位于患者正前方，以前牙为对焦点，相机镜头平行于患者𬌗平面，充分展现牙齿、牙龈、唇、颊、舌系带等。
（图2-3-3）

斜面照：斜面照可以用于观察患者双侧尖牙关系、双侧磨牙关系、上下牙列轴倾度、上下前后牙颊舌侧倾斜度和牙周情况。拍摄时患者头偏向一侧，助手位于患者头部，使用左右侧拉钩，在拍摄侧用拉钩略用力牵拉，以展露更多结构，尽可

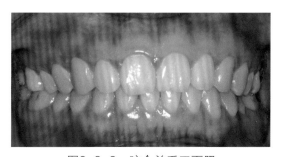

图2-3-3 咬合关系正面照

能暴露第二磨牙；拍摄者站在9点钟位置，相机平行于牙列，将侧切牙或尖牙置于画面中央，在前磨牙或尖牙处对焦。（图2-3-4）

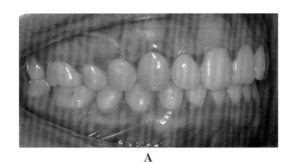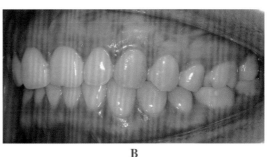

A B

图2-3-4 咬合关系斜侧照
A. 45°右侧照；B. 45°左侧照

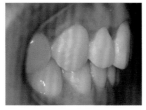

图2-3-5 咬合关系
侧面照

侧面照：侧面照可暴露正颌患者前牙的覆𬌗覆盖关系及尖牙关系。拍摄时基本要求同斜面照，但只需暴露到尖牙远中位置即可。（图2-3-5）

上下颌牙列照：上下颌牙列照可用于分析上下牙列数目、上下牙弓形态（尖圆形、卵圆形、方圆形）、上下牙冠形态及功能面形态、上下牙弓拥挤度及上下牙扭转度。拍摄时将反光板放入患者口内，使边缘平行于最后一颗磨牙远中，并用气枪吹干反光板上的雾气，使反光板充分映出整个牙列，助手使用唇叉拉开口唇，患者尽量张口，拍摄者尽可能使镜头垂直反光板拍摄。（图2-3-6）

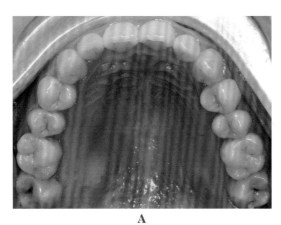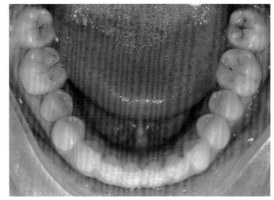

A B

图2-3-6 上下颌牙列照
A. 上颌牙列照；B. 下颌牙列照

四、三维面像

三维面像：基于可视光学系统的立体摄影测量技术，可以将患者颌面部软组织重建在三维立体模型中，生成的影像逼真丰富。三维面像模型可以在计算机中旋转、放大和剪切，还可以用于三维测量研究，适用于科研和临床应用。目前应用的三维面像摄影系统主要有Axis Three、Vectra、3dMD等，其精确度可达0.1–0.5mm（图2-4-1）。

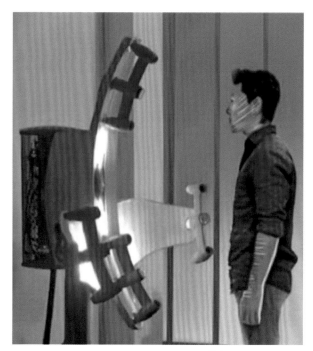

图2-4-1　Axis Three三维面像摄影系统

三维面像摄影的基本原理是双目/多目视觉原理，其模拟了人双眼观看的过程：分别用两个相隔适当距离的镜头代替人的双眼来"观察"物体。双镜头的使用造成了适当的平行视差，并使形成的立体影像被赋予立体的感觉。三维面像摄影系统通常是用两组/多组数码相机，间隔恒定的距离在几乎相同的时间里拍摄相同物体的两组/多组照片，创建立体对并记录深度，将有关系统（摄像头位置、摄像头距离等）的信息以及摄像头捕获的二维图像与其对应关系结合起来，再利用计算机软件进行三维拼接，分析其水平向与垂直向，呈现出立体图，进而生成三维面像模型，显示能任意方向旋转且比较逼真的颜面立体图（图2-4-2）。

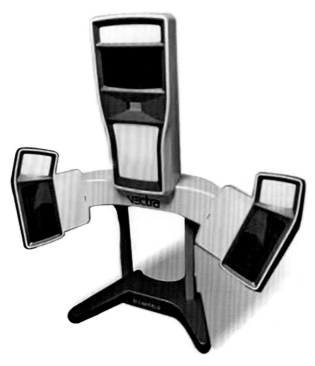

图2-4-2　Vectra三维面像摄影系统

　　三维面像摄影成像主要有3种方法：主动法、被动法和混合法。主动法是基于结构光技术，使用主动照明系统，将特定光波投照于物体表面，用两组以上的相机捕捉光波在物体表面的投影，通过计算每组相机捕捉到的点的三维坐标，运用三角测量法生成三维图像。由于主动法在图像采集过程中使用主动照明系统，因此降低了摄影对照明条件的要求，同时也能最大限度地消除拍摄环境对成像的影响，适用于多种条件下的拍摄成像。被动法则无主动照明系统，其基于目标对象实际表面上的自然图像，仅通过多个相机捕捉的物体画面生成三维图像，因此该方法要求高精度相机尽可能捕捉物体表面的细节纹理和特征性结构，如毛孔、瘢痕和皱纹，且周围光源须严格控制，以减小环境误差，工作环境要求较高。混合法则是取主动法和被动法的优点，结合了投射的光波图像和皮肤天然纹理拟合三维图像，可获得更精确清晰的三维图像，是目前三维面像摄影成像的主要成像方法。（图2-4-3）

　　对于需要行正颌外科手术的患者，将患者的三维面像模型信息与骨信息、软组织信息配准，能更完美地仿生，更好地用于评估治疗前的软组织状况，帮助诊断面部畸形、制定正畸正颌治疗方案、进行虚拟手术设计，直观地展示术后外观效果，有利于医患互动，便于达到更好、更满意的治疗效果（图2-4-4）。

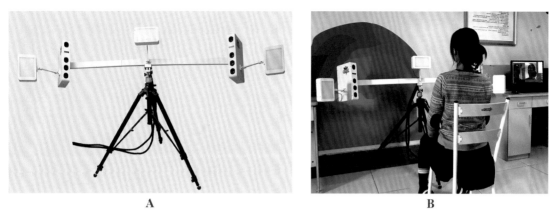

图2-4-3 第一代传统的3dMDface静态三维成像系统（First generation legacy 3dMDface static-3D imaging system）
A. 三维面相扫描仪；B. 拍摄过程

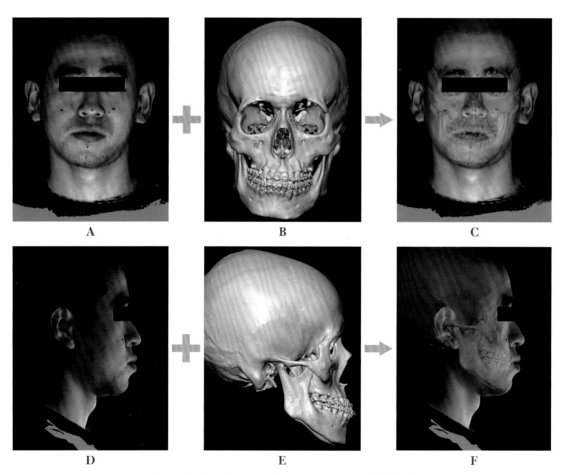

图2-4-4 三维面扫与螺旋CT重建颌骨仿生图
A. 三维面扫正面；B. 螺旋CT重建颌骨正面；C. 仿生正面；D. 三维面扫侧面；
E. 螺旋CT重建颌骨侧面；F. 仿生侧面

五、面部三维动态评价系统

面部三维动态评价系统（3D facial dynamic evaluation system）：可以反映面部软组织的运动过程，其中通过基于三维动态图像进行的测量分析可以获得面部软组织运动距离、运动方向、运动速度、加速度等动态参数，其是理想的面部运动定量分析方法。面部三维动态评价系统主要分为：基于面部标志物的动态跟踪系统和无需标志物的三维动态评价系统（图2-5-1）。

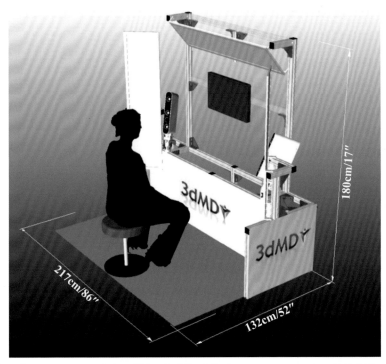

图2-5-1 新一代3dMDface.t动态三维运动成像系统（Latest generation 3dMDface.t dynamic-3D motion imaging system）

基于面部标志物的动态跟踪系统主要依赖于立体摄影测量技术，该系统由连接到计算机的多台摄像机组成。其将标志物提前放置于受试者面部待观测的位置，再由摄像机捕获面部运动图像序列。Motion Analysis系统（Motion Analysis ™，Santa Rosa，CA）是应用较多的基于面部标志物的动态跟踪系统。

无需标志物的三维动态评价系统是目前面部运动研究领域最先进的测量技术，该类系统中具有代表性的是3dMD公司的3dMDface.t动态三维运动成像系统，可以记录无任何干扰及限制下自然的面部表情，可以重建面部的三维结构，并且能够客观地分析面部表面结构、形状及体积的变化。

目前面部三维动态评价系统在数字化正颌外科领域尚未得到广泛应用，但将成为本领域未来的发展方向。

六、牙列

高精确度印模是确保正颌手术模拟精确性的重要工具，正颌手术的术前分析模拟主要利用石膏模型、数字化印模技术、影像学资料及数字化软件。

（一）超硬石膏模型

超硬石膏模型（图2-6-1）能够准确地记录患者的口内信息，包括牙列、软组织、腭盖、舌系带等情况。模型的高精确度是制作𬌗板、进行手术设计的重要保证。精确的𬌗面形态能够为后续设计及实际手术带来极大的帮助。

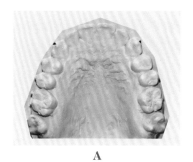
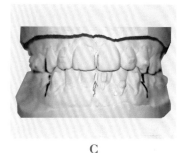

图2-6-1　超硬石膏模型
A. 上牙列；B. 下牙列；C. 咬合模型

（二）数字化牙列模型

数字化印模技术作为口腔医学领域新型数字化高科技技术，可真实反映口内软硬组织的表面情况，已有文献证实直接光学印模技术相对于传统印模技术，其所制作的修复体边缘密合性及适合性精确度更高。数字化牙列模型根据扫描获取方式的不同可以分为两种：光学仓式扫描模型和口内扫描模型。

光学仓式扫描模型：光学仓式扫描仪依赖于取模制作的超硬石膏模型，先单独扫描上牙列及下牙列，然后放入手动拼对好并且使用咬合蜡进行固定的咬合模型，记录上下牙列的相对关系，扫描仪会自动/手动匹配，得到带有终末咬合关系的数字化牙列

（图2-6-2）。

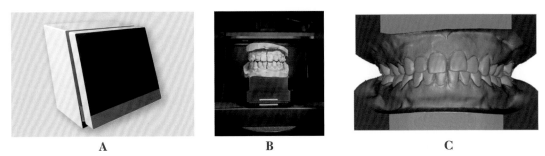

图2-6-2　利用光学仓式扫描仪获取数字化牙列模型
A. 3 shape R900L扫描仪；B. 扫描超硬石膏模型；C. 数字化牙列模型

　　口内扫描模型：手持式口内扫描仪可以直接在患者口腔内进行扫描，应用小型探入式光学扫描探头，直接在患者口腔内获取牙齿、牙龈等软硬组织表面形态，自动生成STL格式牙列模型，省略了制取印模、翻制石膏模型的操作，实现了无模化、数字化（图2-6-3）。但是口内扫描的数据质量会受到唾液、颊、舌等组织的影响，同时口内扫描仪在口内操作易受患者张口度及口内解剖结构的影响，对于操作者来说，口内直接扫描技术操作难度大于光学仓式扫描技术，并且椅旁时间较长。

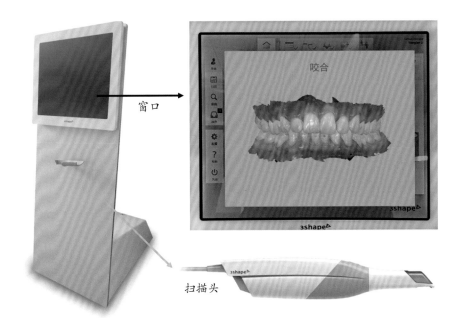

图2-6-3　利用3 shape Trios口内扫描仪获取数字化牙列模型

【参考文献】

[1] Schendel SA，Montgomery K. A web-based，integrated simulation system for craniofacial surgical planning[J]. Plast Reconstr Surg，2009，123（3）：1099-1106.

[2] Lane C，Harrell W. Completing the 3-dimensional picture[J]. Am J Orthod Dentofacial Orthop，2008，133（4）：612-620.

[3] 蒋健羽. 三维摄影系统测量颌面软组织的原理、应用和精确性评价[J]. 口腔材料器械杂志，2018，27（2）：101-104.

[4] 杨雷宁，韩晓鹏，张萌萌，等. 牙颌数字化模型与石膏模型在线距和角度测量方面的准确性研究[J]. 口腔医学研究，2019，35（8）：802-805.

[5] Winder RJ，Darvann TA，McKnight W，et al. Technical validation of the Di3D stereophotogrammetry surface imaging system[J]. Br J Oral Maxillofac Surg，2008，46（1）：33-37.

[6] Lübbers HT，Medinger L，Kruse A，et al. Precision and accuracy of the 3dMD photogrammetric system in craniomaxillofacial application [J]. J Craniofac Surg，2010，21（3）：763-767.

[7] 古希光. 口腔数码摄影技术和诊断模型在前牙美学修复中的联合应用[J/OL]. 全科口腔医学电子杂志，2017，4（9）：45-46.

[8] Rivara F，Lumetti S，Calciolari E，et al. Photogrammetric method to measure the discrepancy between clinical and software-designed positions of implants[J]. J Prosthet Dent，2016，115（6）：703-711.

[9] Dandekeri SS，Sowmya MK，Bhandary S. Stereolithographic surgical template：a review[J]. J Clin Diagn Res，2013，7（9）：2093-2095.

[10] 杨燕. 口腔正畸摄影的问题分析[J]. 影像研究与医学应用，2019，3（2）：91-92.

[11] 陈圣恺，毛渤淳，陈奕霖，等. 二维及三维摄影应用于单侧唇裂患者面部测量的精确性比较[J]. 口腔疾病防治，2020，28（1）：41-46.

[12] Maal TJJ，van Loon B，Plooij JM，et al. Registration of 3-dimensional facial photographs for clinical use[J]. J Oral Maxillofac Surg，2010，68（10）：2391-2401.

[13] Dindaroğlu F，Kutlu P，Duran GS，et al. Accuracy and reliability of 3D stereophotogrammetry：a comparison to direct anthropometry and 2D photogrammetry[J]. Angle Orthod，2016，86（3）：487-494.

[14] Fourie Z，Damstra J，Gerrits PO，et al. Evaluation of anthropometric accuracy and reliability using different three-dimensional scanning systems[J]. Forensic Sci Int，2011，207（1-3）：127-134.

[15] Weinberg SM，Scott NM，Neiswanger K，et al. Digital three-dimensional photogrammetry：evaluation of anthropometric precision and accuracy using a Genex 3D camera system[J]. Cleft Palate Craniofac J，2004，41（5）：507-518.

[16] Germec-Cakan D，Canter HI，Nur B，et al. Comparison of facial soft tissue measurements on three-dimensional images and models obtained with different methods[J]. J Craniofac Surg，2010，21（5）：1393-1399.

[17] 古家丽，张蕾，杨艳芬，等. 正畸临床护理的数码摄影[J]. 临床口腔医学杂志，2017，33（9）：563-564.

[18] 贾培增. 口腔正畸临床摄影技术要点和进展[J]. 中国实用口腔科杂志，2015，8（7）：389-393.

[19] 毕惠贤，戴娟，王海雪，等. 口腔正畸临床摄影常见问题及技巧探讨（二）：口内摄影[J]. 临床口腔医学杂志，2008，24（9）：565-568.

[20] 谭克，谭钧腾. 锥形束CT在口腔内科临床诊断治疗中的应用研究[J]. 中国药物与临床，2014，14（10）：1392-1393.

[21] 马绪臣. 口腔颌面医学影像诊断学[M]. 6版. 北京：人民卫生出版社，2012.

[22] Lagravère MO，Carey J，Toogood RW，et al. Three-dimensional accuracy of measurements made with software on cone-beam computed tomography images[J]. Am J Orthod Dentofacial Orthop，2008，134（1）：112-116.

[23] 吕建成，庄雄杰，吴秀蓉. 颌骨造釉细胞瘤的多层螺旋CT诊断及鉴别诊断[J]. 实用医学影像杂志，2016，17（6）：478-480.

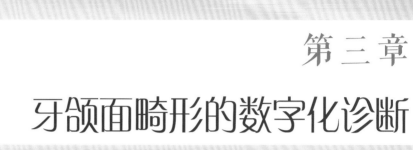

第三章

牙颌面畸形的数字化诊断

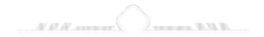

一、基于螺旋CT和CBCT的系统性诊断分析

螺旋CT和CBCT目前被广泛应用于口腔牙颌面畸形的诊断，尤其对三维空间方向上的组织结构发育异常的诊断具有重要意义。

很多刚接触数字化正颌外科的研究生和住院医生，仅关心骨组织的结构异常而忽视了软组织和其他口腔颌面部邻近组织可能存在的问题，全面的CT检查与评估可以帮助发现患者在数字化手术中可能存在的风险和问题。

目前已经有多种商品化软件具有对软硬组织进行分割、重建的功能，以Mimics软件为例，其在进行三维重建前可以对矢状面、冠状面和水平面的断层影像进行检查（图3-1-1）。

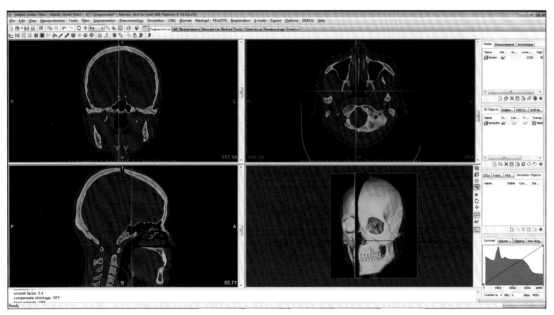

图3-1-1　使用Mimics软件导入CT数据（选择骨组织对应的阈值，经过渲染后得到虚拟三维颅面部硬组织模型）

1. 额窦（Frontal sinus）

需注意额窦内有无炎症、阻塞及其他特殊病理学表现。（图3-1-2）

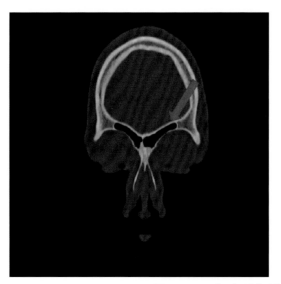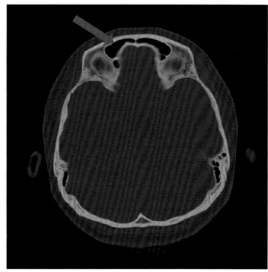

图3-1-2 额窦所在断层（箭头所指为额窦）

2. 筛窦（Ethmoidal sinus）

需注意筛窦内有无炎症及其他特殊病理学表现。（图3-1-3）

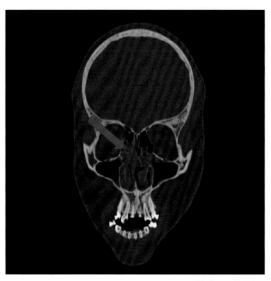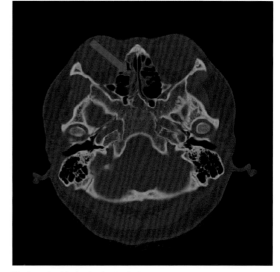

图3-1-3 筛窦所在断层（箭头所指筛窦内有炎症）

3. 上颌窦（Maxillary sinus）

需注意上颌窦气化情况、窦内有无炎症等病理学表现。（图3-1-4）

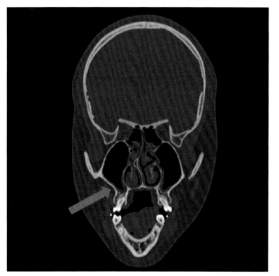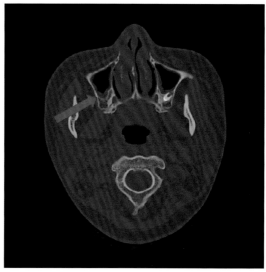

图3-1-4　上颌窦所在断层（箭头所指处上颌窦内黏膜有不规则增厚，提示有炎症存在，可能会导致上颌术中更多出血及增加术后感染风险）

4. 鼻中隔（Nasal septum）

很多患者都存在一定程度的鼻中隔偏曲，严重偏曲可能会影响麻醉插管，对于上颌骨需上抬的患者，鼻中隔偏曲带来的影响可能更严重。（图3-1-5）

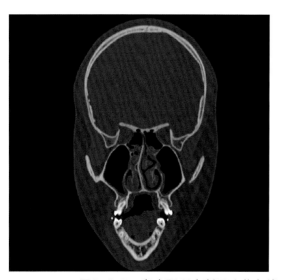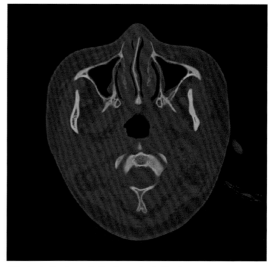

图3-1-5　鼻中隔所在断层（蓝色线示该患者鼻中隔有轻度到中度偏曲）

5. 鼻甲（Turbinate）

在上颌骨上抬的病例中，要特别注意患者下鼻甲是否肥大。（图3-1-6）

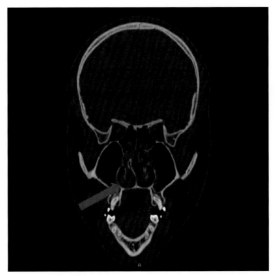

图3-1-6　鼻甲所在断层（箭头所指下鼻甲较肥大）

6. 髁突（Condyle）

检查髁突断层时需要注意髁突在关节窝内的位置是否存在异常，髁突表面是否有骨质不连续和髁突形态的改变。（图3-1-7）

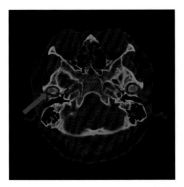 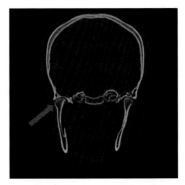 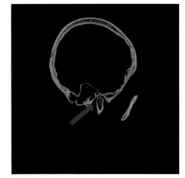

图3-1-7　髁突三维断层（箭头所指为髁突）

7. 下颌升支厚度

测量双侧下颌升支厚度，为手术医生提供参考。（图3-1-8）

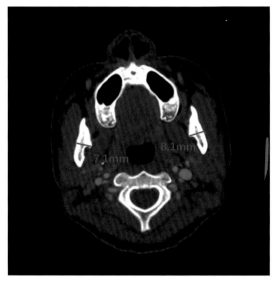

图3-1-8 下颌升支厚度（红线表示下颌升支厚度）

8. 下牙槽神经（Inferior alveolar nerve）

通过冠状断层图像可以观察到下牙槽神经走行方向及位置。（图3-1-9）

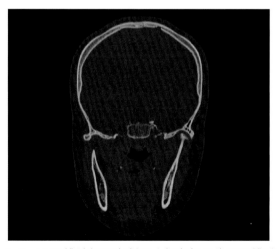

图3-1-9 下牙槽神经所在断层（红色标记为下牙槽神经）

9. 上气道（Upper airway）

关于上气道的详细评估方法将在下文中进行详细讨论。（图3-1-10）

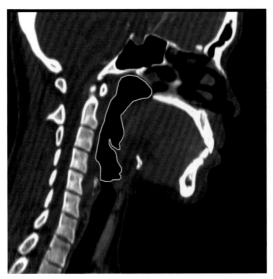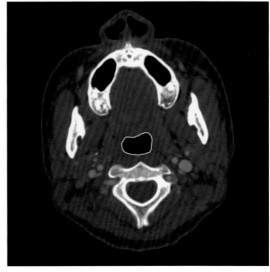

图3-1-10　上气道所在断层（橙色标记为气道区域）

由于正颌外科手术会移动颌骨及其附着的肌肉、韧带等软组织，术后呼吸道会受影响并发生一系列的变化，临床上常通过影像学分析气道情况。Dolphin等软件具有专门的模块，可以简单实现通过CT对上气道进行二维及三维分析。（图3-1-11）

气道分析的具体方法如下：

拍摄及获取CT，在拍摄前确定患者的正中关系位（Centric relation，CR），必要时可制作引导板，在拍摄时让患者佩戴。拍摄时嘱患者不要进行吞咽动作，全身放松，双眼平视前方，保持正常呼吸。

目前数字化正颌外科，既可以采用螺旋CT扫描数据，也可以使用CBCT扫描数据，两者各有优缺点，但单从三维上气道分析本身来看，拍摄螺旋CT时患者处于仰卧位，此体位相比于拍摄CBCT时的坐位或站位，更符合OSAHS发生时的体位，此时舌体、悬雍垂等软组织受重力作用后坠，更能反映OSAHS发生时的问题。

拍摄时患者头位的变化对于上气道会产生较大影响，对于需要重复拍摄CT进行上气道变化比较的患者，需要保证头位相同。颅颈角可以用来评估患者头位的变化情况（图3-1-12）。

在进行分析前，需要对患者的CT进行三维虚拟空间坐标系内摆正，详细方法见第四

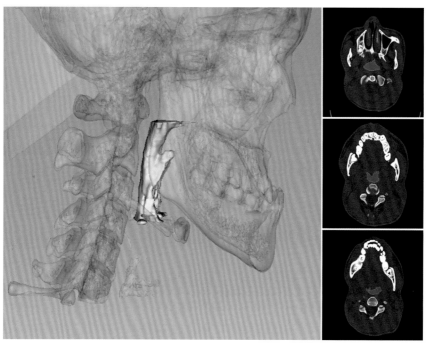

图3-1-11　二维及三维气道分析

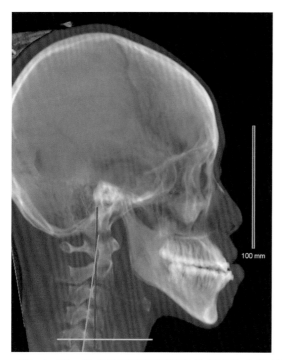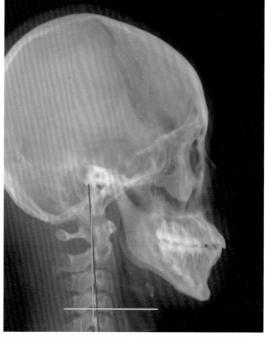

图3-1-12　手术前后CT重建获得的侧位片［患者的颅颈角（眶耳平面与第二颈椎齿突后上点和第二颈椎齿突后下点连线（红色）角∠FH-OPT）与（眶耳平面与第二颈椎齿突后上点和第四颈椎齿突后下点连线（橙色）角∠FH-CVT）差异较大，分析气道变化情况时应考虑不同头位产生的影响］

章；在选择兴趣区后，在所有断层中放置种子点（Seed point），根据不同的扫描设备和参数选择对上气道进行分割重建的"阈值"（图3-1-13）；在选定的兴趣区内通过软件算法可以获得上气道水平面最小横截面积及其所在位置（图3-1-14）。

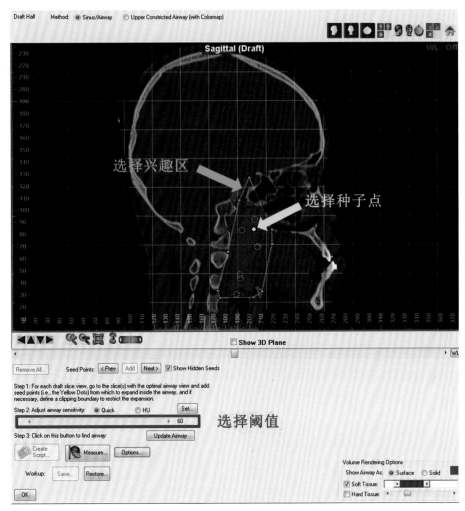

图3-1-13 选择兴趣区进行气道重建

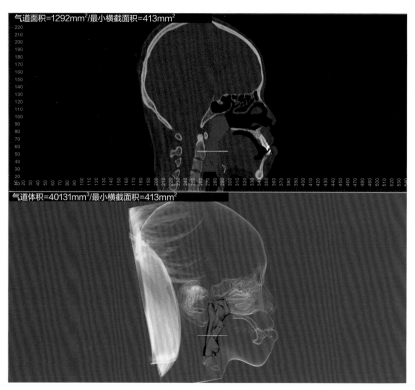

图3-1-14　通过软件算法获得上气道水平面最小横截面积及其所在位置（红色部分为气道，白线
所示为最小横截面积所在平面）

依靠软硬组织标志点及参考平面，将上气道分成多个不同的区域，有助于对患者上气
道情况进行更全面、细致的分析。（图3-1-15、图3-1-16）

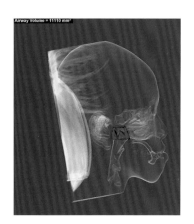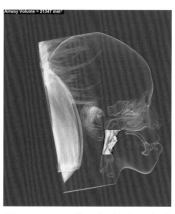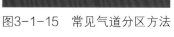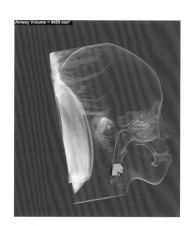

图3-1-15　常见气道分区方法

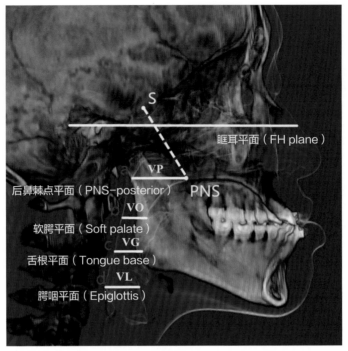

图3-1-16　常见气道分区方法及边界（a. 后鼻棘点平面，过PNS点的水平面；b. 软腭平面，过悬雍垂点的水平面；c. 舌根平面，过舌根最后点的水平面；d. 腭咽平面，过会厌谷底点的水平面。VP：腭咽部；VO：口咽部；VG：舌咽部；VL：会厌部）

二、牙颌面畸形患者的三维头影测量分析

牙颌面畸形的诊断是正颌外科整个治疗过程中一个至关重要的环节，其直接决定了手术治疗的方案，为最终取得良好的美学效果提供保证。为获得准确的牙颌面畸形诊断，需要行"三维头影测量分析"。

三维头影测量分析主要包括以下几个步骤：

（1）构建三维头影测量参考坐标系；

（2）定义三维头影测量标志点；

（3）获取三维头影测量数据；

（4）对患者的软硬组织和牙列进行三维头影测量分析。

目前三维头影测量的标志点大部分直接使用二维头影测量的标志点，这些标志点大部分位于牙体、骨组织或者软组织的表面。通过三维渲染技术重建患者的三维软硬组织虚拟模型时，可以在三维模型上进行标志点的选择和标记。也有一小部分标志点，比如蝶鞍点或切牙的根尖点位于空腔中或颌骨内，而不是在三维虚拟模型的表面，这种情况就需要结合CT断层片进行标志点的选择。

由于头影测量分析的方法众多，且不同医生的诊疗习惯不尽相同，针对不同类型的患者选择头影测量方法也比较灵活，本书将常用分析方法中比较有意义的标志点进行整合，希望能将传统的二维头影测量和三维头影测量分析方法结合起来，形成个体化的三维虚拟诊断、方案设计流程。

（一）三维头影测量参考坐标系的构建（头位）

三维空间中点的位置是可以用三维空间坐标来表示的，如果坐标系原点或坐标轴发生改变，观测者的视角受到影响，所有坐标系内点的坐标都会发生改变，这将对后期的头影测量分析结果产生影响，因此有必要在进行头影测量前根据一定规则先确立三维坐标系。

（二）常用软硬组织标志点、解剖结构的三维重建图像及CT断层影像

目前有多种头影测量方法在临床和科研上被广泛采用，以指导正畸、正颌、整形外科手术的术前评估和方案设计。本部分总结了一些常用的三维头影测量标志点，希望能明确这些标志点的定义和确定方法，并以临床中常用的美学分析方法为例进行说明。

（1）鼻根点（Nasion，N）：鼻额缝的中点（图3-2-1）。

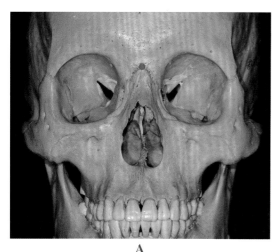
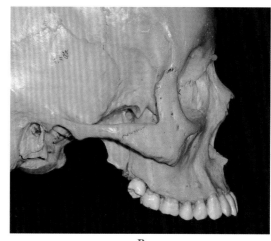

A   B

图3-2-1 鼻根点
A. 正面照；B. 侧面照

（2）蝶鞍点（Sella，S）：垂体窝的中心点（图3-2-2）。

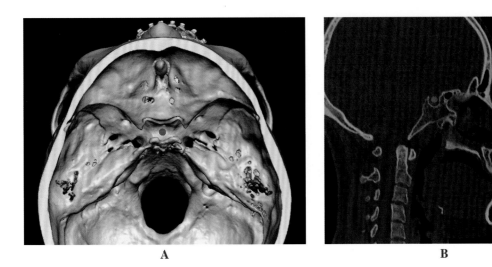

图3-2-2 蝶鞍点
A. 正面照；B. 侧面照

（3）耳点（Porion，Po）：外耳道的最上点（图3-2-3）。

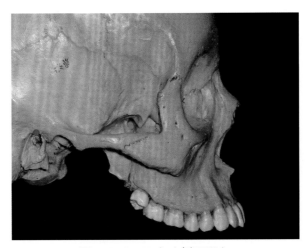

图3-2-3 耳点（侧面照）

（4）眶下点（Orbitale，Or）：骨性眶下缘的最下点（图3-2-4）。

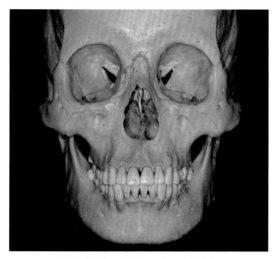

图3-2-4　眶下点（正面照）

（5）前鼻棘点（Anterior nasal spine，ANS）：上颌骨前鼻棘最前端的中点（图3-2-5）。

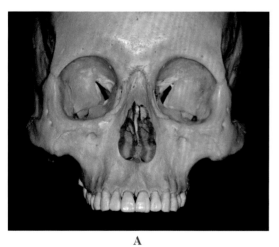

A

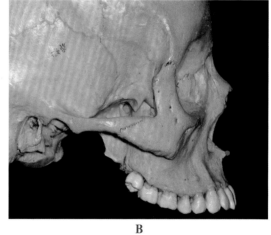

B

图3-2-5　前鼻棘点
A. 正面照；B. 侧面照

（6）上牙槽座点（Subspinale，A）：正中矢状面上上牙槽嵴的最凹点（图3-2-6）。

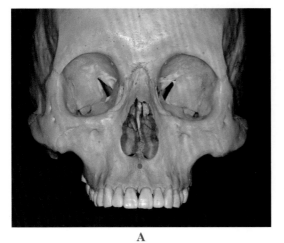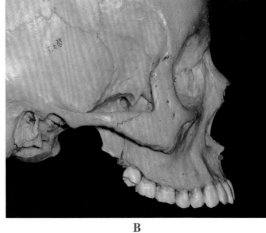

A   B

图3-2-6 上牙槽座点
A. 正面照；B. 侧面照

（7）后鼻棘点（Posterior nasal spine，PNS）：硬腭后部骨棘之尖（图3-2-7）。

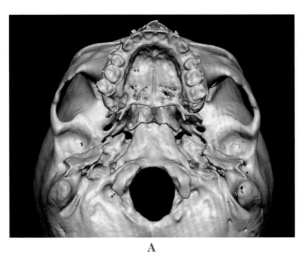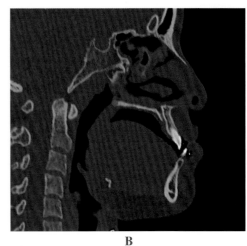

A   B

图3-2-7 后鼻棘点
A. 正面照；B. 侧面照

（8）上中切牙点（U1）：上颌中切牙牙冠近中切角的点（图3-2-8）。

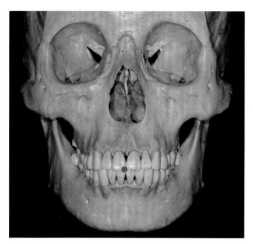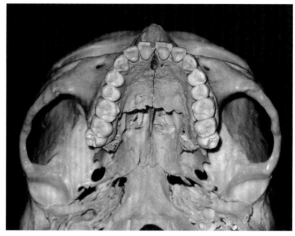

图3-2-8　上中切牙点

（9）上尖牙点（U3）：上尖牙牙尖的最下点（图3-2-9）。

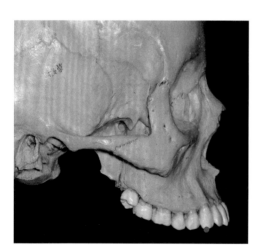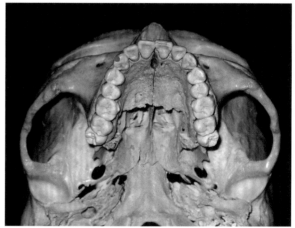

图3-2-9　上尖牙点

（10）上第一磨牙近颊尖点（U6）：上第一磨牙近中颊尖点（图3-2-10）。

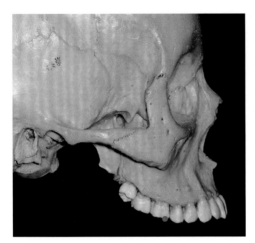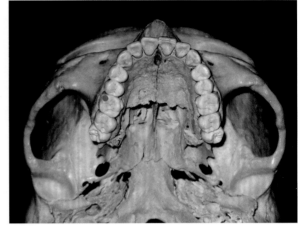

图3-2-10　上第一磨牙近颊尖点

（11）颧弓点（ZA）：颧弓外侧最凸点（图3-2-11）。

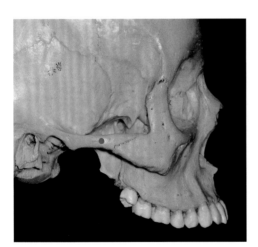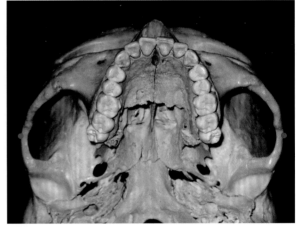

图3-2-11　颧弓点

（12）颧额点（Z）：颧额缝的近中最前点（图3-2-12）。

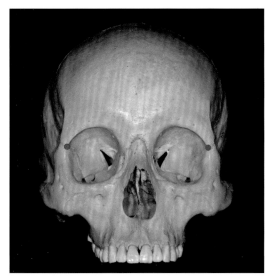

图3-2-12　颧额点

（13）上中切牙根尖点（U1a）：上中切牙牙根的最上点（图3-2-13）。

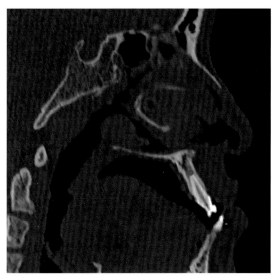

图3-2-13　上中切牙根尖点（CT矢状面断层）

（14）下中切牙点（L1）：下中切牙牙冠近中切角的点（图3-2-14）。

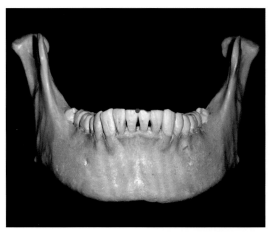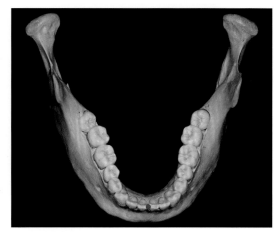

图3-2-14　下中切牙点

（15）下第一磨牙近颊尖点（L6）：下第一磨牙近中颊尖点（图3-2-15）。

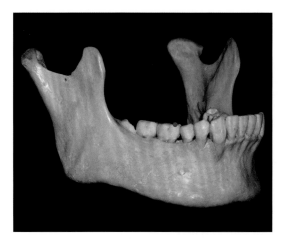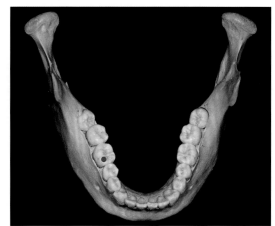

图3-2-15　下第一磨牙近颊尖点

（16）下牙槽座点（B）：正中矢状面下牙槽嵴的最凹点（图3-2-16）。

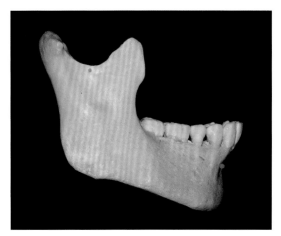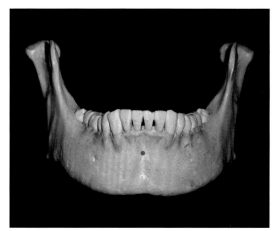

图3-2-16　下牙槽座点

（17）颏下点（Me）：下颌正中联合在正中矢状面的最下点（图3-2-17）。

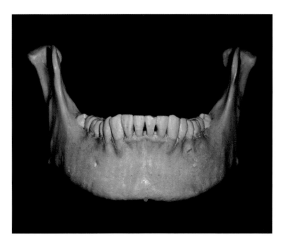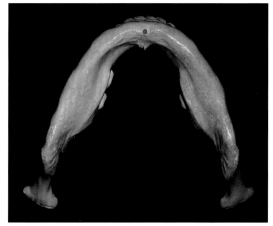

图3-2-17　颏下点

（18）颏前点（Pog）：正中矢状面上下颌颏部上的最前点（图3-2-18）。

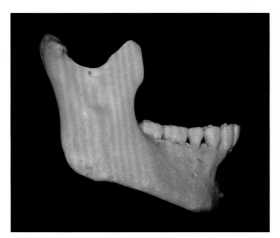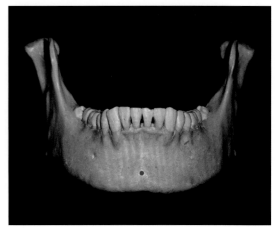

图3-2-18　颏前点

（19）下颌角点（Go）：下颌角的最后下点。取下颌升支后缘和下颌体下缘的切线，过两切线的交点向下颌角作角平分线，与下颌角的交点即为下颌角点（图3-2-19）。

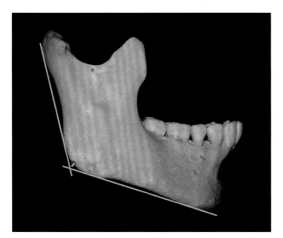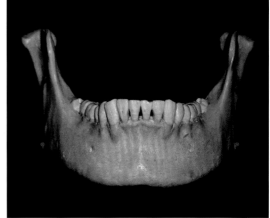

图3-2-19　下颌角点

（20）髁顶点（Co）：髁突垂直向最高点（图3-2-20）。

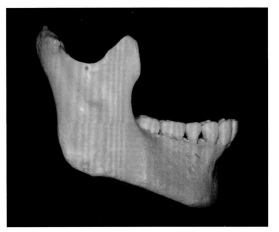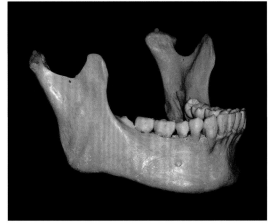

图3-2-20　髁顶点

（21）软组织额点（G）：在正中矢状面上眉弓软组织轮廓最凸点（图3-2-21）。

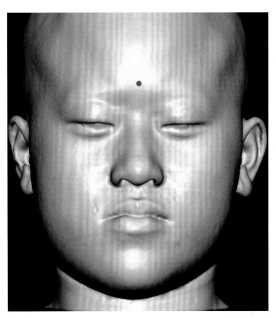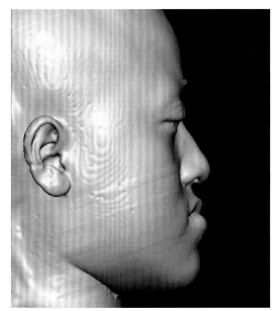

图3-2-21　软组织额点（虚拟三维软组织）

（22）软组织鼻根点（N′）：在正中矢状面上位于鼻根软组织轮廓上，与鼻额缝位置相对应（图3-2-22）。

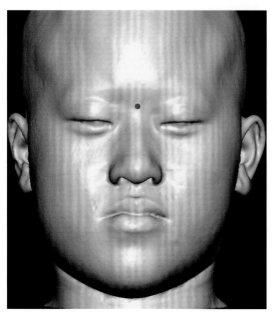
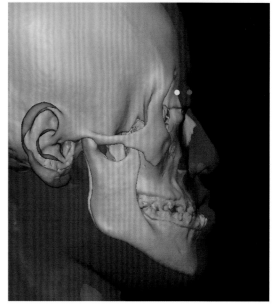

图3-2-22　软组织鼻根点［黄点为鼻根点（虚拟三维软组织）］

（23）鼻唇角点（Sn′）：正中矢状面上鼻小柱和上唇的交点（图3-2-23）。

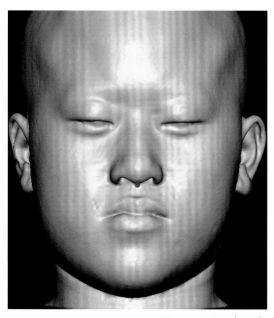
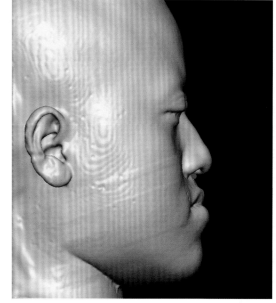

图3-2-23　鼻唇角点（虚拟三维软组织）

（24）软组织颧弓点（ZA'）：双侧颧弓表面软组织的最凸点，一般与其内侧颧弓点相对应（图3-2-24）。

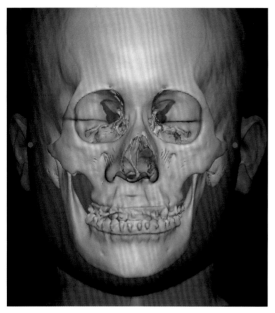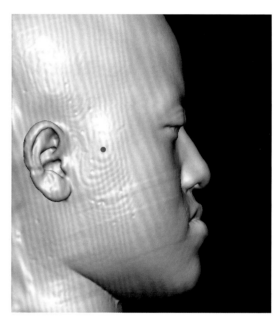

图3-2-24　软组织颧弓点（虚拟三维软组织）

（25）上口裂点（Stms）：正中矢状面上上唇下缘中点（图3-2-25）。

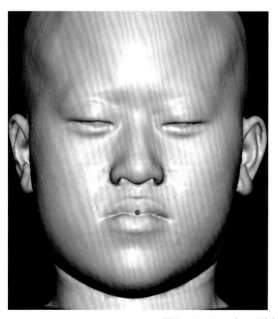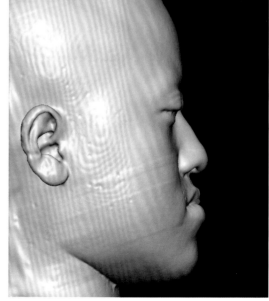

图3-2-25　上口裂点（虚拟三维软组织）

（26）下口裂点（Stmi）：正中矢状面上下唇上缘中点（图3-2-26）。

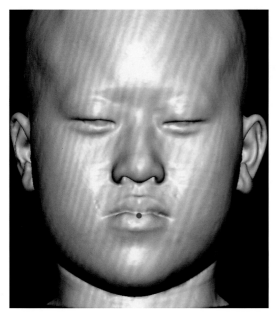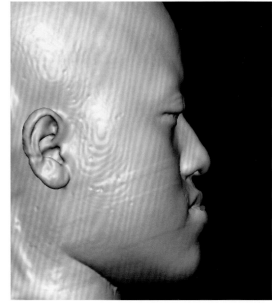

图3-2-26　下口裂点（虚拟三维软组织）

（27）下唇凹点（Si′）：正中矢状面上颏唇沟处软组织最凹点（图3-2-27）。

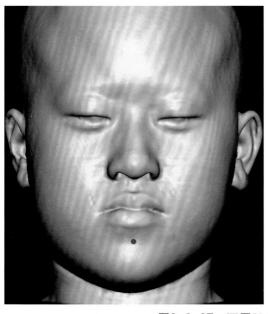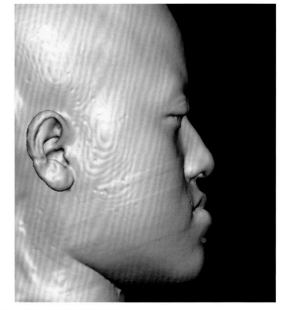

图3-2-27　下唇凹点（虚拟三维软组织）

（28）软组织颏前点（Pog'）：正中矢状面上颏部软组织轮廓的最前凸点（图3-2-28）。

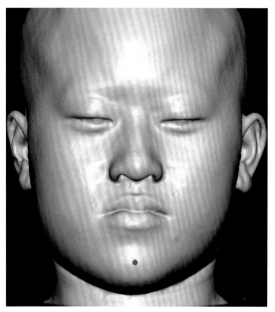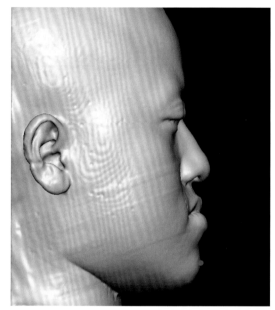

图3-2-28　软组织颏前点（虚拟三维软组织）

（29）软组织颏下点（Me'）：正中矢状面上颏部软组织轮廓的最下点（图3-2-29）。

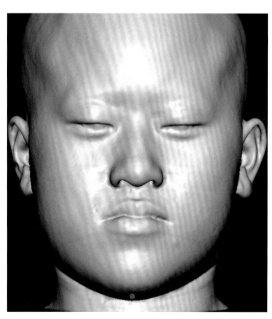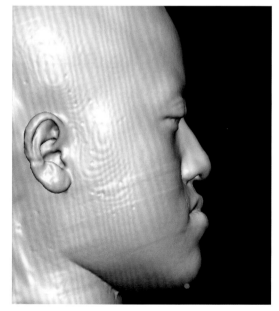

图3-2-29　软组织颏下点（虚拟三维软组织）

（30）软组织下颌角点（Go′）：正面照时软组织下颌角轮廓的最外侧点，一般是硬组织下颌角点（Go）在软组织上的投影（图3-2-30）。

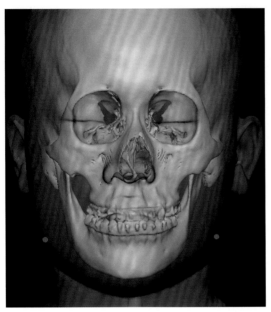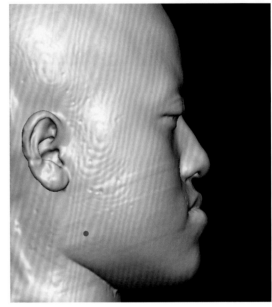

图3-2-30　软组织下颌角点（虚拟三维软组织）

（三）常用于诊断的头影测量项目

在进行头影测量标志点定点后即可获得相应的头影测量指标，目前临床上常见的辅助软件，例如Dolphin、Mimics和3D slicer，都可以根据需要输出常用的头影测量项目。表3-2-1列举了目前临床常用的一些头影测量项目。

表3-2-1　临床常用的头影测量项目

项目名称	单位	意义或说明
SNA	°	评价上颌与颅底位置关系
N-A（//FHP）	mm	A点距冠状面距离，评价下颌水平向发育情况
ANS-PNS	mm	上颌骨矢状向长度
ANB	°	评价上颌与下颌位置关系
N-ANS/ANS-Me	%	鼻根点至前鼻棘点垂直距离与前鼻棘点至额下点垂直距离比值

项目名称	单位	意义或说明
OP-FHP（矢状向）	°	上颌𬌗平面与FH平面在矢状向交角
U1-Stms	mm	上切牙点与上口裂点垂直向距离
Sn-Stms	mm	鼻下点至上口裂点距离
1/-PP	°	上中切牙倾角
Cm-Sn-Ls	°	鼻唇角
Ls-EP	mm	上唇至审美平面距离
OP-FHP（水平向）	°	上颌𬌗平面与FH平面在水平向交角
Or（R）-U6（R）/Or（L）-U6（L）	%	右侧眶下点至上第一磨牙近颊尖点距离与左侧眶下点至上第一磨牙近颊尖点距离比值
U6（R）Z/U6（L）Z	%	右侧上第一磨牙近颊尖点过N点冠状面距离与左侧上第一磨牙近颊尖点过N点冠状面距离比值
U6（R）-PP/U6（L）-PP	%	右侧上第一磨牙近颊尖点至腭平面距离与左侧上第一磨牙近颊尖点至腭平面距离比值
SNB	°	评价下颌与颅底位置关系
N-B（//FHP）	mm	B点距冠状面距离，评价下颌水平向发育情况
N-Pog（//FHP）	mm	Pog点距冠状面距离，评价下颌水平向发育情况
Sn-Stms/Stms-Me′	%	鼻下点至上口裂点垂直距离与上口裂点至软组织颏下点垂直距离比值
MP-FHP（矢状向）	°	下颌平面在矢状向与FH平面交角
1/-MP	°	下中切牙倾角
Si-LiPog′	mm	颏唇沟深度
Li-EP	mm	下唇至审美平面距离
Go-Pog（R）/Go-Pog（L）	%	右侧下颌体长度与左侧下颌体长度比值
Co-Go（R）/Co-Go（L）	%	右侧下颌支长度与左侧下颌支长度比值
MP-FHP（水平向）	°	下颌平面在水平向与FH平面交角

项目名称	单位	意义或说明
IOP-FHP	°	下颌𬌗平面［L1、L6（R）、L6（L）］与FH平面交角
Pog-MSP	mm	颏前点至正中矢状面距离

（四）个性化诊断结果

根据软硬组织及牙列的三维头影测量分析结果得出个性化诊断结果（表3-2-2）。

表3-2-2　个性化诊断结果

项目	结果
上颌骨	上颌矢状向发育正常/发育过度/发育不足
下颌骨	下颌矢状向发育正常/发育过度/发育不足
上下颌骨关系	Ⅰ类/Ⅱ类/Ⅲ类
上中切牙突度	上中切牙唇倾/上中切牙直立/上中切牙舌倾
下中切牙突度	下中切牙唇倾/下中切牙直立/下中切牙舌倾
全面高	正常/短/长
前上面高	上颌垂直向发育正常/发育过度/发育不足
前下面高	下颌垂直向发育正常/发育过度/发育不足
下颌平面角	均角/高角/低角
上颌骨对称性	正常/不对称
下颌骨对称性	正常/不对称

三、病例诊断

（一）病例一：上颌后缩，下颌前突

上颌后缩、下颌前突患者术前面像、咬合关系、三维重建及头影测量如图3-3-1至图3-3-3所示。

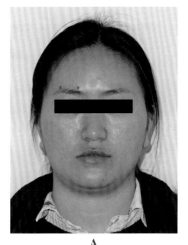 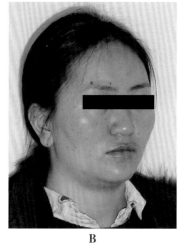 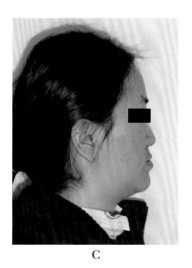

A   B   C

图3-3-1　上颌后缩、下颌前突患者术前面像
A. 正面照；B. 45°右侧照；C. 90°右侧照

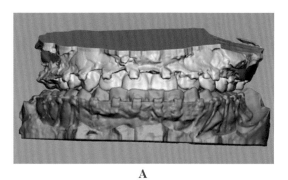 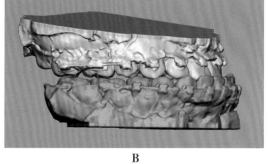

A   B

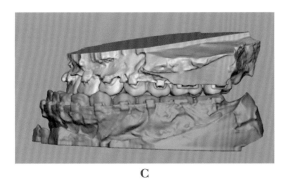
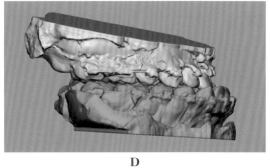

C
D

图3-3-2 上颌后缩、下颌前突患者术前咬合关系
A. 正面咬合关系；B. 右侧磨牙关系；C. 左侧磨牙关系；D. 前牙关系

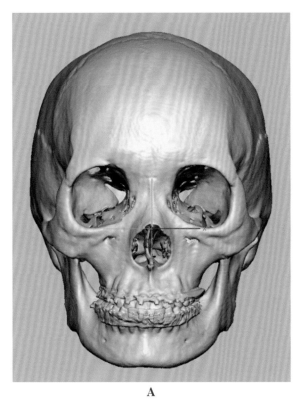
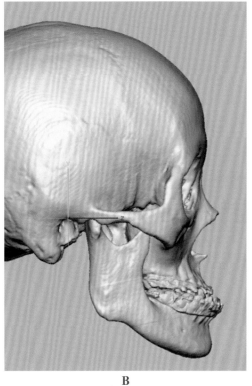

A
B

图3-3-3 上颌后缩、下颌前突患者术前三维重建及头影测量
A. 正面照；B. 右侧照

上颌后缩、下颌前突患者术前部分三维头影测量结果见表3-3-1。

表3-3-1　上颌后缩、下颌前突患者术前部分三维头影测量结果

项目名称	测量结果
SNA	78.5°
N-A（//FHP）	-1.8mm
ANB	-4.5°
U1-Stms	0.8mm
Cm-Sn-Ls	84°
Ls-EP	-3.3mm
SNB	83°
N-B（//FHP）	2mm
Li-EP	4.1mm

（二）病例二：上颌前突，下颌后缩

上颌前突、下颌后缩患者术前面像、咬合关系、三维重建及头影测量如图3-3-4至图3-3-6所示。

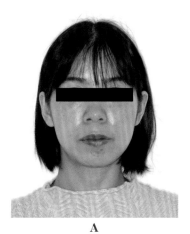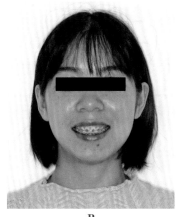

A　　　　　　　　　　B

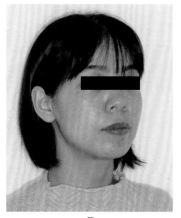
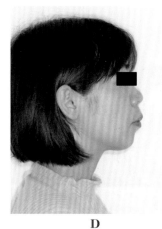

C   D

图3-3-4　上颌前突、下颌后缩患者术前面像
A. 正面照；B. 微笑照；C. 45°右侧照；D. 90°右侧照

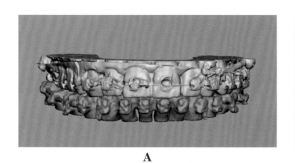

A

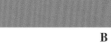

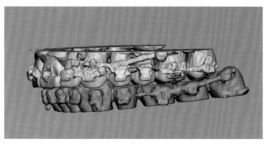
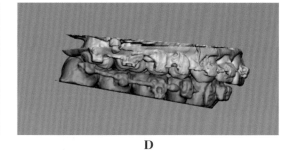

C   D

图3-3-5　上颌前突、下颌后缩患者术前咬合关系
A. 正面咬合关系；B. 右侧磨牙关系；C. 左侧磨牙关系；D. 前牙关系

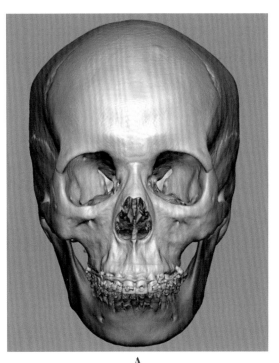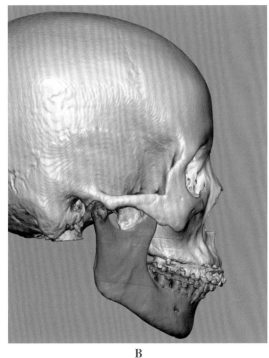

A B

图3-3-6 上颌前突、下颌后缩患者术前三维重建及头影测量
A. 正面照；B. 右侧照

上颌前突、下颌后缩患者术前部分三维头影测量结果见表3-3-2。

表3-3-2 上颌前突、下颌后缩患者术前部分三维头影测量结果

项目名称	测量结果
SNA	83.7°
N−A（//FHP）	2.5mm
ANB	8.8°
U1−Stms	6.3mm
Cm−Sn−Ls	87°
Ls−EP	4mm
SNB	75°
N−B（//FHP）	−8.9mm
N−Pog（//FHP）	−11.1mm

续表

项目名称	测量结果
Li−EP	5mm
Pog−MSP	1.7mm
Sn−Stms/Stms−Me′	78.6%
N−ANS/ANS−Me	93.4%

（三）病例三：上下颌骨偏斜

上下颌骨偏斜患者术前面像、咬合关系、三维重建及头影测量如图3-3-7至图3-3-9所示。

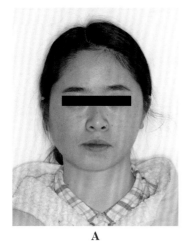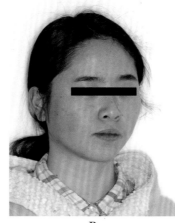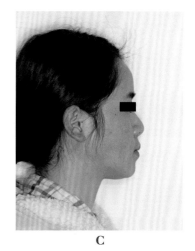

A　　　　　　　　　　　　　**B**　　　　　　　　　　　　　**C**

图3-3-7　上下颌骨偏斜患者术前面像
A. 正面照；B. 45°右侧照；C. 90°右侧照

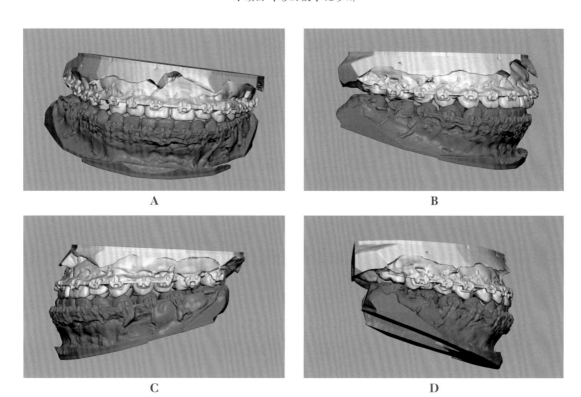

图3-3-8 上下颌骨偏斜患者术前咬合关系
A. 正面咬合关系；B. 右侧磨牙关系；C. 左侧磨牙关系；D. 前牙关系

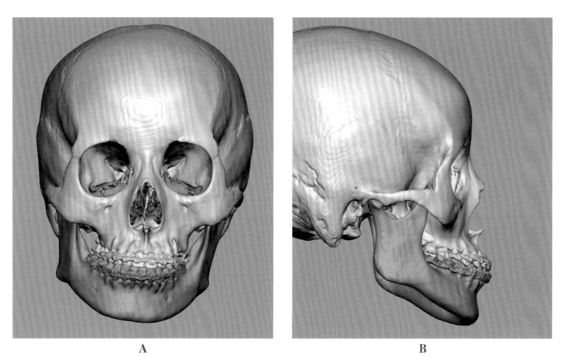

图3-3-9 上下颌骨偏斜患者术前三维重建及头影测量
A. 正面照；B. 右侧照

上下颌骨偏斜患者术前部分三维头影测量结果见表3-3-3。

表3-3-3　上下颌骨偏斜患者术前部分三维头影测量结果

项目名称	测量结果
SNA	82°
SNB	80°
ANB	2°
Sn-Stms/Stms-Me′	35.5%
N-ANS/ANS-Me	98.1%
Cm-Sn-Ls	92°
Ls-EP	0mm
Li-EP	1mm
Pog-MSP	9mm
Or（R）-U6（R）/Or（L）-U6（L）	87%
Co-Go（R）/Co-Go（L）	85.7%
Go-Pog（R）/Go-Pog（L）	96.4%

【参考文献】

[1] 胡静，王大章. 正颌外科[M]. 北京：人民卫生出版社，2006.

[2] 傅民魁. 口腔正畸学[M]. 6版. 北京：人民卫生出版社，2012.

[3] Gwen R. J. Swennen. 3D数字化正颌外科设计与治疗：正畸与颌面外科医师指导手册
[M]. 田磊，主译. 北京：世界图书出版公司，2018.

[4] Proffit WR，Fields HW，Sarver DM. Contemporary orthodontics[M]. 5th ed. St. Louis：
Mosby，2013.

[5] Naini FB. Facial Aesthetics：concepts and clinical diagnosis [M]. West Sussex，UK：
Wiley-Blackwell，2011.

[6] Matteson SR，Bechtold W，Phillips C，et al. A method for three-dimensional image
reformation for quantitative cephalometric analysis [J]. J Oral Maxillofac Surg，1989，47
（10）：1053-1061.

[7] Waitzman AA，Posnick JC，Armstrong DC，et al. Craniofacial skeletal measurements
based on computed tomography：Part I. Accuracy and reproducibility [J]. Cleft Palate
Craniofac J，1992，29（2）：112-117.

[8] 杨斌，黄洪章，张涤生，等. 颅面三维CT影像测量分析研究 I：方法与原理[J]. 口腔
颌面外科杂志，2000，10（2）：99-102.

[9] Farkas LG. Anthropometry of the head and face[M]. 2nd ed. New York：Raven Press，
1994.

[10] Gateno J，Xia JJ，Teichgraeber JF. New 3-dimensional cephalometric analysis for
orthognathic surgery [J]. J Oral Maxillofac Surg，2011，69（3）：606-622.

[11] Swennen GRJ，Schutyser F，Hausamen JE. Three-dimensional cephalometry：a color
atlas and manual[M]. Berlin：Springer，2006.

[12] 李声伟，王大章，罗颂椒，等. 正颌外科的X线头影测量分析——第一部分：成都地
区正常𬌗成人X线头影测量参考标准[J]. 华西口腔医学杂志，1986，4（2）：108-
112.

[13] 罗颂椒，陈扬熙，王大章，等. 正颌外科的X线头影测量分析——II、正常𬌗成人面
骨的个体特征——X线头影测量四边形分析[J]. 华西口腔医学杂志，1986，4（8）：
169-174.

[14] 陈扬熙，罗颂椒，王大章，等. 正颌外科的X线头影测量分析——III. X线头影剪裁预

测[J]. 华西口腔医学杂志，1986，4（4）：235-239.

[15] 陈扬熙，罗颂椒，王大章，等. 正颌外科的X线头影测量分析——Ⅳ. 颅底定位X线片的头影测量分析[J]. 华西口腔医学杂志，1988，6（2）：80-84.

[16] Naji P，Alsufyani NA，Lagravère MO. Reliability of anatomic structures as landmarks in three-dimensional cephalometric analysis using CBCT [J]. Angle Orthod，2014，84（5）：762-772.

[17] Gribel BF，Gribel MN，Frazão DC，et al. Accuracy and reliability of craniometric measurements on lateral cephalometry and 3D measurements on CBCT scans[J]. Angle Orthod，2011，81（1）：26-35.

[18] Cakirer B，Dean D，Palomo JM，et al. Orthognathic surgery outcome analysis：3-dimensional landmark geometric morphometrics [J]. Int J Adult Orthodon Orthognath Surg，2002，17（2）：116-132.

[19] 王瑞晨，李桂珍，柳春明，等. 三维头影测量分析法在正颌外科术前测量中的应用[J]. 中国修复重建外科杂志，2014，28（7）：873-878.

第四章

虚拟正颌外科手术规划设计

一、颌骨的分割重建

（一）DICOM数据的面渲染和体渲染

CBCT或螺旋CT扫描得到的数据以DICOM格式保存，此种医学专用格式记录了患者颌骨的三维位置信息及数百张扫描断层图（图4-1-1）。正如数字化二维图像是由像素点构成一样，CT重建的三维模型由像素立方体，即体素构成。

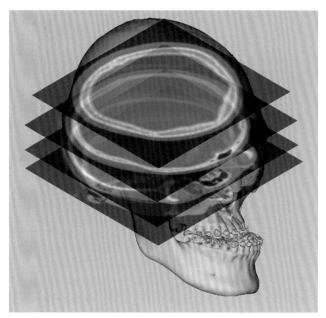

图4-1-1　扫描断层图（保存了颌骨的三维位置信息）

要形成可编辑的三维模型，需对DICOM数据进行"面渲染"。其原理是针对每张断层选取特定灰度值的画面，将它们分割出来并连接每个断层，从而形成可视化的三维重建模型。选取特定灰度值时，需要借助"阈值"的调整，"阈值"规定了高于设定值的像素显示为白色，其他显示为黑色（不显示）。不同密度组织的阈值范围见表4-1-1，通过选取特定的阈值范围，即可分割出不同密度的组织（图4-1-2）。

表4-1-1　不同密度组织的阈值范围

组织	最小阈值	最大阈值
软组织	−700	225
颌骨	226	1600
牙齿	1200	3071

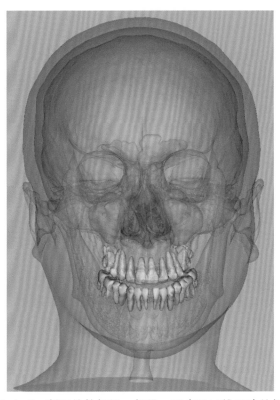

图4-1-2　断层的软组织、颌骨、牙齿及三维重建的组织

与"面渲染"相对应的是"体渲染"，其原理是利用体素信息直接重建成三维模型。其基于阴影算法，给予每个体素特定的颜色和透明度。两种渲染的区别见表4-1-2。

表4-1-2　面渲染和体渲染的区别

指标	面渲染	体渲染
成像原理	基于灰度	基于体素
渲染速度	慢	快

续表

指标	面渲染	体渲染
视觉细节	模糊	精细
可编辑性	可编辑	不可编辑

（二）上下颌骨的分开

获得完整的颌骨模型后，需要借助"区域生长"（Region growing）工具分开上下颌骨。"区域生长"从选定的起始点开始，将与每个种子点有相似灰度级的相邻像素合并到此区域。运用此功能快速分开上下颌骨的要点如下：

（1）将区域生长的起始点定在上颌骨，取枕骨大孔前缘点平面，在此横断面上擦除颈椎区域，三维重建后可获得不含颈椎的完整颌骨模型（图4-1-3）。

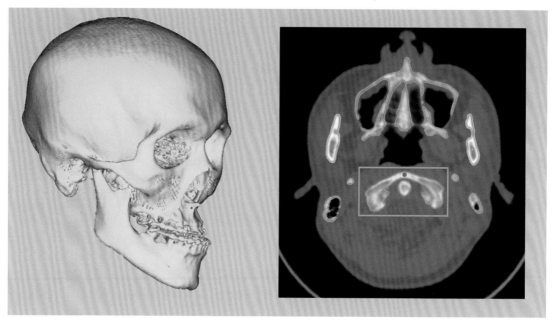

图4-1-3　不含颈椎的完整颌骨模型的获得（选取骨组织阈值范围并行三维重建后，在横断面上擦除颈椎区域）

（2）在完整颌骨模型上，再次确定区域生长起始点：于上颌骨任意处，擦除上下颌骨的连接区（通常在双侧髁突、牙列），三维重建后获得上颌骨模型。

（3）运用布尔运算减法，即使用完整颌骨减去上颌骨，即可得到下颌骨模型（图4-1-4）。

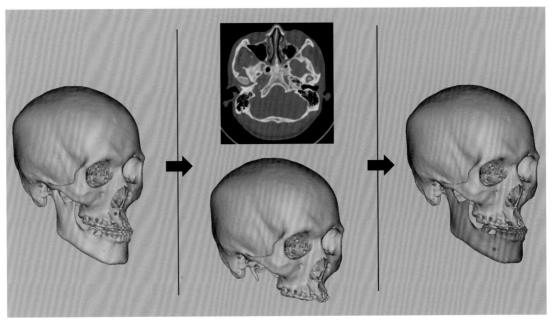

图4-1-4　上下颌骨模型的获得（于上颌骨任意处再次选取区域生长起始点，在髁突及牙列位置擦除上下颌骨连接区，获得上颌骨模型，运用布尔运算减法得到下颌骨模型）

（三）自然头位的确定

全局坐标系：DICOM格式包含位置信息，根据此位置信息生成的三维坐标系称为全局坐标系或世界坐标系。三维建模软件的六个方向移动都是基于全局坐标系的。

局部坐标系：此坐标系人为定义，其目的是将颌骨对称分开，以评价面部的对称美。

自然头位（Natural head position，NHP）：指患者身体放松，双眼平视前方时头颅的位置。在拍摄CT时，最理想的位置是患者头部正好处于自然头位，然而站姿习惯、斜颈、平躺拍摄螺旋CT等，均会影响NHP的获取。在手术设计开始前，需要对颌骨模型进行位置修正，此时的头位称为"虚拟自然头位（vNHP）"，局部坐标系往往按照此头位建立。学界定义vNHP的方法各异，目前主流定义vNHP的方法是FH平面法（Frankfurt horizontal plane，法兰克福平面法），使FH平面与全局坐标系水平面平行（图4-1-5）。

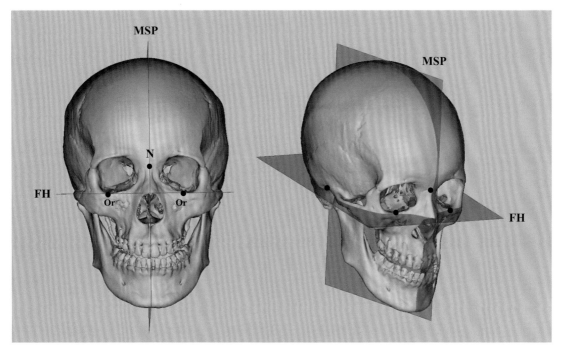

图4-1-5 摆正颌骨（定点确定FH平面后，使局部坐标系与全局坐标系一致）

（四）颌骨CT与牙列激光扫描的配准

CBCT与螺旋CT扫描得到的颌骨模型，其牙列部分的精确度不能满足构建𬌗板要求，需要借助激光扫描牙列。目前商用的牙科扫描仪主要分为口内式扫描仪和仓式扫描仪。前者直接在口内获取数字化牙列，不需要传统印模，且基于白光扫描原理，可获得真彩的牙列和黏膜信息，同时准确获取牙齿比色信息，缺点是附着龈以下部分变形大。仓式扫描仪还需要取传统的石膏模型，通过蓝光扫描获取牙列信息。相较口内扫描，仓式扫描的优势在于石膏模型可以任意分块、拼对咬合，目前数字化正颌的牙列数据获取主要通过仓式扫描形式，但随着各类拼对咬合三维软件的出现，将逐渐去石膏化。

合格的牙列模型信息包括：①完整的上下颌牙列信息，包括每一颗功能牙外形信息，尤其是邻接点及𬌗面，对于口内有正畸托槽的患者，𬌗板的生成取决于托槽冠方的牙体部分，应仔细检查牙尖部分有无气泡、杂质等干扰信息。②准确的终末咬合关系，终末咬合的确认一般通过石膏模型来拼对，通常需满足正常的覆𬌗覆盖、上下颌接触稳定无翘动、上下牙列中线齐、无早接触点、牙弓宽度匹配等条件。

颌骨CT与牙列激光扫描的配准一般基于点配准与全局配准。

（1）点配准需要在牙列CT与牙列扫描上选取相同位置的三四对点，然后进行点对点的重叠，使得牙列CT与牙列扫描配准。在选点时，建议选切缘中点、牙尖点及特殊特征点（托槽边缘点）等，保证定点准确（图4-1-6）。

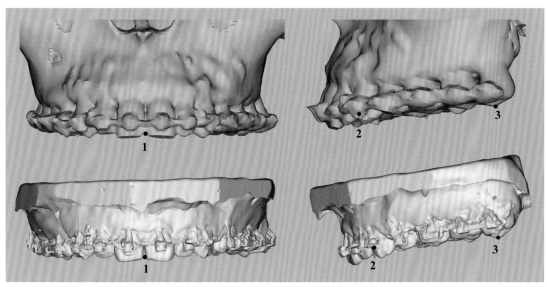

图4-1-6　点配准（选取点应清晰、独特，往往位于物体的边界或转折处，如切缘点、托槽边缘点、牙尖点等）（1为切缘中点；2为托槽边缘点；3为牙尖点）

（2）全局配准基于三维模型的表面轮廓信息，计算机将自动调整模型位置以使得二者的表面轮廓信息重叠。

两种方法联合使用，即可完成配准。配准好的牙列模型需做适当裁剪，托槽𬌗方牙冠部分用激光扫描的牙列信息代替CT信息，托槽龈方牙槽骨部分保留CT信息即可（图4-1-7）。

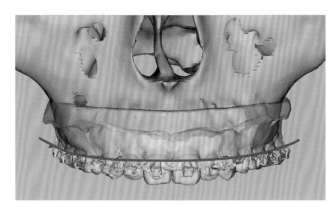

图4-1-7　配准好的牙列模型（托槽𬌗方牙冠部分用激光扫描牙列信息代替CT信息，其余部分保留CT信息）

（五）正中矢状面的确定

正中矢状面可用于评估患者面部对称性，并指导各骨块基于此平面进行移动，一般确定的方法是基于三点构建一平面，或是过两点并垂直于FH平面。目前学界确定正中矢状面的方法各异，但总体原则是使得双侧眼眶相对于此平面的对称性最佳。

二、颌骨的三维移动及旋转

（一）描述颌骨在三维方向移动及旋转的术语

（1）在确定好的自然头位下，颌骨可以在任意方向移动，移动可以涉及一个或者多个坐标轴方向（图4-2-1）。

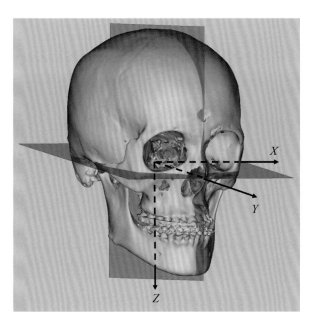

图4-2-1　自然头位确定后的颌骨坐标系

①在X轴上，分为左移与右移（图4-2-2）。
②在Y轴上，分为前移与后退（图4-2-3）。
③在Z轴上，分为上抬与下降（图4-2-4）。
（2）在确定好的自然头位下，颌骨可以在任意方向上旋转，旋转可以涉及一个或者多个坐标轴方向，上颌骨旋转中心一般选在上中切牙间。

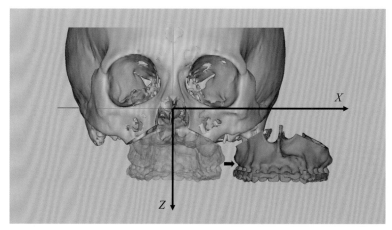

图4-2-2　颌骨左右移动

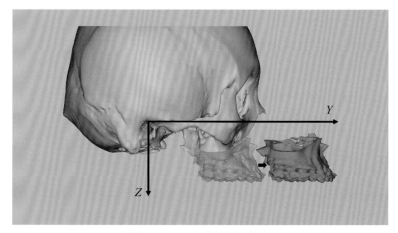

图4-2-3　颌骨前后移动

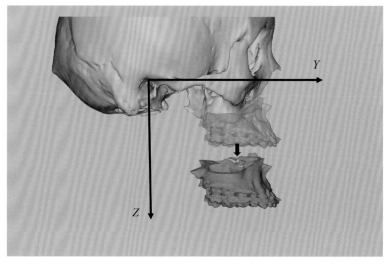

图4-2-4　颌骨上下移动

①绕X轴旋转，记为"Pitch"（图4-2-5）。

②绕Y轴旋转，记为"Roll"（图4-2-6）。

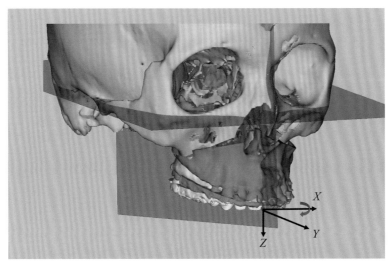

图4-2-5　颌骨绕X轴旋转（记为"Pitch"）

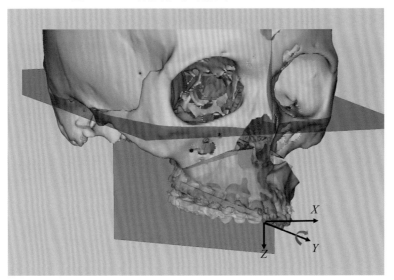

图4-2-6　颌骨绕Y轴旋转（记为"Roll"）

③绕Z轴旋转，记为"Yaw"（图4-2-7）。

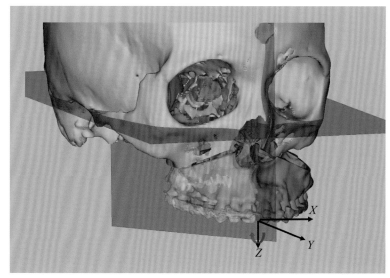

图4-2-7　颌骨绕Z轴旋转（记为"Yaw"）

（3）在确定好的自然头位下，颌骨可以在任意方向上移动并旋转，即上述移动和旋转的组合运动。

（二）各移动类型的作用

（1）在X轴上，"左移"与"右移"常用来解决牙列中线问题，通常以上牙列中线对齐面中线为准（图4-2-8）。有时偏颌畸形患者的颏点偏向一侧，当上下牙列绑定成复合体并与面中线对齐后，颏点不一定在面中线上，需要行颏成形术来矫正。

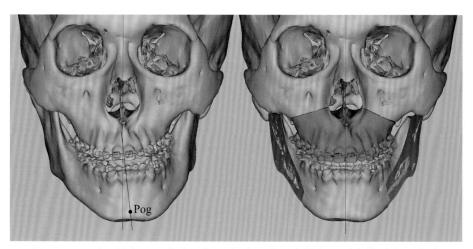

图4-2-8　在X轴上，"左移"与"右移"常用来使上牙列中线对齐面中线

（2）在Y轴上，"前移"与"后退"常用来解决颌骨的前突与后缩问题，尤其是调整鼻旁的丰满度（图4-2-9）。同时，上颌骨的前移、后退还会改变露齿量。前移上颌骨会增加露齿量，后退上颌骨会减少露齿量，因此一个骨性Ⅱ类患者，在后退上颌骨的同时尤要注意露齿量的减少，若露齿量不足可适当降低上颌骨前份。

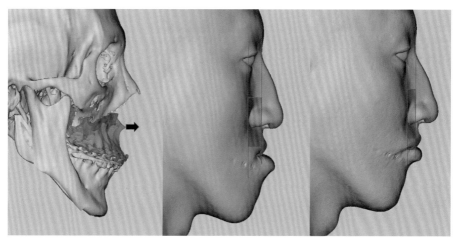

图4-2-9　在Y轴上，"前移"与"后退"常用来改变鼻旁丰满度

（3）在Z轴上，"上抬"与"下降"常用来解决露齿量及面部垂直比例问题。对上颌骨而言，决定其上抬、下降移动量的主要因素是露齿量，以最终的静态露齿量（息止颌位下双唇放松、微微张开时，上切牙的切缘露出量）为2~4mm为宜，这对面中1/3高度的改变不大。对于下颌骨而言，远心段与上牙列按照终末咬合绑定成复合体，其上抬、下降跟随上颌骨，移动量由露齿量决定。颏部垂直向移动量主要由面下1/3的高度决定，可通过颏成形术来改变面部垂直比例（图4-2-10）。

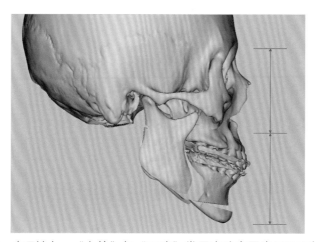

图4-2-10　在Z轴上，"上抬"与"下降"常用来改变露齿量及面部垂直比例

（4）绕X轴旋转，"Pitch"分为顺时针旋转和逆时针旋转，可以用来调整殆平面角（IMPA）、上中切牙倾斜程度（ISU1-SN）、鼻唇角以及颏部的突缩。顺时针旋转会增大殆平面角，使中切牙舌倾，增大鼻唇角以及后缩颏部；逆时针旋转则相反（图4-2-11）。骨性Ⅱ类或Ⅲ类患者，常伴有殆平面不调、鼻唇角异常等特征，需要行上颌骨"Pitch"来改善。另外，在非偏颌畸形患者中，上下颌骨移动完后，若发现颏部略微前突或后缩，也可以通过上颌骨小范围的"Pitch"来微调颏部的突缩程度，避免颏成形术创伤（图4-2-12）。

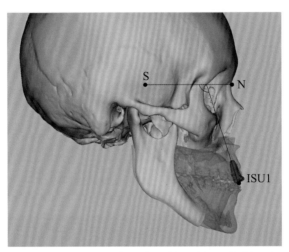

图4-2-11　绕X轴旋转，"Pitch"常用来调整上中切牙倾斜程度（ISU1-SN）等

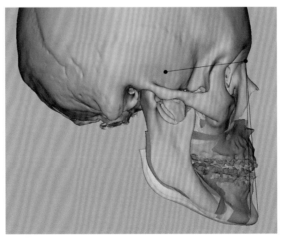

图4-2-12　"Pitch"同时还能影响下颌骨颏部的突缩，可适当应用以避免颏成形术创伤

（5）绕Y轴旋转，"Roll"常用来解决殆平面偏斜的问题。上颌双侧第一磨牙的近中颊尖点到FH平面的距离差就是需要"Roll"调整的量，也有学者考虑到尖牙在视觉上更显眼，应以双侧尖牙点到FH平面距离差来确定颌骨摆正量（图4-2-13）。在摆正上颌的同

时，因上下颌骨复合体是一起移动的，会改变颏点的位置，必要时需要行颏成形术以摆正颏部。

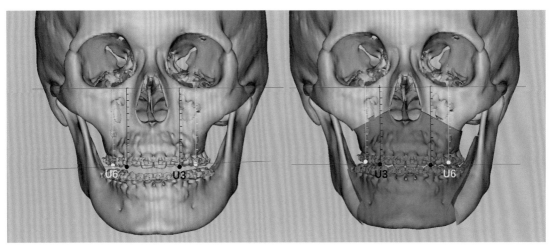

图4-2-13　绕Y轴旋转，"Roll"常用来摆正𬌗平面

（6）绕Z轴旋转，"Yaw"可用来调整下颌下缘对称性。在"左移"或"右移"上下颌骨复合体后，双侧下颌下缘相对于面中线的对称性往往会发生改变，尤其是下颌角处，有时会呈明显的一侧突出。尽管在二期拆钛板时可同期行轮廓修整，但在一期行正颌外科手术时通过"Yaw"使得下颌下缘尽量对称可减小二期手术的创伤量，甚至避免轮廓修整（图4-2-14）。需要注意的是，对颌骨进行"Yaw"后，上颌双侧鼻旁的台阶量可能有差

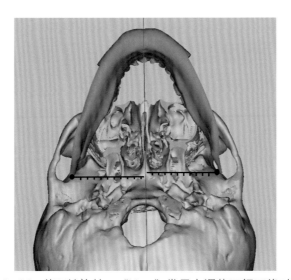

图4-2-14　绕Z轴旋转，"Yaw"常用来调整下颌下缘对称性

异，必要时需要植骨或填充假体以使双侧鼻旁外形对称（图4-2-15）。

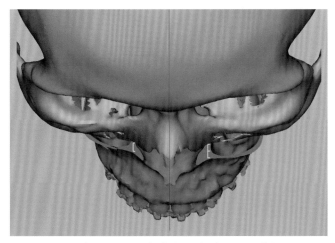

图4-2-15　"Yaw"颌骨后，双侧鼻旁的台阶量不一定相同，必要时植骨

三、三维设计流程

在三维模型上，移动颌骨复合体至新的合适位置即完成了正颌外科手术的模拟。新位置的确定依托于定量的数据分析，移动颌骨也应遵循一定的方向顺序，以使得方案最佳、耗时最短，以下介绍一种常用顺序。

（一）对齐牙列中线

"左移"或"右移"复合体使牙列中线与面中线一致。移动距离即三维测量上中切牙中点至正中矢状面距离（ISU1-MSP）。对于面中线与鼻中线不一致的患者，需取二者组成角平分线作为牙列中线的对齐标准（图4-3-1、图4-3-2）。

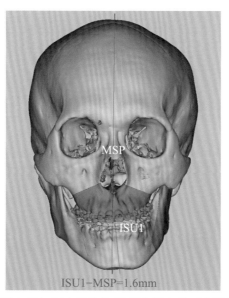

图4-3-1　根据牙列中线与面中线的位置确定复合体"左移"或"右移"的量

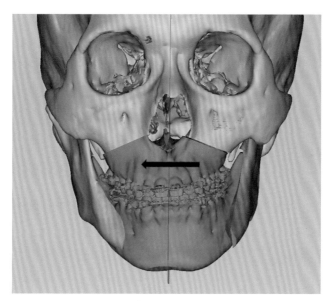

图4-3-2　"左移"或"右移"复合体

（二）摆正殆平面

"Roll"复合体（以ISU1为旋转中心），使得双侧第一磨牙近中颊尖点（MoL、MoR）到FH平面的距离相等（图4-3-3）。也有学者使用双侧尖牙的牙尖点到FH平面的距离。

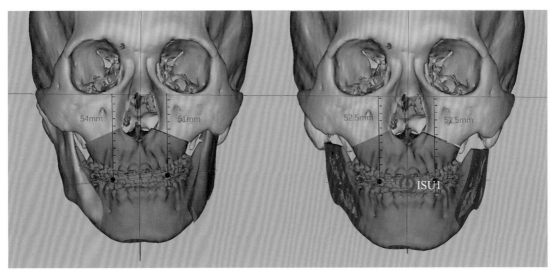

图4-3-3　"Roll"复合体（以ISU1为旋转中心）摆正殆平面

（三）对称双侧下颌骨轮廓

　　"Yaw"复合体（以ISU1为旋转中心），使得双侧下颌角点到正中矢状面的距离相等（图4-3-4）。此步骤的意义在于确保正面照的对称性，目前终末咬合的确认主要还是基于石膏模型的手动摆位，往往会有上下牙弓的相对旋转，当牙列匹配至颌骨时，上下颌骨的终末位置会发生旋转。在考虑下颌骨轮廓对称性时，需要结合双侧鼻旁台阶量及上下牙弓形态进行综合考量。

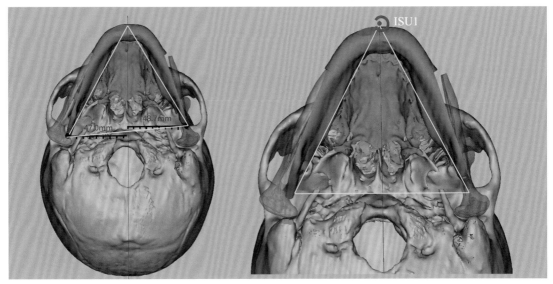

图4-3-4　"Yaw"复合体（以ISU1为旋转中心），使得双侧下颌角点到正中矢状面的距离相等

（四）改善面突度

　　"前移"或"后退"复合体，可改变患者侧貌。在调整完殆平面偏斜及下颌角对称性后，可以开始前后移动复合体来纠正颌骨位置异常。移动量可取决于头影测量值，也可取决于患者的主诉，或者由鼻旁凹陷的程度决定（图4-3-5、图4-3-6）。

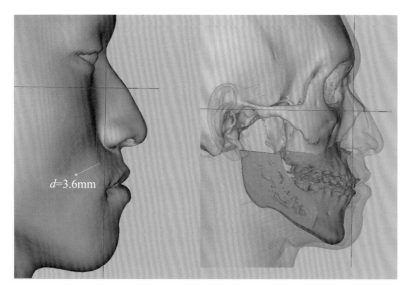

$d=3.6mm$

图4-3-5　确定复合体"前移"或"后退"的量（根据鼻旁软组织丰满度）

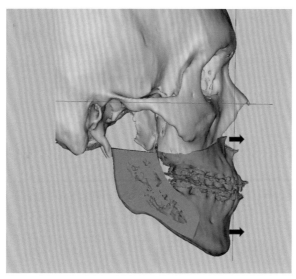

图4-3-6　"前移"或"后退"复合体

（五）增减静态露齿量

"上抬"或"下降"复合体，使得最终的静态露齿量为2~4mm。在前述步骤中，旋转中心为ISU1，只有改善面突度时会有ISU1前后向的改变（图4-3-7）。一般认为，前移1mm，露齿量增加0.5mm，比例为2∶1。因此上抬或下降的量决定于"临床检查露齿量"和"前后移动量/2"。

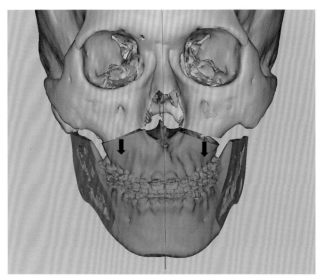

图4-3-7　"上抬"或"下降"复合体（使得最终的静态露齿量为2~4mm）

前述第一至四步也会影响露齿量，需要在第五步重新计算目前的露齿量。

（六）旋转𬌗平面

"Pitch"复合体，使上切牙角（ISU1-SN）及𬌗平面角趋于正常。在顺时针旋转及逆时针旋转复合体时，应注意鼻唇角及颏部的变化。顺时针旋转会增大鼻唇角、后缩颏部，逆时针旋转会减小鼻唇角、突出颏部（图4-3-8），因此在𬌗平面、上切牙角允许的范围内，可适当"Pitch"复合体，改变颏部位置，以避免再行颏成形术（图4-3-9）。

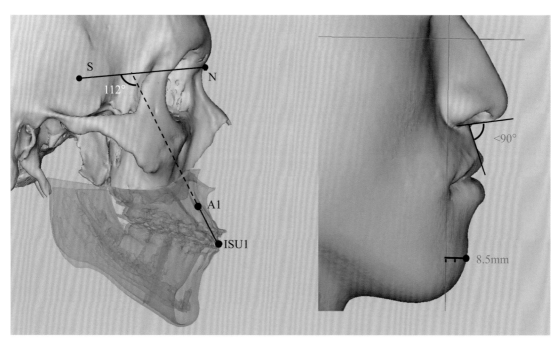

图4-3-8　"Pitch"复合体，使上切牙角（ISU1-SN）、殆平面角趋于正常（图中见ISU1-SN为112°，偏大，鼻唇角＜90°，颏部前突8.5mm，提示需顺时针旋转）

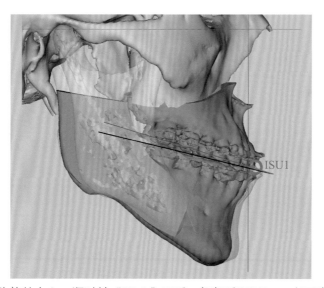

图4-3-9　以ISU1为旋转中心，顺时针"Pitch"5°后，颏部后退6.5mm（可避免再行颏成形术）

（七）移动颏部

经过上述步骤，上下颌基本处于理想位置，若面下1/3美观度还不足，可通过颏成形术进行调整。颏成形术可前移、后退、上抬、下降及旋转颏部，对面下1/3外形改变明显。前后移动的目标是使软组织颏前点（Pog'）处于零子午线上，上下移动的目标是使得面下1/3的高度与面中、面上协调（图4-3-10）。

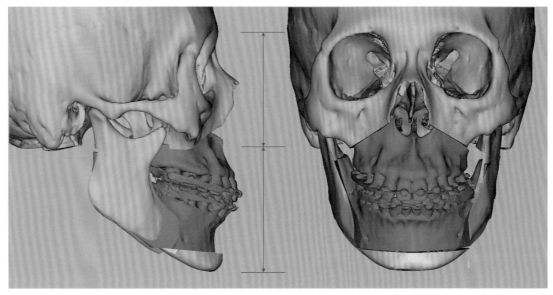

图4-3-10　颏成形术改变颏部突缩程度及面下1/3比例

（八）鼻旁植骨/假体

根据患者主诉、上颌前移量及"Yaw"对Le Fort I 型骨切开线台阶的影响，可以考虑鼻旁植骨/假体，以进一步改善鼻旁丰满度。

【参考文献】

[1] Magill D，Beckmann N，Felice MA，et al. Investigation of dental cone-beam CT pixel data and a modified method for conversion to hounsfield unit（HU）[J]. Dentomaxillofac Radiol，2018，47（2）：20170321.

[2] 徐蔚波，刘颖，章浩伟.基于区域生长的图像分割研究进展[J].北京生物医学工程，2017，36（3）：317-322.

[3] Omachi S，Saito K，Aso H，et al. Wavelet analysis and pattern recognition[Z]. IEEE，2007.

[4] Niu Q，Chi X，Leu MC，et al. Image processing，geometric modeling and data management for development of a virtual bone surgery system[J]. Comput Aided Surg，2008，13（1）：30-40.

[5] Cassi D，De Biase C，Tonni I，et al. Natural position of the head：review of two-dimensional and three-dimensional methods of recording [J]. Br J Oral Maxillofac Surg，2016，54（3）：233-240.

[6] Burgess J. Digital DICOM in dentistry [J]. Open Dent J，2015，9（Suppl 2：M12）：330-336.

[7] Chortrakarnkij P，Lonic D，Lin HH，et al. Establishment of a reliable horizontal reference plane for 3-dimensional facial soft tissue evaluation before and after orthognathic surgery [J]. Ann Plast Surg，2017，78（3 Suppl 2）：S139-S147.

[8] Song Z，Jiang H，Yang Q，et al. A registration method based on contour point cloud for 3D whole-body PET and CT images [J]. Bio Med Res Int，2017，2017：5380742.

[9] Pappas IP，Puja M，Styner M，et al. New method to assess the registration of CT-MR images of the head [J]. Injury，2004，35（Supp1）：105-112.

[10] Shen SY，Chen TT，Lu CP，et al. Comparison between computer aided simulation and dental model orthognathic surgery for the treatment of patients with mandibular excess and facial asymmetries [J]. Zhonghua Kou Qiang Yi Xue Za Zhi，2016，51（11）：651-655.

[11] Kulczynski FZ，de Oliveira Andriola F，Deon PH，et al. Postural assessment in Class Ⅲ patients before orthognathic surgery[J]. J Oral Maxillofac Surg，2018，76（2）：426-435.

[12] de Oliveira AEF，Cevidanes LHS，Phillips C，et al. Observer reliability of three-

dimensional cephalometric landmark identification on cone-beam computerized tomography [J]. Oral Surg Oral Med Oral Pathol Oral Radiol Endod，2009，107（2）：256-265.

[13] Haas OL，Becker OE，de Oliveira RB. Computer-aided planning in orthognathic surgery—systematic review [J]. Int J Oral Maxillofac Surg，2015，44（3）：329-342.

[14] Kim SJ，Lee KJ，Yu HS，et al. Three-dimensional effect of pitch，roll，and yaw rotations on maxillomandibular complex movement[J]. J Craniomaxillofac Surg，2015，43（2）：264-273.

[15] Hsu SSP，Gateno J，Bell RB，et al. Accuracy of a computer-aided surgical simulation protocol for orthognathic surgery：a prospective multicenter study [J]. J Oral Maxillofac Surg，2013，71（1）：128-142.

[16] Han JJ，Yang HJ，Hwang SJ. Repositioning of the maxillomandibular complex using maxillary template adjusted only by maxillary surface configuration without an intermediate splint in orthognathic surgery [J]. J Craniofac Surg，2016，27（6）：1550-1553.

[17] 林铭，王光护. 口腔正畸美学在容貌与微笑美中的应用[J]. 中国美容医学杂志，2001，10（6）：521-523.

[18] 章文佩. "新黄金比例"——适合中国年轻女性面孔的最优比例[D]. 南京：东南大学，2015.

[19] Hwang SJ，Jin IG. 3D evaluation of postoperative counterclockwise-rotation of mandible aftermandibular-setback-surgery depending on the amount of intraoperative rotation of the proximal segment [J]. Int J Oral Maxillofac Surg，2013，42（10）：1330.

[20] 于擘，苏忠平，田磊，等. 双颌前徙逆时针旋转治疗重度复杂多水平睡眠呼吸暂停低通气综合征[J]. 实用口腔医学杂志，2015，31（5）：644-647.

[21] Yang CE，Bae JY，Lee J，et al. Correction of eyes and lip canting after bimaxillary orthognathic surgery [J]. Yonsei Med J，2018，59（6）：793-797.

[22] 赵辰宇，孟芝竹，白晓峰，等. 数字化技术指导正颌手术联合下颌下缘去骨成形术同期矫治牙颌面不对称畸形[C]. 重庆：第十四次中国口腔颌面外科学术会议，2018.

[23] Lin H，He Y，Feng Y，et al. Comparison of condylar morphology changes and position stability following unilateral and bilateral sagittal split mandibular ramus osteotomy in patients with mandibular prognathism [J]. Head Face Med，2019，15（1）：18.

[24] Shmuly T，Chaushu G，Allon DM. Does maxillary advancement influence the nasolabial angle? [J] J Craniofac Surg，2019，30（5）：e408-e411.

[25] Naini FB. The origin of the zero-degree meridian used in facial aesthetic analysis [J]. Aesthet Surg J，2014，34（7）：NP72-NP73.

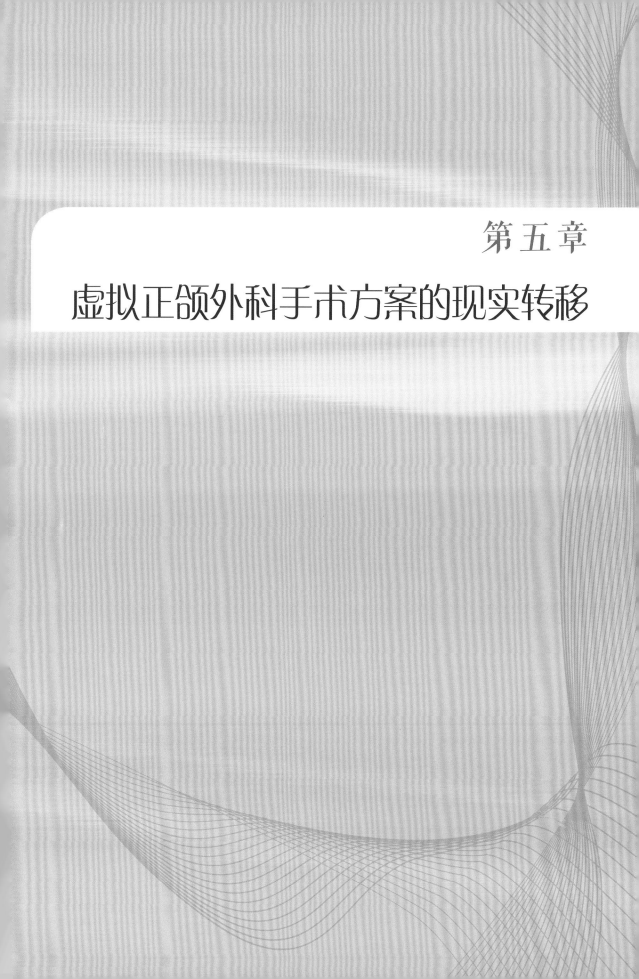

第五章

虚拟正颌外科手术方案的现实转移

一、虚拟手术方案的现实转移

传统的正颌外科手术方案，是通过模型外科制作出自凝塑料中间/终末殆板，引导骨块的移动和复位。模型外科制作过程中，咬合关系转移、石膏模型切割移动等环节均可能产生误差，因此手工制作的自凝塑料殆板精确度较差。

近年来，数字化模拟技术在正颌外科领域得到广泛应用。将患者CT图像信息导入软件后制作出3D虚拟头颅增强模型，可直观地展示颌骨的解剖结构和进行精确的测量，而且可以模拟三维空间复杂的运动。在此基础上，通过3D打印技术可以制作出中间殆板、终末殆板及各种手术导板，从而将精准设计的正颌外科手术方案准确地转移至实际手术中。

将虚拟手术方案转移为实际手术的方式可大致分类为：①数字化虚拟手术＋3D打印殆板；②数字化虚拟手术＋3D打印殆板＋截骨定位导板；③数字化虚拟手术＋3D打印殆板＋预钻孔截骨定位导板＋预成型钛板。

二、数字化手术殆板的设计与制备

（一）手术模拟截骨

进行上颌骨Le Fort Ⅰ型骨切开术、下颌支矢状骨劈开术（SSRO），根据头影测量的理想值、螺旋CT三维重建的骨性轮廓、患者的面型和咬合状态进行上下颌骨的移动。

（二）中间殆板的设计和制作

双颌手术可以分为上颌优先手术和下颌优先手术，多数正颌外科手术为上颌优先类型。上颌骨或下颌骨移动后，在上颌骨殆平面创建一个平面，绘制出中间殆板的轮廓，需包绕整个上下牙列。通过软件的拉伸功能，建立覆盖上下牙列的殆板。通过软件的布尔运算命令，将殆板模型减去上下颌牙列模型，在殆板上形成咬合印记（图5-2-1至图5-2-3）。

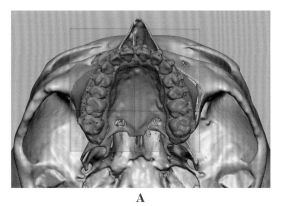
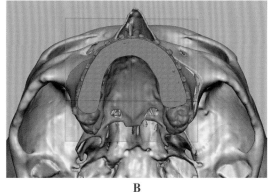

A   B

图5-2-1　中间/终末殆板的设计
A. 绘制殆板的二维轮廓；B. 通过软件的拉伸功能建立三维殆板

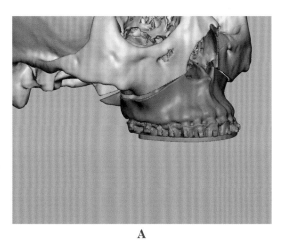
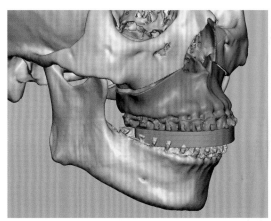

A   B

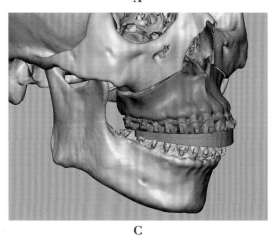
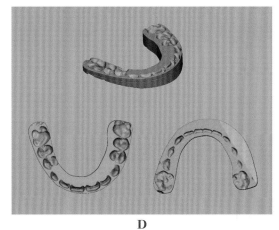

C   D

图5-2-2　上颌优先中间殆板的设计
A. 上颌骨Le Fort Ⅰ型骨切开移动后，通过软件的拉伸功能建立与上牙列接触的殆板；B. 通过软件的拉伸功能建立与下牙列接触的殆板；C. 通过软件的切割功能，修整殆板的形状；D. 通过软件的布尔运算命令，将殆板模型减去上下颌牙列模型，形成咬合印记

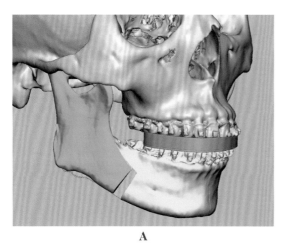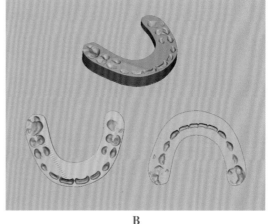

A   B

图5-2-3　下颌优先中间𬌗板的设计

A. 下颌支矢状骨劈开移动后，通过软件的拉伸功能建立与上下牙列接触的𬌗板；B. 通过软件的布尔运算命令，将𬌗板模型减去上下颌牙列模型，形成咬合印记

（三）终末𬌗板的设计和制作

　　将上下颌骨移动至理想位置后，在上颌骨𬌗平面创建一个平面，绘制出终末𬌗板的轮廓，需包绕整个上下牙列。通过软件的拉伸功能，建立2-3mm厚的终末𬌗板。通过软件的布尔运算命令，将𬌗板模型减去上下颌牙列模型，在𬌗板上形成终末咬合印记（图5-2-4）。

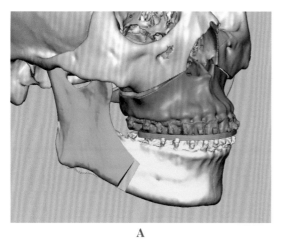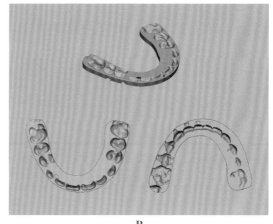

A   B

图5-2-4　终末𬌗板的设计

A. 上颌骨Le Fort Ⅰ型骨切开、下颌支矢状骨劈开移动后，通过软件的拉伸功能建立与上下牙列接触的𬌗板；B. 通过软件的布尔运算命令，将𬌗板模型减去上下颌牙列模型，形成终末咬合印记

三、数字化手术殆板结合截骨定位导板的设计

（1）手术模拟截骨设计：根据头影测量的理想值、螺旋CT三维重建的骨性轮廓及上颌骨殆平面，确定上颌骨Le Fort I型骨切开术的截骨线位置及去骨量。

（2）在左右侧眶下孔下缘，根据已确定的上颌骨截骨线位置及去骨量，绘制出截骨定位导板的轮廓，其近中缘为梨状孔旁，其下缘为截骨线的位置。通过软件的"凸出"功能，建立2-3mm厚的截骨定位导板（该导板的组织面与上颌骨骨面轮廓贴合），并设计出有切除骨块引导沟的截骨定位导板。随后，在截骨定位导板上生成插孔及钉孔，插孔用于连接上颌引导板，钉孔用于固定导板（图5-3-1）。

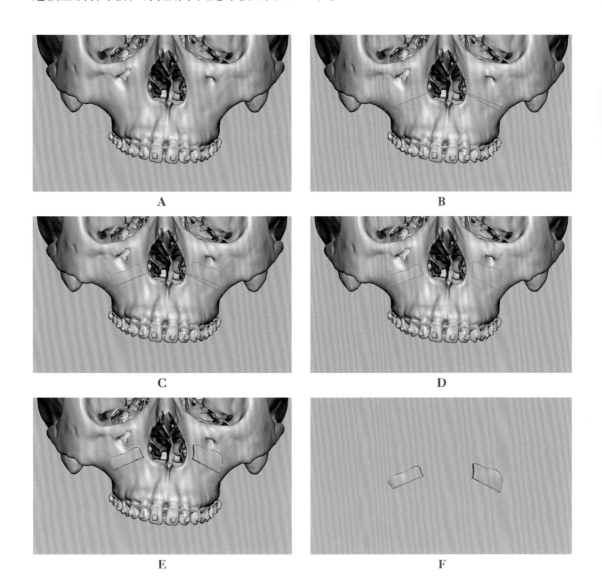

A

B

C

D

E

F

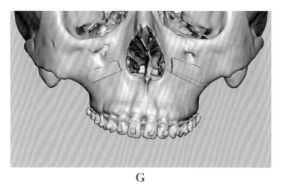

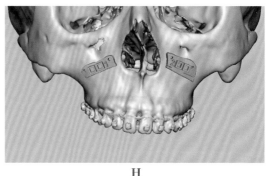

G   H

图5-3-1　上颌骨截骨定位导板的设计

A. 术前上颌骨形态；B. 确定上颌骨Le Fort I 型骨切开术截骨线的位置；C、D. 根据已确定的上
颌骨截骨线位置及去骨量，绘制出截骨定位导板的轮廓；E. 通过软件的"凸出"功能，建立截骨
定位导板；F. 通过软件的布尔运算命令，将截骨定位导板减去上颌骨模型，形成独立的截骨定位
导板；G、H. 根据上颌骨切除骨块的大小，设计出有切除骨块引导沟的截骨定位导板，在截骨定
位导板上生成插孔及钉孔

（3）在移动前的上颌骨𬌗平面创建一个平面，绘制出上颌引导板的轮廓外形，通过
软件的"拉伸"功能和布尔运算命令，建立带有上颌咬合印记的上颌引导板。在上颌引导
板的左右两侧区域形成插孔，用于连接截骨定位导板（图5-3-2A）。

（4）在左右两侧截骨定位导板和上颌引导板插孔之间形成2根连接杆，此为截骨定位
导板的连接杆（图5-3-2B）。

（5）根据上颌骨的截骨定位导板、上颌引导板及连接杆，可以精确完成上颌骨Le
Fort I 型骨切开及骨块切除（图5-3-2C、D）。将上颌骨与上颌引导板移动至理想位置，
在此位置上建立第2套连接杆，在左右两侧截骨定位导板和移动后的上颌引导板插孔之间
形成2根连接杆，此为上颌骨截骨定位导板的复位连接杆（图5-3-2E、F）。

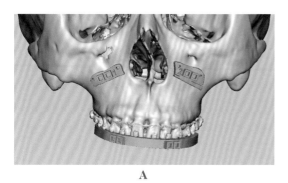

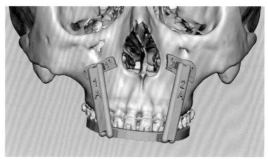

A   B

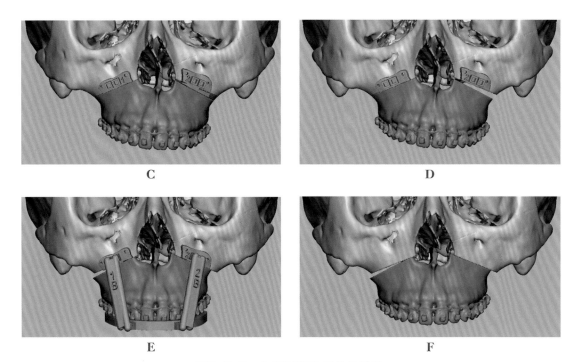

图5-3-2　上颌骨移动复位的设计

A. 生成带有上颌咬合印记的上颌引导板,在上颌引导板的左右两侧区域形成插孔; B. 在左右两侧截骨定位导板和上颌引导板插孔之间形成2根连接杆; C. 根据截骨定位导板进行上颌骨Le Fort Ⅰ型骨切开; D. 去除上颌骨切除的骨块; E、F. 将带有上颌引导板的上颌骨移动至理想位置,在左右两侧截骨定位导板和移动后的上颌引导板插孔之间形成2根复位连接杆

四、数字化手术殆板结合预钻孔截骨定位导板

（1）虚拟手术模拟,运用逆向工程思路确定钉孔位置:预钻孔截骨定位导板与预弯钛板结合的数字化技术需要利用逆向工程技术进行钉孔位置的确定。根据头影测量的理想值、螺旋CT三维重建的骨性轮廓及上颌骨殆平面,同时结合患者的面型和咬合状态进行上颌骨、下颌骨的切开、旋转和移动,记录上下颌骨的截骨线位置及去骨量（图5-4-1、图5-4-2）。

（2）将术中使用的成品钛板进行三维建模,得到虚拟钛板（规格与实际术中所用钛板一致）,选取合适规格虚拟钛板,放置于上颌骨两侧鼻旁和颧牙槽嵴处、下颌骨的骨块连接处,根据上下颌骨骨面的形状,通过软件的弯曲和扭转功能,将虚拟钛板进行弯制,使其与上下颌骨骨面贴合。记录已弯制钛板的钉孔位置,将钉孔位置通过软件的复位功能复位至上下颌骨移动前的位置,从而通过逆向工程技术将钉孔位置记录至初始上下颌骨的位置（图5-4-1、图5-4-2）。

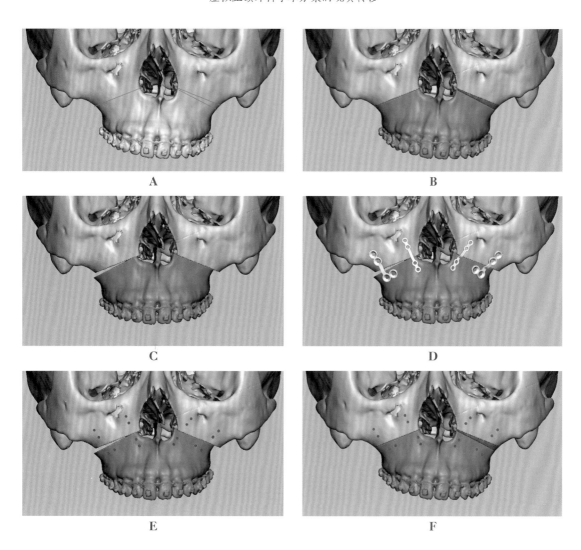

图5-4-1　上颌骨预钻孔位置的逆向工程设计

A. 确定上颌骨Le Fort Ⅰ型骨切开术截骨线的位置；B. 模拟上颌骨Le Fort Ⅰ型骨切开术；C. 去除上颌骨切除的骨块，旋转摆正上颌骨；D. 将虚拟钛板放置于上颌骨，通过软件的"弯曲"和"扭转"功能，将虚拟钛板进行弯制，使其与上颌骨骨面贴合；E. 记录已弯制钛板的钉孔位置；F. 将钉孔位置通过软件的复位功能复位至上颌骨移动前的位置

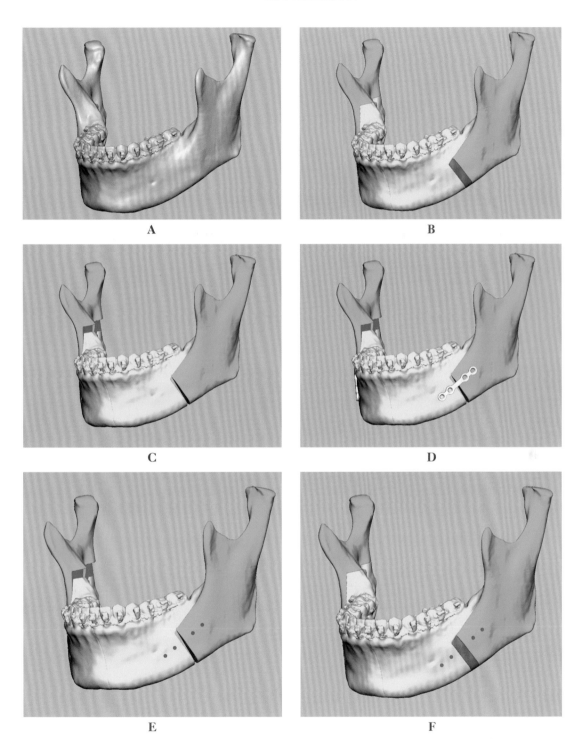

图5-4-2　下颌骨预钻孔位置的逆向工程设计

A. 术前下颌骨形态；B. 模拟下颌支矢状骨劈开术；C. 去除下颌骨切除的骨块，旋转摆正下颌骨；D. 将虚拟钛板放置于下颌骨，通过软件的"弯曲"和"扭转"功能，将虚拟钛板进行弯制，使其与下颌骨骨面贴合；E. 记录已弯制钛板的钉孔位置；F. 将钉孔位置通过软件的复位功能复位至下颌骨移动前的位置

（3）在双侧上颌骨上颌窦前壁、下颌骨体部外侧，根据已确定的截骨线位置、去骨量和钉孔位置，绘制出截骨定位导板的轮廓。通过软件的"凸出"功能，建立2~3mm厚的截骨定位导板（该导板的组织面与上颌骨、下颌骨骨面轮廓贴合），并设计出有截骨引导沟、切除骨块引导沟的截骨定位导板。同时，在导板上生成钉孔，钉孔位置即为预弯钛板行坚固内固定的位置。随后，在导板上生成插孔，用于连接上下颌引导板（图5-4-3、图5-4-4）。

（4）在未移动的上下颌骨殆平面创建一个平面，绘制出上下颌引导板的轮廓外形。通过软件的"拉伸""分割"及布尔运算功能，建立分别带有上下颌咬合印记的上下颌引导板。在引导板的左右两侧区域形成插孔，用于连接上颌骨截骨定位导板或下颌骨截骨定位导板（图5-4-3、图5-4-4）。

（5）在左右两侧截骨定位导板和引导板插孔之间形成2根连接杆，此为截骨定位导板与引导板的连接杆（图5-4-3、图5-4-4）。

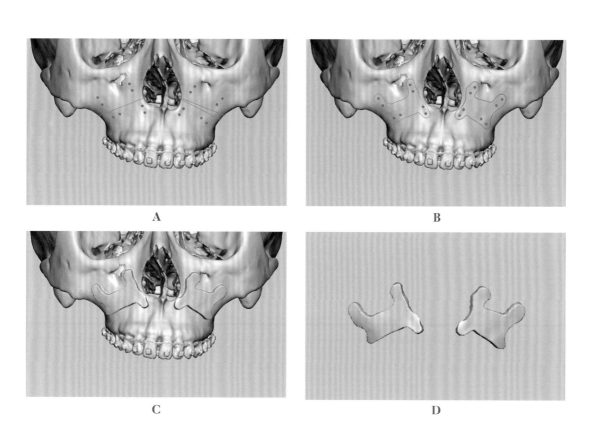

A

B

C

D

117

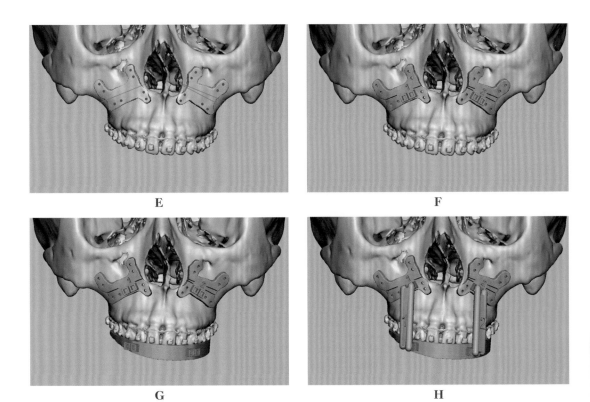

图5-4-3　上颌骨预钻孔截骨定位导板的设计

A. 确定上颌骨Le Fort I型骨切开术截骨线的位置和钉孔位置；B. 根据已经确定的上颌骨截骨线位置和钉孔位置，绘制出截骨定位导板的轮廓；C. 通过软件的"凸出"功能，建立截骨定位导板，该导板的组织面与上颌骨骨面轮廓贴合；D. 通过软件的布尔运算命令，将截骨定位导板减去上颌骨模型，形成独立的截骨定位导板；E、F. 根据上颌骨截骨线位置和钉孔位置，设计出有切除骨块引导沟和钉孔的截骨定位导板，在截骨定位导板上生成插孔及钉孔；G. 生成带有上颌咬合印记的上颌引导板，在引导板左右两侧区域形成插孔；H. 在左右两侧截骨定位导板和上颌引导板插孔之间形成2根连接杆

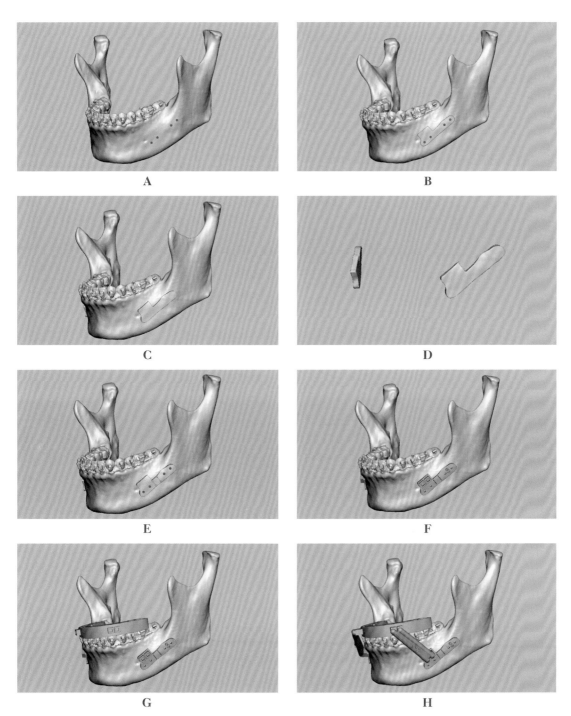

图5-4-4　下颌骨预钻孔截骨定位导板的设计

A. 确定下颌骨钉孔位置；B. 根据已经确定的下颌骨截骨线位置和钉孔位置，绘制出截骨定位导板的轮廓；C. 通过软件的"凸出"功能，建立截骨定位导板，该导板的组织面与下颌骨骨面轮廓贴合；D. 通过软件的布尔运算命令，将截骨定位导板减去下颌骨模型，形成独立的截骨定位导板；E、F. 根据下颌骨截骨线位置和钉孔位置，设计出有切除骨块引导沟和钉孔的截骨定位导板，在截骨定位导板上生成插孔及钉孔；G. 生成带有下颌咬合印记的下颌引导板，在引导板左右两侧区域形成插孔；H. 在左右两侧截骨定位导板和下颌引导板插孔之间形成2根连接杆

（6）通过软件的"拉伸"功能、布尔运算命令，建立预弯钛板的阴模。3D打印预弯钛板的阴模，选取成品钛板（形状和规格与虚拟钛板一致），在阴模上进行钛板预弯（图5-4-5）。

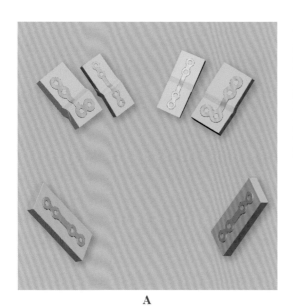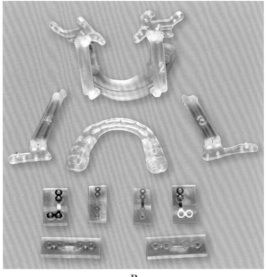

A   B

图5-4-5 预钻孔截骨定位导板的设计及成品钛板预弯

A. 通过软件的"弯曲"和"扭转"功能，将虚拟钛板进行弯制，并通过软件的"拉伸"功能、布尔运算命令设计出预弯钛板的阴模；B. 3D打印的骀板、手术导板和连接杆，将成品钛板在阴模上进行预弯

五、下颌角成形术虚拟手术方案的转移

对下颌角区进行整形的手术统称为下颌角成形术（Mandibular gonioplasty），这类手术主要分为下颌角截骨术（Mandibular angle osteotomy，MAO）与下颌角骨外板截除术（Mandibular angle splitting osteotomy，MASO）。下颌角截骨术主要用于：下颌角肥大，向外侧与后方较明显突出，侧位X线头影测量显示下颌角开张度过小（正常120°左右）。下颌角骨外板截除术主要用于：下颌角开张度与侧方轮廓基本正常，正面观显示面下部宽大。数字化下颌角成形术的虚拟手术方案转移为实际手术主要通过手术截骨定位导板实现。

（一）下颌角截骨术截骨定位导板的设计

（1）截骨线的设计：根据下牙槽神经的走行与下颌平面角的正常值（36.1°±5.6°）

确定下颌角截骨线和去骨量，新形成的下颌角点位于耳垂下方2.5cm±0.5cm处，且位于原下颌角角平分线上，前缘可达颏部，后缘不高于咬合平面，形成一条平滑的弧形截骨线（图5-5-1）。

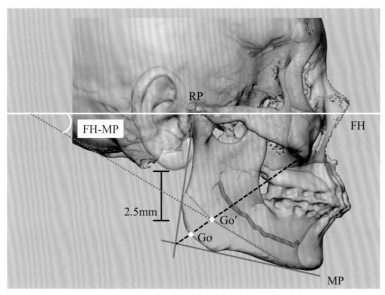

图5-5-1　下颌角截骨术截骨线的设计

（2）截骨定位导板的设计：根据已确定的截骨线位置，绘制出截骨定位导板的轮廓。为了防止截骨定位导板滑动，截骨定位导板设计范围可适当延伸至下颌骨升支和下缘的舌侧。通过软件的"凸出"功能和布尔运算命令，形成2～3mm厚的截骨定位导板，该导板的组织面与下颌骨骨面轮廓贴合（图5-5-2）。

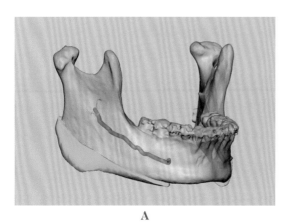

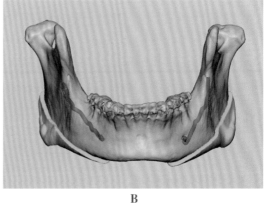

A　　　　　　　　　　　　　B

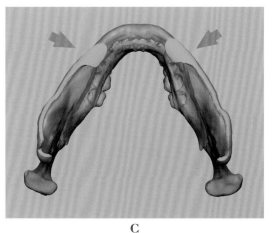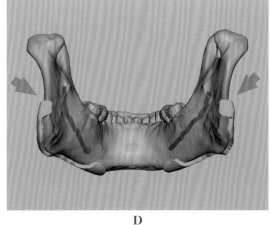

图5-5-2　下颌角截骨术截骨定位导板的设计

A. 侧面照；B. 正面照；C. 下面照（箭头为截骨定位导板向下颌骨下缘舌侧延伸的部位）；
D. 后面照（箭头为截骨定位导板向下颌骨升支舌侧延伸的部位）

（二）下颌角骨外板截除术截骨定位导板的设计

（1）截骨线的设计：下颌角骨外板截除术通常与下颌角截骨术配合使用。下颌角骨外板截除术的上界一般为咬合平面水平，前界为沿着下颌骨外斜线的位置且位于颏孔后方（图5-5-3）。

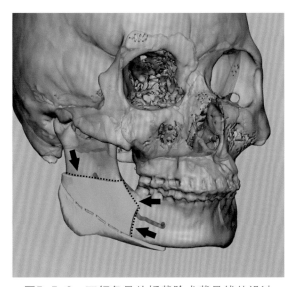

图5-5-3　下颌角骨外板截除术截骨线的设计

（2）截骨定位导板的设计：根据已确定的截骨线位置，绘制出截骨定位导板的轮廓。为了防止截骨定位导板滑动，截骨定位导板设计范围可适当延伸至下颌骨升支和下缘的舌侧。通过软件的"凸出"功能和布尔运算命令，形成2~3mm厚的截骨定位导板，该导板的组织面与下颌骨骨面轮廓贴合（图5-5-4）。

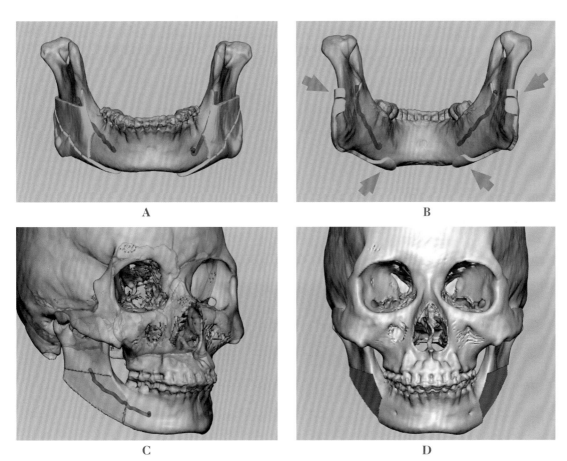

图5-5-4　下颌角骨外板截除术截骨定位导板的设计
A. 正面照；B. 后面照（箭头为截骨定位导板向下颌骨升支和下缘舌侧延伸的部位）；
C. 术后斜面照；D. 术后正面照

对于下颌角截骨术截骨定位导板和下颌角骨外板截除术截骨定位导板，可以根据临床实际情况设计为同一套导板并使用。

【参考文献】

[1] 胡静，王大章. 颌面骨骼整形手术图谱 [M]. 北京：人民卫生出版社，2012.

[2] 胡静. 正颌外科学 [M]. 北京：人民卫生出版社，2010.

[3] 胡静，王大章. 正颌外科[M]. 北京：人民卫生出版社，2006.

[4] 罗恩. 牙和颌面畸形就医指南 [M]. 北京：科学出版社，2017.

[5] Li K，Li J，Du W，et al. Computer-aided design and manufacturing cutting and drilling guides with prebent titanium plates improve surgical accuracy of skeletal class Ⅲ malocclusion [J]. Plast Reconstr Surg，2020，145（5）：963e-974e.

[6] Du W，Yang M，Liu H，et al. Treatment of hemimandibular hyperplasia by computer-aided design and computer-aided manufacturing cutting and drilling guides accompanied with pre-bent titanium plates [J]. J Cranio-Maxillofac Surg，2020，48（1）：1-8.

[7] Sun Y，Du W，Xu C，et al. Applications of computer-aided design/manufacturing technology in treatment of hemifacial microsomia [J]. J Craniofac Surg，2020，31（4）：1133-1136.

[8] Ji H，Du W，Xu C，et al. Computer-assisted osteotomy guides and pre-bent titanium plates improve the planning for correction of facial asymmetry [J]. Int J Oral Maxillofac Surg，2019，48（8）：1043-1050.

[9] Du W，Chen G，Bai D，et al. Treatment of skeletal open bite using a navigation system：CAD/CAM osteotomy and drilling guides combined with pre-bent titanium plates [J]. Int J Oral Maxillofac Surg，2019，48（4）：502-510.

[10] Hu P，Li J，Du W，et al. The drilling guiding templates and pre-bent titanium plates improves the operation accuracy of orthognathic surgery with computer-aided design and computer-aided manufacturing occlusal splints for patients with facial asymmetry [J]. J Craniofac Surg，2019，30（7）：2144-2148.

[11] He D，Du W，Li J，et al. Clinical feasibility and efficiency of a 3-dimensional printed surgical template for mandibular angle osteotomy and mandibular angle splitting osteotomy [J]. Br J Oral Maxillofac Surg，2018，56（7）：594-599.

[12] Luo E，Yang S，Du W，et al. Bimaxillary orthognathic approach to correct skeletal facial asymmetry of hemifacial microsomia in adults [J]. Aesthetic Plast Surg，2016，40（3）：400-409.

[13] Luo E, Du W, Li J, et al. Guideline for the treatment of condylar osteochondroma combined with secondary dentofacial deformities [J]. J Craniofac Surg, 2016, 27（5）: 1156-1161.

[14] Li Y, Hu Z, Ye B, et al. Combined use of facial osteoplasty and orthognathic surgery for treatment of dentofacial deformities [J]. J Oral Maxillofac Surg, 2016, 74（12）: 2505. e1-2505. e12.

[15] Ye N, Long H, Zhu S, et al. The accuracy of computer image-guided template for mandibular angle ostectomy [J]. Aesthetic Plast Surg, 2015, 39（1）: 117-123.

[16] Ying B, Ye N, Jiang Y, et al. Correction of facial asymmetry associated with vertical maxillary excess and mandibular prognathism by combined orthognathic surgery and guiding templates and splints fabricated by rapid prototyping technique [J]. Int J Oral Maxillofac Surg, 2015, 44（11）: 1330-1336.

[17] Li X, Hsu YC, Hu J, et al. Comprehensive consideration and design for treatment of square face [J]. J Oral Maxillofac Surg, 2013, 71（10）: 1761. e1-1761. e14.

[18] Li J, Hsu YC, Khadka A, et al. Contouring of a square jaw on a short face by narrowing and sliding genioplasty combined with mandibular outer cortex ostectomy in orientals [J]. Plast Reconstr Surg, 2011, 127（5）: 2083-2092.

[19] Khadka A, Hsu YC, Hu J, et al. Clinical observations of correction of square jaw in East Asian individuals [J]. Oral Surg Oral Med Oral Pathol Oral Radiol Endod, 2011, 111（4）: 428-434.

[20] Hsu YC, Li J, Hu J, et al. Correction of square jaw with low angles using mandibular "V-line" ostectomy combined with outer cortex ostectomy [J]. Oral Surg Oral Med Oral Pathol Oral Radiol Endod, 2010, 109（2）: 197-202.

[21] Cui J, Zhu S, Hu J, et al. The effect of different reduction mandibuloplasty types on lower face width and morphology [J]. Aesthetic Plast Surg, 2008, 32（4）: 593-598.

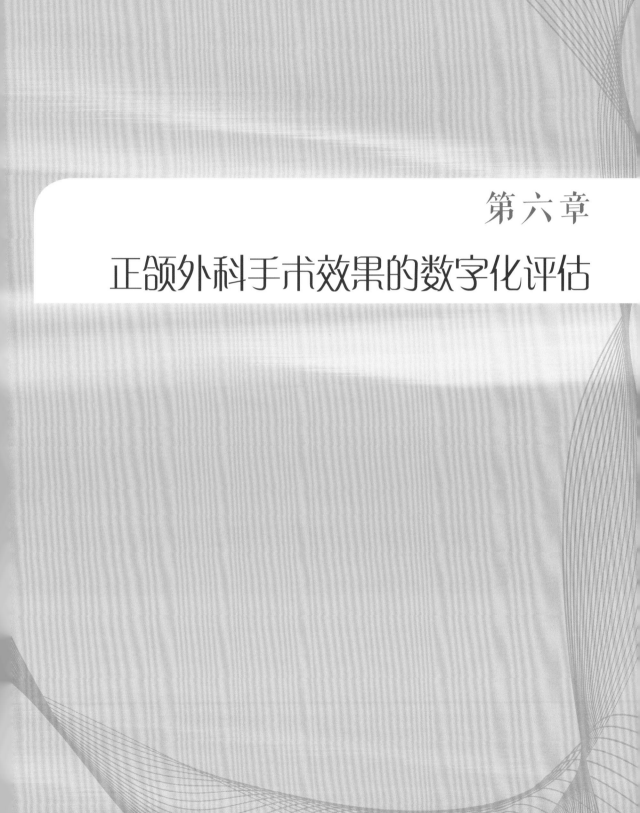

第六章

正颌外科手术效果的数字化评估

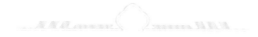

一、基本资料评估

对患者术后资料进行评估，并与术前资料进行对比，可以对正颌手术效果做快速评估。正颌患者术后资料采集见表6-1-1。

表6-1-1　正颌患者术后资料采集

姓名		性别		年龄		职业		现居地	
身高		体重		婚姻状况		学历		联系方式	
术后基本信息		□异地正畸　骀板（□传统/□数字化）　使用钛板（□国产/□进口） □术中使用骨蜡　正畸开始时间（　　）　正畸结束时间（　　）							
术后并发症		□术后感染　□意外骨折　□上唇麻木　□下唇麻木　□关节弹响　□关节疼痛 □术后复发　□其他							
临床专科检查资料采集		睡眠（睡眠打鼾：□有/□无；睡眠中憋醒：□有（　　次/夜）/□无） 口呼吸（□有/□无） 面部结构（□基本对称/□不对称） 面中份高度（□正常/□过长/□过短） 面下份高度（□正常/□过长/□过短） 软组织侧貌（□凸面型/□直面型/□凹面型） 鼻畸形（□有/□无） 鼻唇角（□过大/□过小/□正常） 鼻旁凹陷（□有/□无） 唇齿关系（□正常/□异常） 下颌角（左：□肥大/□过小/□正常；右：□肥大/□过小/□正常） 下颌角对称性（□对称/□不对称） 下颌平面角（□高角/□均角/□低角） 颧骨颧弓（左：□过宽/□过高/□正常；右：□过宽/□过高/□正常） 牙列中线（□正常/□左偏/□右偏） 磨牙关系（左：□安氏Ⅰ类/□安氏Ⅱ类/□安氏Ⅲ类；右：□安氏Ⅰ类/□安氏Ⅱ类/□安氏Ⅲ类） 前牙关系（□深覆骀/□深覆盖/□正常） 上颌平面倾斜度（□正常/□右上至左下/□右下至左上） 张口度（＿＿＿mm）							

临床专科检查资料采集	开口型（□正常/□左偏/□右偏）
	关节弹响（□左/□右/□正常）
	关节疼痛（□左/□右/□正常）
	上颌骨矢状向（左：□后缩/□前突/□正常；右：□后缩/□前突/□正常）
	上颌骨垂直向（左：□不足/□过度/□正常；右：□不足/□过度/□正常）
	上颌骨水平向（左：□不足/□过度/□正常；右：□不足/□过度/□正常）
	下颌骨矢状向（左：□后缩/□前突/□正常；右：□后缩/□前突/□正常）
	下颌骨垂直向（左：□不足/□过度/□正常；右：□不足/□过度/□正常）
	下颌骨水平向（左：□不足/□过度/□正常；右：□不足/□过度/□正常）
	颏部矢状向（左：□后缩/□前突/□正常；右：□后缩/□前突/□正常）
	颏部垂直向（左：□不足/□过度/□正常；右：□不足/□过度/□正常）
	颏部水平向（左：□不足/□过度/□正常；右：□不足/□过度/□正常）
	下颌角正面照（左：□不足/□肥大/□正常；右：□不足/□肥大/□正常）
	下颌角侧面照（左：□不足/□肥大/□正常；右：□不足/□肥大/□正常）
	颧骨颧弓正面照（左：□不足/□过度/□正常；右：□不足/□过度/□正常）
	颧骨颧弓侧面照（左：□不足/□过度/□正常；右：□不足/□过度/□正常）

二、面像及咬合功能评估

正颌外科手术在改善患者咬合关系的同时，对面型也会有较大程度的改善，考虑到术后消肿的因素，通常在术后3个月左右拍摄面像照，与术前面像照进行对比。

以一位接受了双颌手术矫治骨性Ⅲ类错𬌗畸形的患者为例，术前正面照示面下1/3较长，颏部稍左偏，右侧下颌下缘较左侧狭长；侧面照示上颌后缩，下颌前突。术后3个月复查时，可见面下1/3比例正常，下颌形态左右对称，侧面照示上下颌突度恢复正常，比例协调（图6-2-1、图6-2-2）。

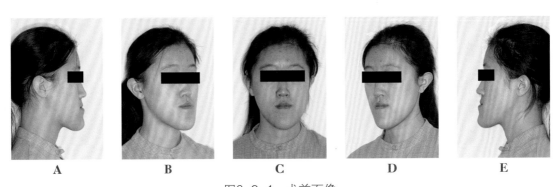

图6-2-1　术前面像
A. 右侧照；B. 45°右侧照；C. 正面照；D. 45°左侧照；E. 左侧照

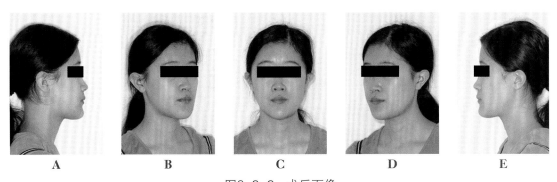

图6-2-2　术后面像
A. 右侧照；B. 45°右侧照；C. 正面照；D. 45°左侧照；E. 左侧照

术前咬合照（图6-2-3）：可见咬合关系为前牙反𬌗，双侧后牙安氏Ⅲ类关系；术后咬合照（图6-2-4）：可见咬合关系为前牙浅覆𬌗、浅覆盖，双侧后牙中性关系。

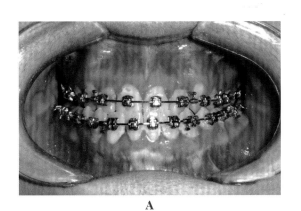

A

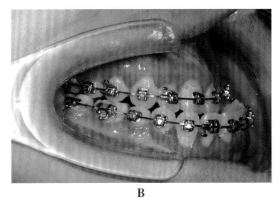

B

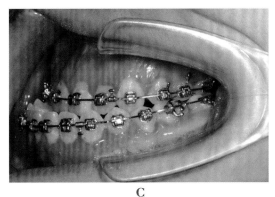

C

图6-2-3　术前咬合照
A. 正面照；B. 右侧照；C. 左侧照

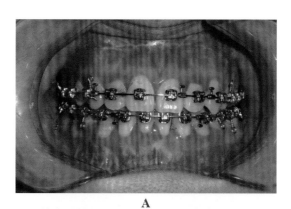

A

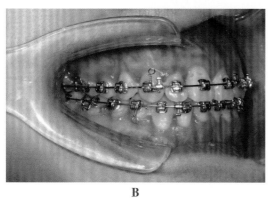

B

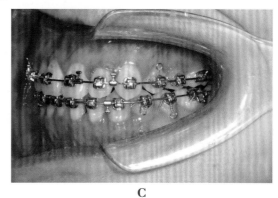

C

图6-2-4 术后咬合照
A. 正面照；B. 右侧照；C. 左侧照

张口度：由于术后较长时间颌间结扎，患者张口度在解除颌间结扎时通常会变小，需要配合张口训练才能逐渐恢复，一般术后约3个月张口度可恢复正常（图6-2-5）。

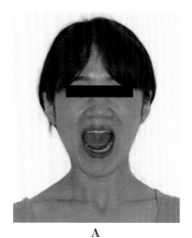

A

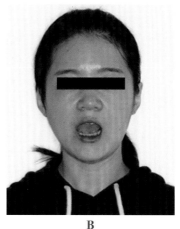

B

图6-2-5 张口度
A. 术前；B. 术后3个月

三、三维面像评估

三维面像评估是基于可视光学系统的立体摄影测量技术，其可以将患者颌面部软组织重建在三维模型中，生成的影像可以在计算机中旋转、放大和剪切，还可以用于三维测量研究，评估正颌手术效果。

正颌患者需要在术前、术后拍摄多张三维图像。术前应拍摄两次，分别为初次就诊时及术前正畸完成时；术后常规于术后1周、术后1个月、术后3个月、术后6个月及术后1年进行拍摄，可酌情增减拍摄次数。拍摄要点参照第二章"三维面像"部分。

进行评估时需要标注软组织标志点，以便于分析，可以在拍摄时标注，或者后期在三维数字化软件内进行标注，软组织标志点定义见表6-3-1。

表6-3-1　软组织标志点定义

名称	缩写	定义
软组织额点	G	正中矢状面眉弓软组织最前点
鼻尖点	Prn	鼻尖部最前突点
鼻小柱点	Cm	鼻小柱最前突点
鼻底点	Sn	鼻小柱与上唇交点
上唇突点	Ls	上红唇缘最前突点
上口裂点	Stms	上红唇下缘最下点
下口裂点	Stmi	下红唇上缘最上点
下唇突点	Li	下红唇缘最前突点
颏唇沟点	Si	颏唇沟最凹点
软组织颏前点	Pog′	正中矢状面颏部软组织最前点
软组织颏下点	Me′	颏部软组织最下点

使用三维面像扫描仪进行三维面像拍摄，可以得到Obj格式的三维模型和其对应的贴图，将Obj模型与贴图存放于同一目录，导入Freeform软件可以获取带有贴图的3D模型。三维面像的评估方式同骨组织的评估方式，参照本章节第六部分。在进行评估前，必须将术前、术后三维面像进行配准，流程如下（图6-3-1）：

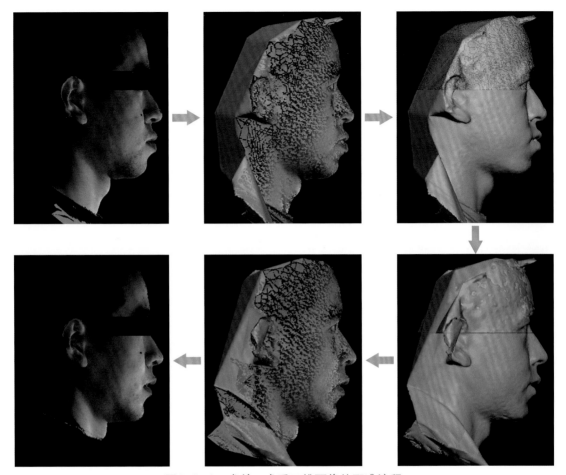

图6-3-1　术前、术后三维面像的配准流程

（1）将术前三维面像导入Freeform软件，材质选择网格贴图（Mesh）。

（2）将三维面像摆正后，创建黏土（Clay）模型。

（3）使用箱状选区功能，截取头顶至眼睑下区域黏土，得到术前额部黏土。

（4）导入术后三维面像，重复步骤（1）（2），并将术后黏土与术前额部黏土进行配准。

（5）将术后三维面像与术后黏土进行配准。

（6）得到配准后的术后三维面像。

完成步骤（1）至（5）后，术后三维面像便完成了。以术前、术后基本无变化的额部软组织为基准进行配准，可以进行标志点的补充标注或评估。

四、气道评估

正颌外科手术改变了颌骨骨块及其附丽的软组织的空间位置，可能对上气道产生一定影响，尤其是下颌升支骨劈开前移/后退术和颏成形术，术后气道体积会有较大的变化。气道测量方法详见本书第三章。

以一位接受双颌手术矫治骨性 Ⅱ 类错𬌗畸形的患者为例，患者同期还接受了颏成形术，对比术前及术后1年螺旋CT完成的气道重建，患者气道体积从13407mm^{3}增加到17281mm^3，提升约28.9%，患者睡眠打鼾基本消失，睡眠质量明显提高（图6-4-1）。

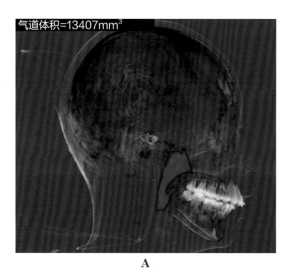 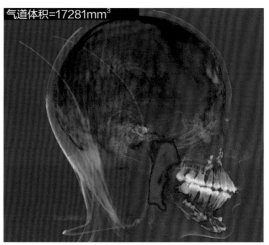

A   B

图6-4-1　骨性 Ⅱ 类错𬌗畸形患者术前、术后1年气道重建对比
A. 术前；B. 术后1年

以一位接受双颌手术矫治骨性 Ⅲ 类错𬌗畸形的患者为例，对比术前及术后1年螺旋CT完成的气道重建，患者气道体积从22887mm^{3}减少至18705mm^3，减小约18.3%，患者术后未诉睡眠呼吸质量差或打鼾现象（图6-4-2）。

对于高体质指数（Body mass index，BMI）（BMI≥24.0）的骨性 Ⅲ 类错𬌗畸形患者，在进行三维数字化虚拟手术方案设计时，需要考虑同期行颏成形术，以避免术后气道体积减小而导致睡眠呼吸质量降低。以一名接受双颌手术矫治骨性 Ⅲ 类错𬌗畸形的患者为例，患者同期接受了颏成形术，对比术前及术后1年螺旋CT完成的气道重建，气道体积从14082mm^{3}减少至13126mm^3，减小约6.8%，患者未诉术后睡眠呼吸质量有明显变化（图6-4-3）。

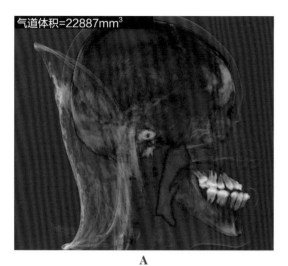
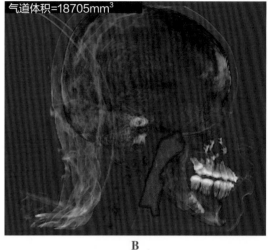

气道体积=22887mm³　气道体积=18705mm³

A　　　　　　　　　　　　B

图6-4-2　骨性Ⅲ类错𬌗畸形患者术前、术后1年气道重建对比
A. 术前；B. 术后1年

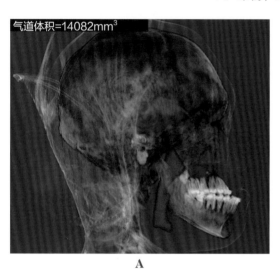
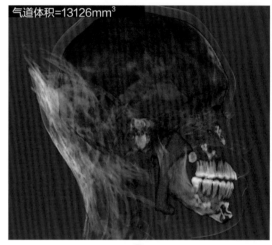

气道体积=14082mm³　气道体积=13126mm³

A　　　　　　　　　　　　B

图6-4-3　高BMI骨性Ⅲ类错𬌗畸形患者术前、术后1年气道重建对比
A. 术前；B. 术后1年

五、术后影像学检查

术后影像学检查包括X线头影测量片（头影测量侧位片、正位片，全口牙位曲面体层片）、螺旋CT或者CBCT。

（一）X线头影测量片

1. 头影测量侧位片

头影测量侧位片能够用于观察颅面和牙颌面结构矢状向和垂直向的异常，主要用于上颌前突/后缩、下颌前突/后缩、双颌畸形及长面综合征等颌面畸形的诊断。通过对术前、术后头影测量侧位片进行分析，能够得出牙颌面畸形的改善情况。常见的测量指标包括但不限于：

（1）反映骨骼前后向的测量指标：SNA、SNB、ANB、N-A（∥HP）、N-B（∥HP）、N-Pog（∥HP）、NP-FH；

（2）反映骨骼垂直向的测量指标：N-ANS（⊥HP）、ANS-Me（⊥HP）、MP-FH、ANS-Me/N-Me。

以一名接受双颌手术矫治骨性Ⅱ类错𬌗畸形的患者为例（图6-5-1、表6-5-1）：

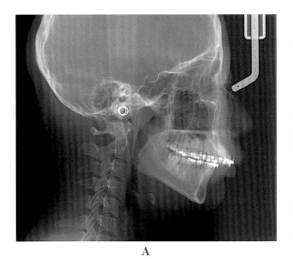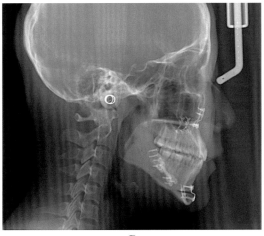

A　　　　　　　　　　　　　　　　　　**B**

图6-5-1　骨性Ⅱ类错𬌗畸形患者术前、术后头影测量侧位片对比
A. 术前；B. 术后

表6-5-1　骨性Ⅱ类错𬌗畸形患者术前、术后头影测量侧位片分析对比

测量指标	术前	术后	差值
SNA	83.99º	81.72º	−2.27º
SNB	76.50º	80.56º	4.06º

测量指标	术前	术后	差值
ANB	7.49º	1.16º	−6.33º
N−A（∥HP）	5.63mm	2.64mm	−2.99mm
N−B（∥HP）	−6.28mm	0.10mm	6.38mm
NA−PA	15.49º	2.10º	−13.39º
NP−FH	87.11º	89.86º	2.75º
MP−FH	26.27º	29.68º	3.41º
Y−axis	62.07º	61.07º	−1.00º
ANS−ME/N−Me	55.13%	56.81%	1.68%

2. 头影测量正位片

头影测量正位片能够用于观察颌面部水平向对称性的异常，主要用于颌骨不对称畸形的诊断。常见的测量指标包括但不限于：Co距（两侧Co点至面中线距）、J距（两侧J点至面中线距）、Ag距（两侧Ag点至面中线距）、Cg−J、Cg−Ag、Co−Ag、Ag−Me、ANS偏距（前鼻棘点至面中线距）、Me偏距（颏下点至面中线距）、A1偏距（上中切牙触点至面中线距）、B1偏距（下中切牙触点至面中线距）。

以一名接受双颌手术矫治偏颌畸形的患者为例，患者主诉为面部严重倾斜，对比术前、术后头影测量正位片，可以发现术后患者面部不对称畸形明显改善（图6-5-2）。

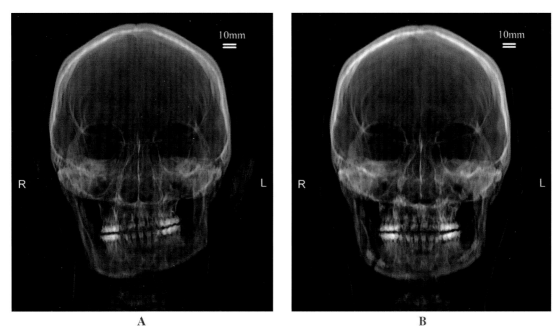

图6-5-2　偏颌畸形患者术前、术后头影测量正位片对比
A. 术前；B. 术后

3. 全口牙位曲面体层片

全口牙位曲面体层片又称全景片，术后全景片可以用于观察上下颌前部骨切开术区与临近牙齿牙根的位置关系，观察正颌手术颌骨切开部位与周围重要结构的关系、是否有意外骨折、钛板及牵张器的固定位置是否合适、有无松动（图6-5-3），也能够用于评估宽面畸形患者两侧下颌角部分切除修整范围是否合适（图6-5-4）。

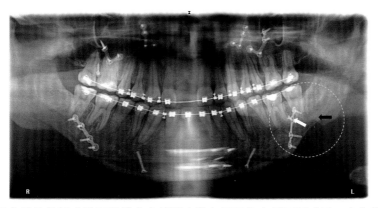

图6-5-3　利用全景片分析术后骨断端愈合情况（黄色圆圈为左侧下颌术区，白色箭头所指钛板移位，钛钉明显松动，黑色箭头所指骨段端错位愈合）

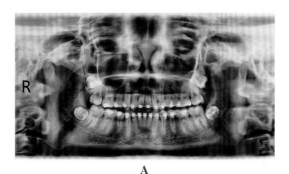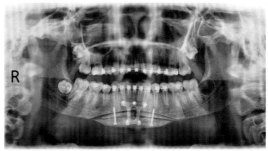

图6-5-4　利用全景片分析轮廓整形效果
A. 术前；B. 术后

（二）CBCT

　　CBCT空间分辨率高，骨组织及牙组织成像精细，但软组织分辨率低，视野受不同机型探测器大小的限制。由于CBCT拍摄方式为坐立或站立拍摄，头位与三维面像照拍摄时基本相似，所以在拍摄CBCT时可同期拍摄三维面像，两者可达到极高的匹配度，对于评估正颌外科手术后骨组织、软组织的变化程度具有较大意义（图6-5-5）。除了正颌外科手术，CBCT还可以用于颞下颌关节区域手术的分析，例如用于髁突骨折、关节强直等病例的手术。

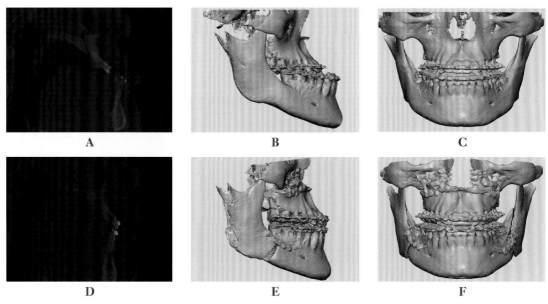

图6-5-5　通过CBCT断层及骨组织三维重建对比术前、术后颌骨变化
A. 术前矢状断层；B. 术前重建颌骨侧面照；C. 术前重建颌骨正面照；D. 术后矢状断层；
E. 术后重建颌骨侧面照；F. 术后重建颌骨正面照

（三）螺旋CT

与CBCT不同的是，螺旋CT扫描时X射线呈扇形，探测器相对于患者螺旋运动，扫描范围不受探测器大小限制，能够完成整个颅骨及部分颈椎的拍摄，且螺旋CT对软硬组织的阈值界限很清晰，能对颌骨进行更平滑、更完整的重建，所重建的颌骨可进行精确的三维测量，对于评估正颌外科手术前后骨组织的改变和手术精确性具有极大意义（图6-5-6）。

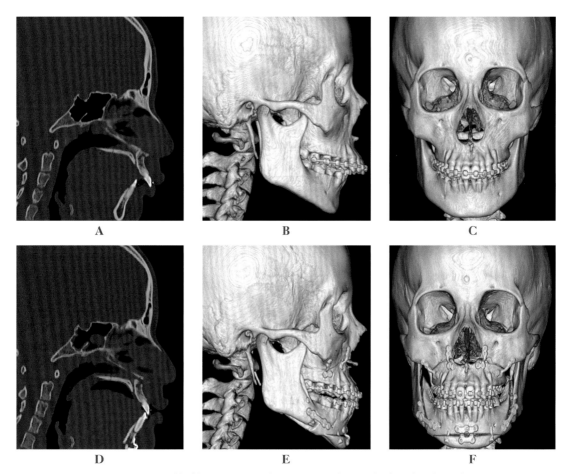

图6-5-6　通过螺旋CT断层及骨组织三维重建对比术前、术后颌骨变化
A. 术前矢状断层；B. 术前重建颌骨侧面照；C. 术前重建颌骨正面照；D. 术后矢状断层；
E. 术后重建颌骨侧面照；F. 术后重建颌骨正面照

六、手术精确性评估

正颌外科手术的精确性是指将术前设计的三维数字化虚拟手术方案转为现实的精确度，手术精确性受到多方面因素的影响，包括术者操作、手术方案、设计的导板或殆板，以及患者的畸形种类和程度。对手术精确性进行准确评估，有助于临床设计，积累经验，也可以对手术起到监督作用。

手术精确性评估目前有四种常用方式，即虚拟-术后3D直观对比、偏差分析、标志点空间变化准确性评估、骨块三维旋转平移准确性评估。

上述所有评估方式都需要将术后螺旋CT中的骨组织进行三维重建，然后把重建的骨组织导入术前手术规划文件，术后重建骨组织以术前颅骨及颧弓等稳定不变的区域为基础进行配准，继而进行手术部分的对比。

（一）虚拟-术后3D直观对比

虚拟-术后3D直观对比是将术后重建颌骨与虚拟设计颌骨重叠到一起，通过3D渲染的颜色差异，直接评估手术精确性。具体操作流程：术后重建颅骨，进行染色，需要与模拟手术骨块颜色明显区分，然后进行半透明化，术后颅骨与模拟手术的颌骨因为颜色、空间位置的差异，会直接在Freeform软件上通过3D渲染的差异展示出来（图6-6-1）。

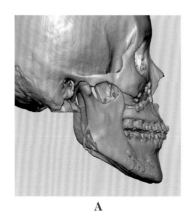
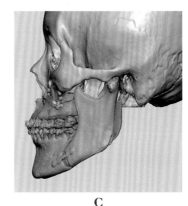

A   B   C

图6-6-1　虚拟-术后3D直观对比
A. 右侧照；B. 正面照；C. 左侧照

（二）偏差分析

偏差分析是对两个有重叠的物体，按照点云配准的方式，计算模型A表面上的所有点分别距离模型B表面上的最近点的距离合集，不同的距离以不同的颜色来表示，会以直方图的形式对所有的距离进行统计。

具体操作流程：将模拟手术的颌骨（上颌骨、双侧下颌近心骨段、下颌远心骨段）与术后螺旋CT重建颅骨以STL格式导入3-Matic软件或Geomagic软件，以术后螺旋CT重建颅骨作为目标部件，以模拟手术的骨块作为测试部件，执行偏差分析（图6-6-2）。

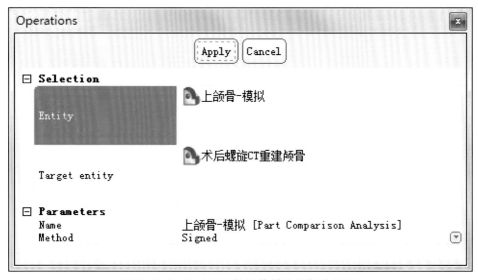

图6-6-2 3-Matic软件偏差分析操作界面

执行偏差分析后，可以得到彩色距离图和距离分布直方图（图6-6-3、图6-6-4）。

这种评估方式的优势在于操作便捷，并且可以根据不同的颜色直观地获取骨块每个部分的定位精确性，以及根据直方图半定量地判断骨块整体的转移精确性。

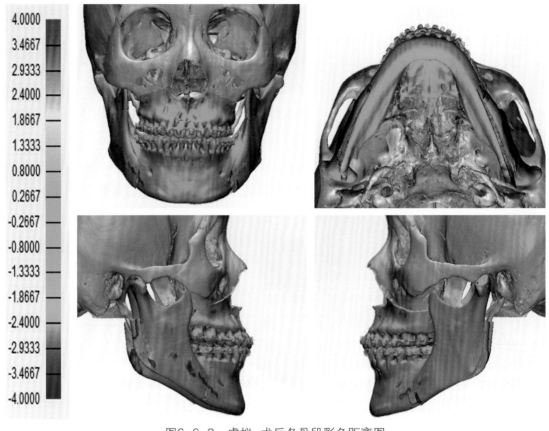

图6-6-3　虚拟-术后各骨段彩色距离图

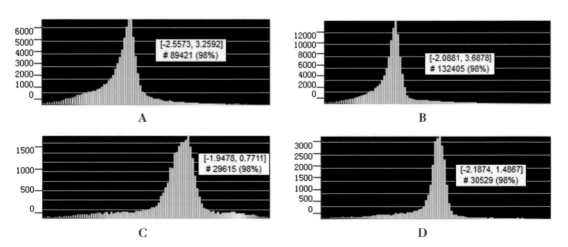

图6-6-4　虚拟-术后各骨段距离分布直方图
A. 上颌骨；B. 下颌远心骨段；C. 下颌右侧近心骨段；D. 下颌左侧近心骨段

（三）标志点空间变化准确性评估

测量模拟手术与实际手术后螺旋CT重建骨组织上具有明显特征的标志点到同一参考平面的距离，通过计算模拟手术与实际手术后距离的差异来反映模拟手术骨块就位的准确性。

具体流程：将模拟手术的颌骨（上颌骨、双侧下颌近心骨块、下颌远心骨块）与实际手术后螺旋CT重建颅骨以STL格式导入Mimics软件，建立坐标系与测量模板，完成各骨段标志点到参考平面的测量。

坐标系建立流程：以双侧眶下缘的中点和双侧耳点构建水平面；过鼻根点和蝶鞍点作一平面垂直水平面，此为矢状面；过S点作一平面，分别垂直水平面和矢状面，此为冠状面。X表示水平面左右方向，左为正；Y表示矢状面前后方向，后为正；Z表示冠状面垂直方向，上为正。

以标志点U6（R）（右上第一恒磨牙颊侧颊尖点）为例，绿色线段a表示到水平面距离，蓝色线段b表示到矢状面距离，红色线段c表示到冠状面距离（图6-6-5）。

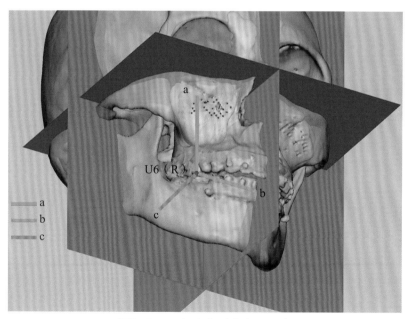

图6-6-5　标志点到参考面距离

分别测量模拟手术骨块和实际手术后螺旋CT重建颅骨的同名标志点到各参考平面的距离，以下颌远心骨段为例，通过计算距离变化差值（表6-6-1）评估三维数字化虚拟手术方案实现的精确性。

表6-6-1　远心骨段坐标点空间变化准确性评估

参数	模拟	术后	差值
到水平面距离			
B	66.41mm	66.11mm	0.30mm
Me	86.81mm	86.52mm	0.29mm
L1（R）	48.36mm	48.05mm	0.31mm
L6（R）	44.55mm	44.26mm	0.29mm
L6（L）	44.36mm	44.07mm	0.29mm
到冠状面距离			
B	52.62mm	52.10mm	0.52mm
Me	49.88mm	49.44mm	0.44mm
L1（R）	61.21mm	60.87mm	0.34mm
L6（R）	36.83mm	36.54mm	0.29mm
L6（L）	37.13mm	36.62mm	0.51mm
到矢状面距离			
B	2.04mm	1.45mm	0.59mm
Me	2.38mm	1.67mm	0.71mm
L1（R）	1.80mm	1.27mm	0.53mm
L6（R）	23.54mm	23.93mm	−0.39mm
L6（L）	24.51mm	23.86mm	0.65mm

这种评估方式的优势在于，可以研究颌骨上任意标志点的具体空间变化趋势，在标志点标记数量足够多时，对模拟手术–实际手术后骨段的整体运动具有一定的阐释作用。

（四）骨块三维旋转平移准确性评估

正颌外科手术是对上颌骨、下颌骨切开后进行整体的旋转移动，对骨块本身的形态改变非常小，即使术中有部分去骨，术前、术后的颌骨也拥有绝大多数相同的表面，所以使用迭代最近点的配准方式，将术后颅骨固定不动，模拟手术的骨块以其质心为中心，经过一定的旋转平移，和术后颅骨能完全重叠，即使不能完全重叠，也只有非常细微的差异。旋转量和平移量可用来反映骨块就位的准确性，旋转记为俯仰角（Pitch）、偏航角（Roll）、翻滚角（Yaw），定义参考第四章"二、颌骨的三维移动及旋转"部分，平移量记为dX、dY和dZ。坐标系建立同标志点空间变化准确性评估部分。

具体操作：①术后螺旋CT重建颅骨与术前颅骨完成配准；②在Freeform软件中，把模拟手术的颌骨（上颌骨游离骨块、双侧下颌近心骨块、下颌远心骨块）质心或特定的标志点设置为旋转平移中心；③以术后颅骨为目标，分别对模拟手术的骨块执行"部件配准"；④获取三维旋转量和三个方向的平移量（图6-6-6）。

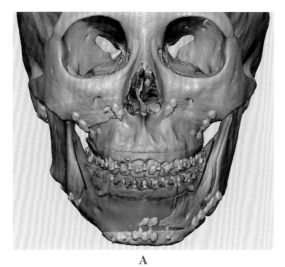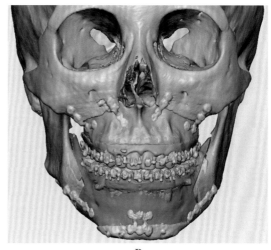

图6-6-6　骨块配准前后
A. 配准前；B. 配准后

配准后，可见模拟骨块与螺旋CT重建颅骨重叠良好，色彩渲染分布较均匀，钛板覆盖在模拟骨块外侧。通过配准获取的三维旋转平移数据，可用于评估三维数字化虚拟手术方案实现的精确性（表6-6-2）。

表6-6-2　骨块三维旋转平移量

参数	Pitch	Roll	Yaw	dX	dY	dZ
上颌骨	0.87º	0.30º	−0.54º	−0.74mm	0.58mm	−1.51mm
远心骨段	−0.77º	−0.14º	−0.82º	−1.36mm	−0.23mm	−0.04mm

续表

参数	Pitch	Roll	Yaw	dX	dY	dZ
下颌右侧近心骨段	−1.08º	−0.24º	−1.13º	−1.22mm	1.24mm	−1.84mm
下颌左侧近心骨段	−0.74º	−0.21º	1.27º	0.80mm	1.04mm	1.05mm

这种评估方式的优势在于，可以将骨段看作一个整体，研究它在三维方向的旋转角度及三个方向的平移距离，数据说明更具有整体性和直观性，与标志点空间变化准确性评估结合起来，能更全面地阐释虚拟骨段的运动。

【参考文献】

[1] Mitra NJ，Nguyen A，Guibas L. Estimating surface normals in noisy point cloud data [J]. International Journal of Computational Geometry & Applications，2004，14（4-5）：261-276.

[2]　Nurunnabi ADM，Belton D，Geoff W. Robust segmentation in laser scanning 3D point cloud data[C]. The 14th International Conference on Digital Image Computing：Techniques and Applications，2012.

[3] 孙力. 根据印模及CT扫描数据获取牙齿三维模型精度的初步研究 [D]. 北京：中国人民解放军军医进修学院，2010.

[4] Xia JJ，Gateno J，Teichgraeber JF，et al. Accuracy of the computer-aided surgical simulation（CASS）system in the treatment of patients with complex craniomaxillofacial deformity：a pilot study [J]. J Oral Maxil Surg，2007，65（2）：248-254.

[5] Baan F，Liebregts J，Xi T，et al. A new 3D tool for assessing the accuracy of bimaxillary surgery：the orthognathicanalyser [J]. PLoS One，2016，11（2）：e0149625.

[6] Ali S，Wörz S，Amunts K，et al. Rigid and non-rigid registration of polarized light imaging data for 3D reconstruction of the temporal lobe of the human brain at micrometer resolution [J]. Neuro Image，2018，181（1）：235-251.

[7] Taguchi K，Aradate H. Algorithm for image reconstruction in multi-slice helical CT [J]. Med Phys，1998，25（4）：550-561.

[8] Caldemeyer KS，Sandrasegaran K，Shinaver CN，et al. Temporal bone：comparison of isotropic helical CT and conventional direct axial and coronal CT[J]. Am J Roentgenol，1999，172（6）：1675-1682.

[9] Ramezanzadeh B，Pousti M，Bagheri M. Cephalometric evaluation of dentofacial features of class Ⅲ malocclusion in adults of Mashhad，Iran [J]. J Dent Res Dent Clin Dent Prospects，2007，1（3）：125-130.

[10]　Bush K，Antonyshyn O. Three-dimensional facial anthropometry using a laser surface scanner：validation of the technique [J]. Plast Reconstr Surg，1996，98（2）：226-235.

[11]　Nikoyan L，Patel R. Intraoral scanner，three-dimensional imaging，and three-dimensional printing in the dental office [J]. Dent Clin North Am，2020，64（2）：365-378.

[12] 武运兴. 基于边界识别的多边形的布尔运算[J]. 计算机辅助设计与图形学学报，1994，6（4）：260-265.

[13]　Du W，He D，Wang Y，et al. Upper airway changes after mandibular setback and/or advancement genioplasty in obese patients[J]. J Oral Maxillofac Surg，2017，75（10）：

2202-2210.

[14] Kim JS，Kim JI，Kang SG. A comparative study of initial lateral cephalometric characteristics：mandibular setback surgery only versus mandibular setback surgery with advancement genioplasty [J]. Korean J Orthod，2008，38（1）：41-51.

[15] Lee K，Hwang SJ. Change of the upper airway after mandibular setback surgery in patients with mandibular prognathism and anterior open bite [J]. Maxillofac Plast Reconstr Surg，2019，41（1）：51.

[16] 王瑞晨，李桂珍，柳春明，等. 三维头影测量分析法在正颌外科术前测量中的应用[J]. 中国修复重建外科杂志，2014，28（7）：873-878.

[17] 王哲，朱榴宁，周琳，等. 锥形束CT融合三维面像评估正颌术后软硬组织的变化[J]. 北京大学学报（医学版），2016，48（3）：544-549.

[18] 于洪波，沈国芳，刘炳凯，等. 基于虚拟现实技术的正颌手术模拟预测方法的建立[J]. 中国口腔颌面外科杂志，2009，7（6）：519-522.

[19] Gaddam R，Shashikumar HC，Lokesh NK，et al. Assessment of image distortion from head rotation in lateral cephalometry[J]. J Int Oral Health，2015，7（6）：35-40.

[20] Shigemoto S，Shigeta Y，Nejima J，et al. Diagnosis and treatment for obstructive sleep apnea：fundamental and clinical knowledge in obstructive sleep apnea[J]. J Prosthodont Res，2015，59（3）：161-171.

[21] Ko EW，Hsu SS，Hsieh HY，et al. Comparison of progressive cephalometric changes and postsurgical stability of skeletal Class Ⅲ correction with and without presurgical orthodontic treatment[J]. J Oral Maxillofac Surg，2011，69（5）：1469-1477.

[22] Golfeshan F，Khandadash S，Salehi P，et al. Effect of maxillary posterior space discrepancy on the molars and overbite in Class Ⅱ malocclusions with different vertical patterns [J]. J Contemp Dent Pract，2020，21（4）：438-444.

[23] Reesu GV，Mânica S，Revie GF，et al. Forensic dental identification using two-dimensional photographs of a smile and three-dimensional dental models：a 2D-3D superimposition method[J]. Forensic Sci Int，2020，313：110361.

[24] Bengtsson M，Loh JSP，Wall G，et al. Is there a difference in judgement of facial appearance depending on ethnic background? Photographic evaluation of facial appearance in orthognathic surgery [J]. Br J Oral Maxillofac Surg，2020，58（7）：812-818.

[25] Menéndez López-Mateos ML，Carreño-Carreño J，Palma JC，et al. Three-dimensional photographic analysis of the face in European adults from southern Spain with normal occlusion：reference anthropometric measurements [J]. BMC Oral Health，2019，19（1）：196.

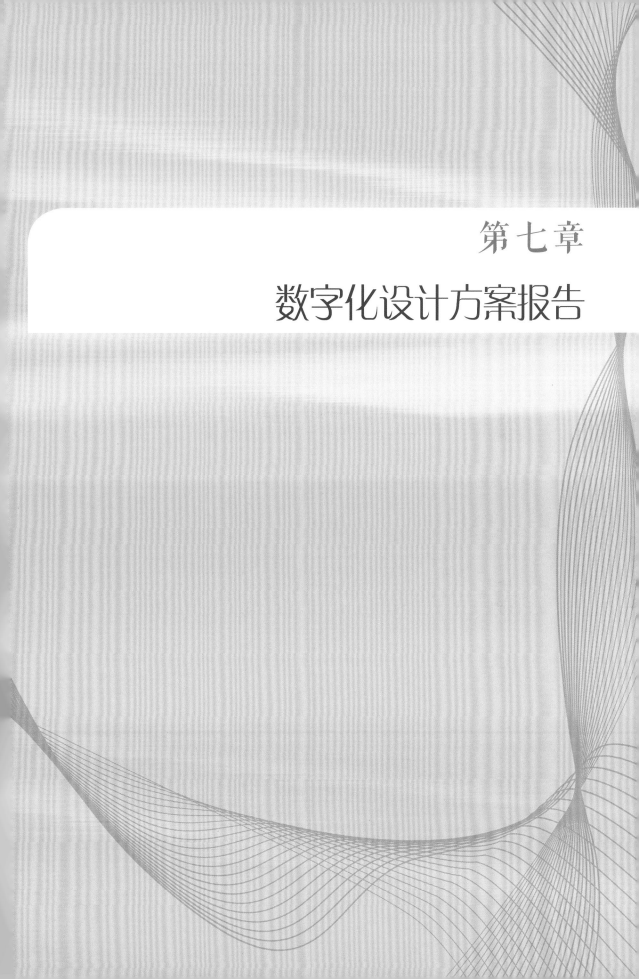

第七章

数字化设计方案报告

病例一：骨性Ⅱ类错𬌗畸形的单下颌治疗

骨性Ⅱ类错𬌗畸形患者基本信息见表7-1-1。

表7-1-1 骨性Ⅱ类错𬌗畸形患者基本信息

患者	××	年龄	27岁
性别	女	CT扫描层厚	1.0mm
主诉		下颌后缩	
静态露齿	3.5mm	动态露龈	2.0mm
上唇长度	23.0mm	鼻唇角	钝角
上牙列中线	不偏	下牙列中线	左偏1.0mm
手术计划		下颌BSSRO前移＋颏成形	

骨性Ⅱ类错𬌗畸形患者术前面形分析、咬合分析、分割重建如图7-1-1至图7-1-6、表7-1-2所示。

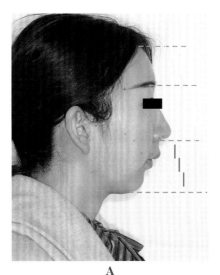
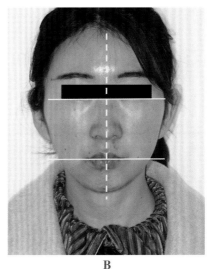

A **B**

图7-1-1 骨性Ⅱ类错𬌗畸形患者术前面形分析

A. 颏下1/3偏短，下颌后缩；B. 面部外形基本对称

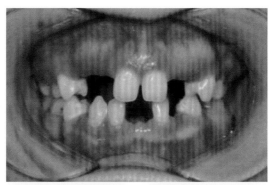

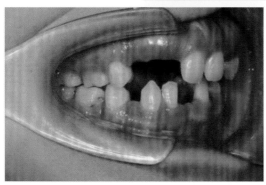 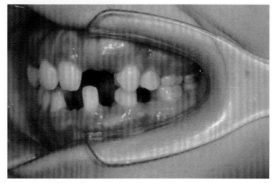

图7-1-2　骨性Ⅱ类错殆畸形患者术前咬合分析（双侧后牙安氏Ⅱ类关系，多牙缺失）

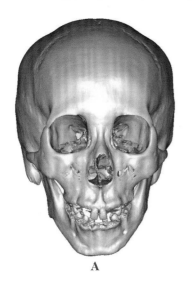 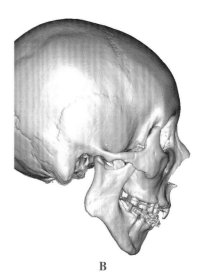

A　　　　　　　　　　　　　　　　　　　B

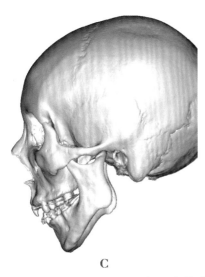

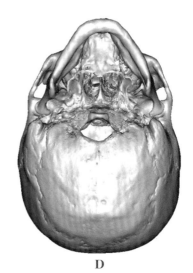

C D

图7-1-3　骨性Ⅱ类错殆畸形患者单下颌治疗分割重建（总览）
A. 正面照；B. 右侧照；C. 左侧照；D. 底面照

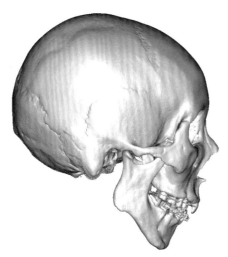

图7-1-4　骨性Ⅱ类错殆畸形患者单下颌治疗分割重建

表7-1-2　骨性Ⅱ类错𬌗畸形患者单下颌治疗分割重建（三维头影测量）

测量指标	术前
SNA	77.3°
SNB	66.3°
ANB	11.0°
U1-SN	74.2°
OP-FH	24.9°
Sn to G vert	4.6mm
Pog′ to G vert	25.2mm
ISU1-MSP	2.6mm
MoL-FH	49.0mm
MoR-FH	50.9mm
MoL-MSP	21.8mm
MoR-MSP	25.3mm
Pog-MSP	2.0mm
Me-MSP	1.8mm

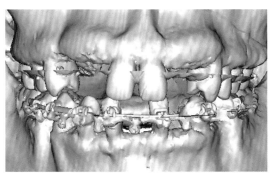

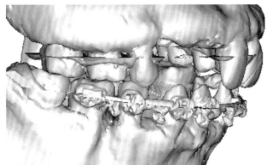
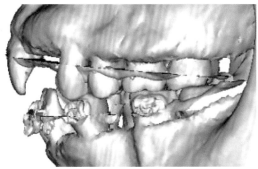

图7-1-5　骨性Ⅱ类错殆畸形患者单下颌治疗分割重建［术前咬合关系（双侧后牙安氏Ⅱ类关系，多牙缺失）］

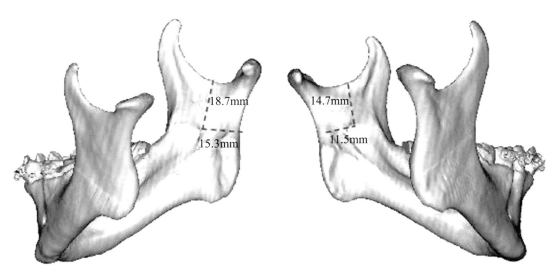

图7-1-6　骨性Ⅱ类错殆畸形患者单下颌治疗分割重建（下颌小舌位置）

骨性Ⅱ类错殆畸形患者单下颌治疗手术规划如图7-1-7至图7-1-9所示。

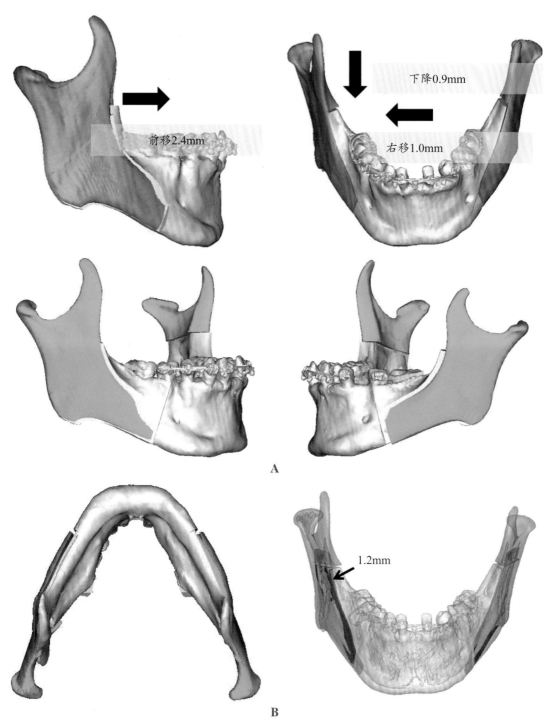

图7-1-7　骨性Ⅱ类错殆畸形患者单下颌治疗手术规划（下颌）（绿色为术前，红色为术后）
A. BSSRO摆正后，左侧下颌下缘下降，右侧上抬，远心骨段去阻挡；B. 近心骨段以髁顶点为中心旋转，骨干扰位置如图所示，右侧最厚处需去骨约1.2mm

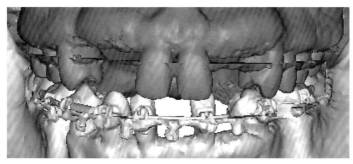

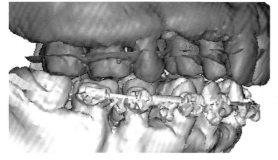
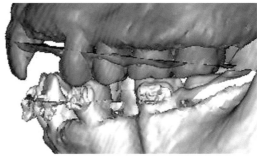

A

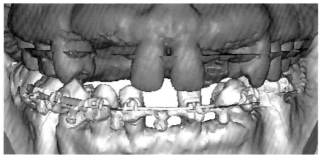

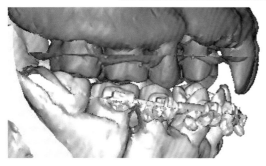
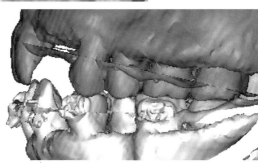

B

图7-1-8　骨性Ⅱ类错𬌗畸形患者单下颌治疗手术规划（咬合）

A. 初始咬合；B. 终末咬合（设置为左侧后牙安氏Ⅰ类关系，右侧后牙安氏Ⅱ类关系，对齐上下
牙列中线）

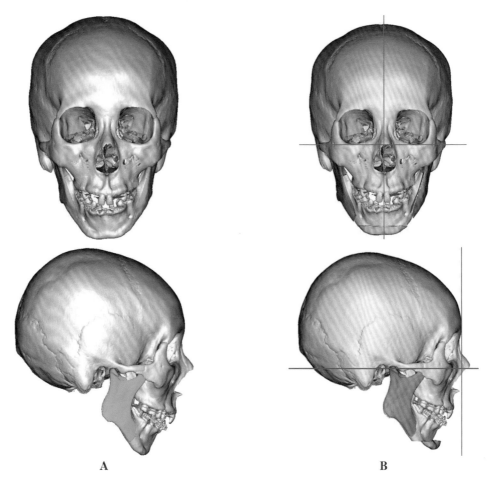

A   B

图7-1-9 骨性Ⅱ类错𬌗畸形患者单下颌治疗手术规划（对比）

A. 术前；B. 术后

骨性Ⅱ类错𬌗畸形患者单下颌治疗术前、术后对比见表7-1-3。

表7-1-3 骨性Ⅱ类错𬌗畸形患者单下颌治疗术前、术后对比

测量指标	术前	术后	增量
SNA	77.3°	77.3°	0°
SNB	66.3°	67.6°	1.3°
ANB	11.0°	9.7°	−1.3°
Pog′ to G vert	25.2mm	22.7mm	−2.5mm
Pog−MSP	2.0mm	2.3mm	0.3mm
Me−MSP	1.8mm	2.1mm	0.3mm

下颌后缩被矫正，各项指标恢复正常。

1. 方案一：𬌗板定位

方案一如图7-1-10、图7-1-11所示。

2. 方案二：钉孔定位＋钛板预成型

方案二如图7-1-12、图7-1-13所示。

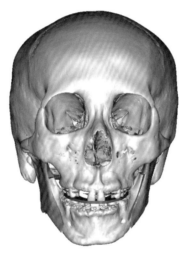

图7-1-10　骨性Ⅱ类错𬌗畸形患者单下颌治疗终末𬌗板摆正前移下颌

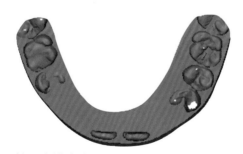

图7-1-11　骨性Ⅱ类错𬌗畸形患者单下颌治疗产品设计（终末𬌗板）

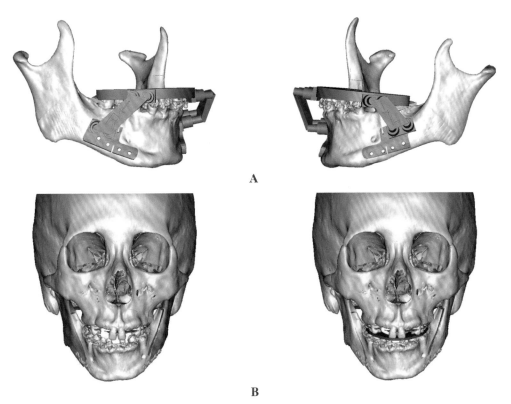

图7-1-12 骨性Ⅱ类错𬌗畸形患者单下颌治疗钉孔定位＋钛板预成型步骤
A. 截骨定位导板上的钉孔＋截骨线，提示打孔及BSSRO截骨线位置；B. 将预成型的钛板固定至
钉孔位置，并使用终末𬌗板验证

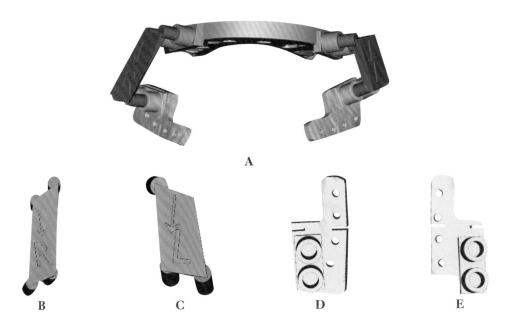

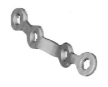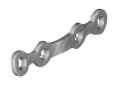

F

图7-1-13 骨性Ⅱ类错殆畸形患者单下颌治疗产品设计（钉孔定位＋钛板预成型）
A. 下颌钉孔定位板；B. 右连接杆；C. 左连接杆；D. 右钉孔定位板；
E. 左钉孔定位板；F. 预成型钛板

病例二：骨性Ⅲ类错殆畸形的单下颌治疗

骨性Ⅲ类错殆畸形患者基本信息见表7-2-1。

表7-2-1 骨性Ⅲ类错殆畸形患者基本信息

患者	××	年龄	24岁
性别	男	CT扫描层厚	1.0mm
主诉		下颌前突	
静态露齿	2.5mm	动态露龈	1.0mm
上唇长度	21.0mm	鼻唇角	锐角
上牙列中线	齐	下牙列中线	齐
手术计划		下颌BSSRO后退	

骨性Ⅲ类错殆畸形患者术前面形分析、咬合分析、分割重建如图7-2-1至图7-2-6、表7-2-2所示。

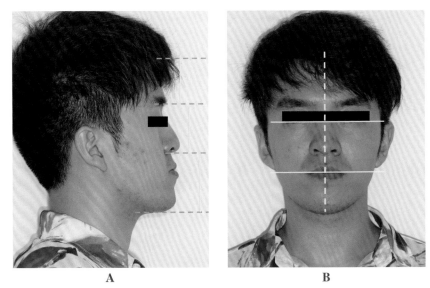

A   B

图7-2-1　骨性Ⅲ类错𬌗畸形患者术前面形分析

A. 上颌发育略不足，下颌前突，鼻唇角锐角；B. 面部外形基本对称

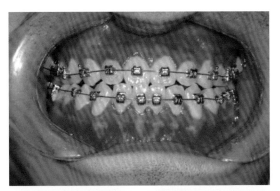

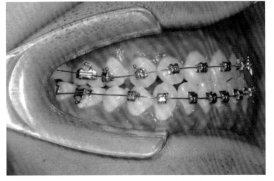
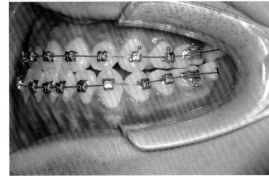

图7-2-2　骨性Ⅲ类错𬌗畸形患者术前咬合分析（双侧后牙安氏Ⅲ类关系）

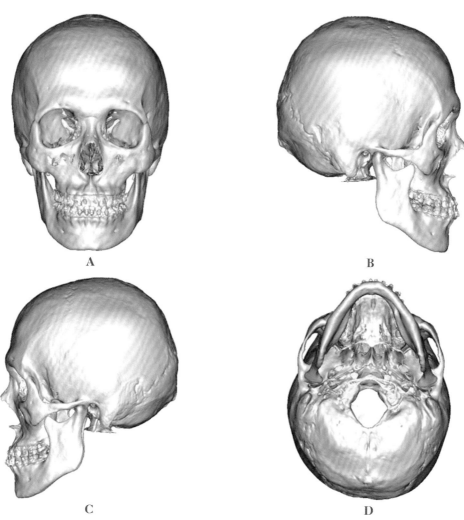

图7-2-3　骨性Ⅲ类错𬌗畸形患者单下颌治疗分割重建（总览）
A. 正面照；B. 右侧照；C. 左侧照；D. 底面照

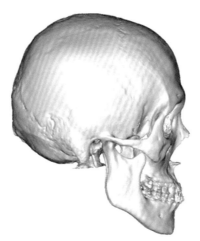

图7-2-4　骨性Ⅲ类错𬌗畸形患者单下颌治疗分割重建

表7-2-2 骨性Ⅲ类错𬌗畸形患者单下颌治疗分割重建（三维头影测量）

测量指标	术前
SNA	79.8°
SNB	85.3°
ANB	5.8°
U1−SN	109.7°
OP−FH	7.3°
Sn to G vert	6.2mm
Pog′ to G vert	4.1mm
ISU1−MSP	0.3mm
MoL−FH	54.3mm
MoR−FH	53.9mm
MoL−MSP	47.6mm
MoR−MSP	46.8mm
Pog−MSP	0.2mm
Me−MSP	0.3mm

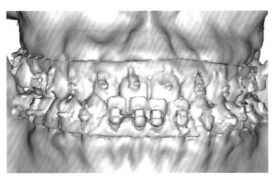

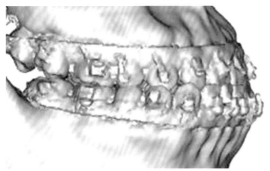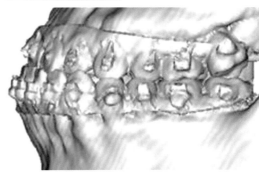

图7-2-5　骨性Ⅲ类错𬌗畸形患者单下颌治疗分割重建〔术前咬合（双侧后牙安氏Ⅲ类关系）〕

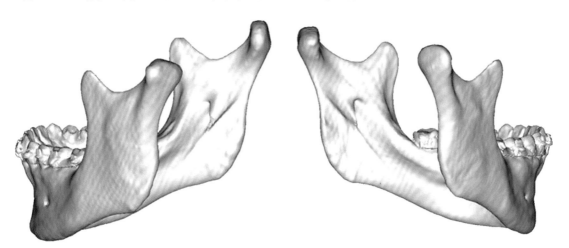

图7-2-6　骨性Ⅲ类错𬌗畸形患者单下颌治疗分割重建（下颌小舌位置）

骨性Ⅲ类错𬌗畸形患者单下颌治疗手术规划如图7-2-7至图7-2-9所示。

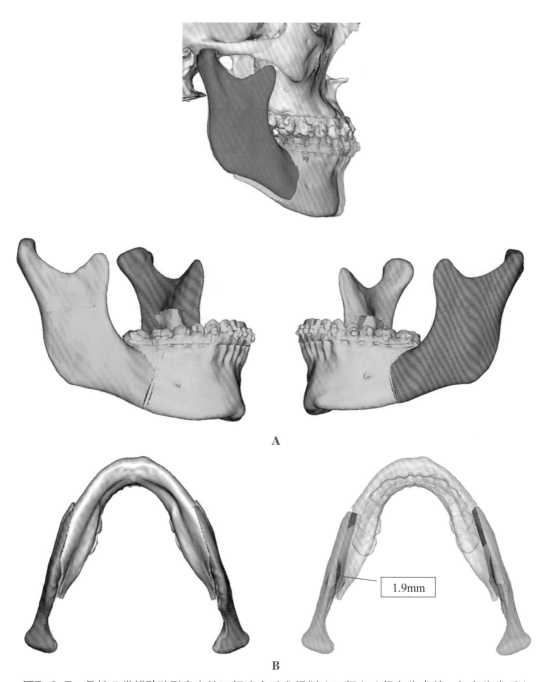

图7-2-7　骨性Ⅲ类错𬌗畸形患者单下颌治疗手术规划（下颌）（绿色为术前，红色为术后）
A．BSSRO摆正后，右侧去骨3.8mm，左侧去骨4.1mm；B．近心骨段以髁顶点为中心旋转，骨干扰位置如图所示，右侧最厚处需去骨约1.9mm

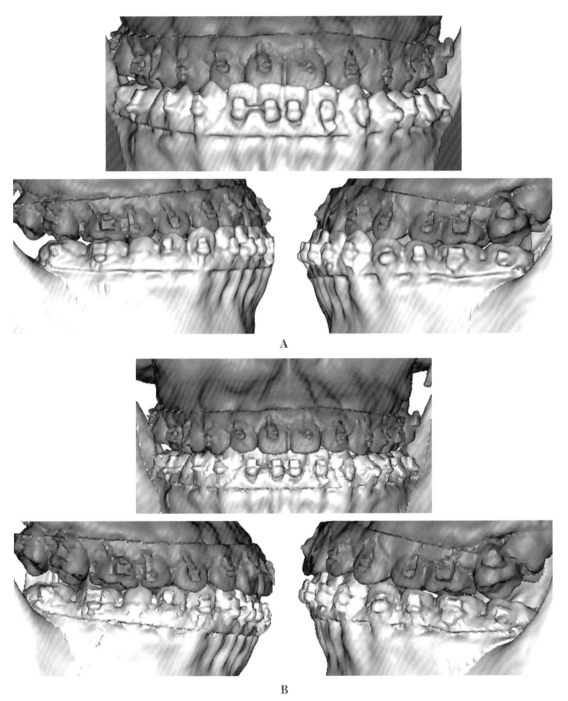

A

B

图7-2-8　骨性Ⅲ类错殆畸形患者单下颌治疗手术规划（咬合）
A. 初始咬合；B. 终末咬合（设置为双侧后牙安氏Ⅱ类关系，对齐上下牙列中线）

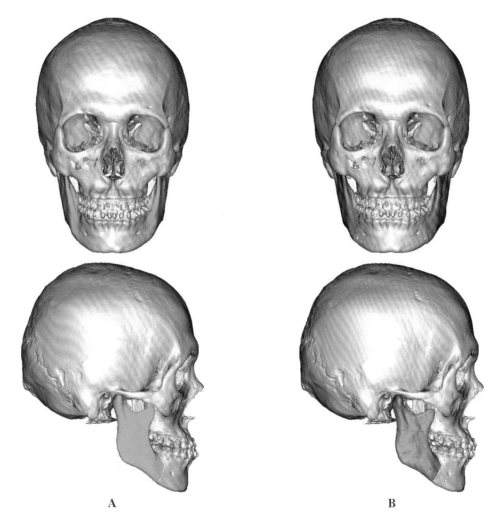

图7-2-9　骨性Ⅲ类错𬌗畸形患者单下颌治疗手术规划（对比）
A. 术前；B. 术后

骨性Ⅲ类错𬌗畸形患者单下颌治疗术前、术后对比见表7-2-3。

表7-2-3　骨性Ⅲ类错𬌗畸形患者单下颌治疗术前、术后对比

测量指标	术前	术后	增量
SNA	79.8°	79.8°	0°
SNB	86.5°	82.1°	−4.4°
ANB	5.8°	2.3°	−3.5°
Pog' to G vert	4.1mm	−0.5mm	−4.6mm

续表

测量指标	术前	术后	增量
Pog-MSP	0.2mm	0.2mm	0mm
Me-MSP	0.3mm	0.3mm	0mm

下颌前突被矫正，各项指标恢复正常。

1. 方案一：𬌗板定位

方案一如图7-2-10、图7-2-11所示。

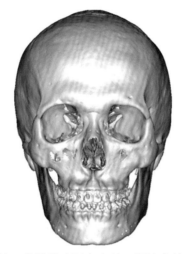

图7-2-10　骨性Ⅲ类错𬌗畸形患者单下颌治疗终末𬌗板摆正下颌

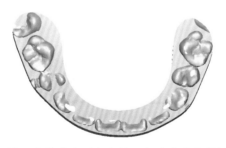

图7-2-11　骨性Ⅲ类错𬌗畸形患者单下颌治疗产品设计（终末𬌗板）

2. 方案二：钉孔定位＋钛板预成型

方案二如图7-2-12、图7-2-13所示。

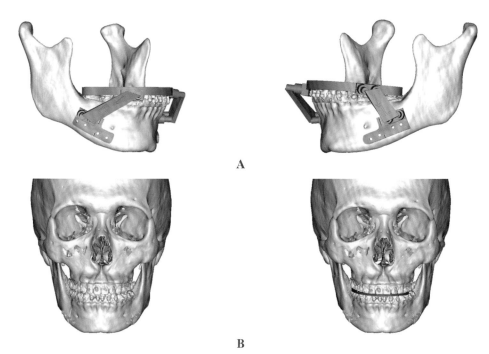

图7-2-12　骨性Ⅲ类错𬌗畸形患者单下颌治疗钉孔定位＋钛板预成型步骤
A. 下颌截骨定位导板上的钉孔＋截骨线，提示打孔及BSSRO截骨线位置；B. 将预成型的钛板固定至钉孔位置，并使用终末𬌗板验证

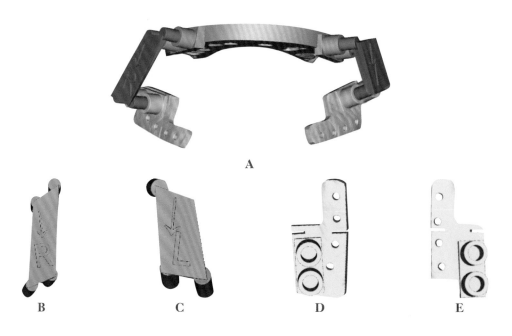

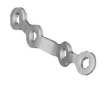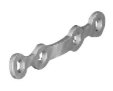

F

图7-2-13　骨性Ⅲ类错𬌗畸形患者单下颌治疗产品设计（钉孔定位＋钛板预成型）
A. 下颌钉孔定位板；B. 右连接杆；C. 左连接杆；D. 右钉孔定位板；E. 左钉孔定位板；
F. 预成型钛板

病例三：骨性Ⅱ类错𬌗畸形的双颌治疗

骨性Ⅱ类错𬌗畸形患者基本信息见表7-3-1。

表7-3-1　骨性Ⅱ类错𬌗畸形患者基本信息

患者	××	年龄	24岁
性别	女	CT扫描层厚	1.0mm
主诉		上颌前突	
静态露齿	4.0mm	动态露龈	3.0mm
上唇长度	24.0mm	鼻唇角	钝角
上牙列中线	右偏1.0mm	下牙列中线	齐
手术计划		上颌Le FortⅠ型骨切开左移、上抬、后退，下颌BSSRO前移	

骨性Ⅱ类错𬌗畸形患者术前面形分析、咬合分析、分割重建如图7-3-1至图7-3-6、表7-3-2所示。

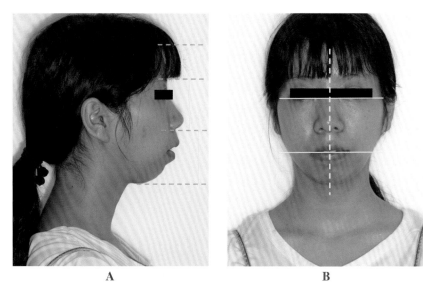

A   B

图7-3-1　骨性Ⅱ类错𬌗畸形患者术前面形分析

A. 上颌前突，下颌后缩，鼻唇角钝角；B. 面部外形基本对称

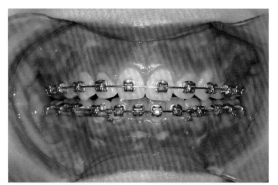

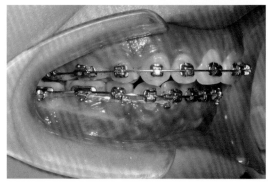

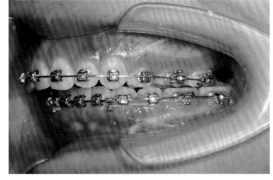

图7-3-2　骨性Ⅱ类错𬌗畸形患者术前咬合分析（双侧后牙安氏Ⅱ类关系，前牙开𬌗）

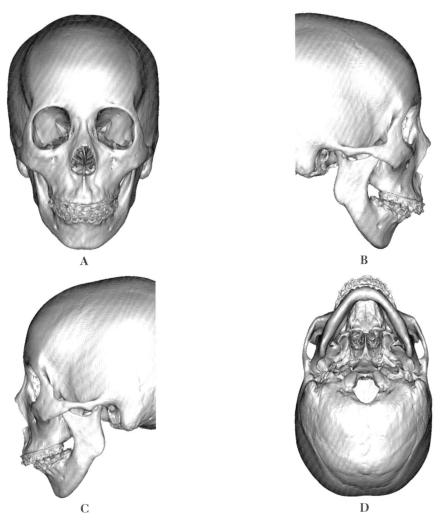

A   B

C   D

图7-3-3 骨性Ⅱ类错𬌗畸形患者双颌治疗分割重建（总览）
A. 正面照；B. 右侧照；C. 左侧照；D. 底面照

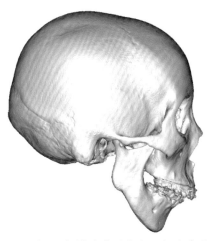

图7-3-4 骨性Ⅱ类错𬌗畸形患者双颌治疗分割重建

表7-3-2　骨性Ⅱ类错𬌗畸形患者双颌治疗分割重建——三维头影测量

测量指标	术前
SNA	85.8°
SNB	72.6°
ANB	13.2
U1-SN	107.5°
OP-FH	13.5°
Sn to G vert	10.2mm
Pog′ to G vert	14.5mm
ISU1-MSP	1.1mm
MoL-FH	54.2mm
MoR-FH	52.1mm
MoL-MSP	22.8mm
MoR-MSP	25.6mm
Pog-MSP	1.6mm
Me-MSP	1.9mm

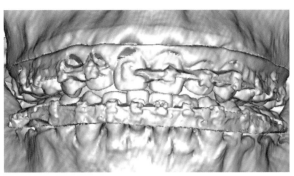

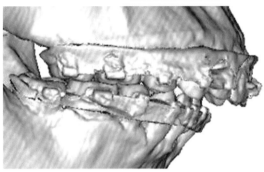
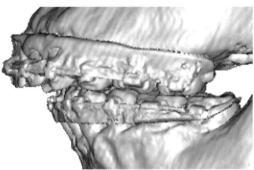

图7-3-5　骨性Ⅱ类错𬌗畸形患者双颌治疗分割重建［术前咬合（双侧后牙安氏Ⅱ类关系，牙列中线略不齐）］

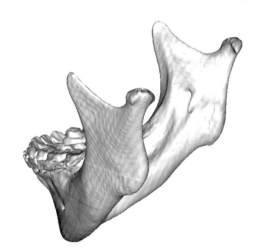
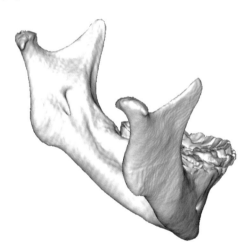

图7-3-6　骨性Ⅱ类错𬌗畸形患者双颌治疗分割重建（下颌小舌位置）

骨性Ⅱ类错𬌗畸形患者双颌治疗手术规划如图7-3-7至图7-3-10所示。

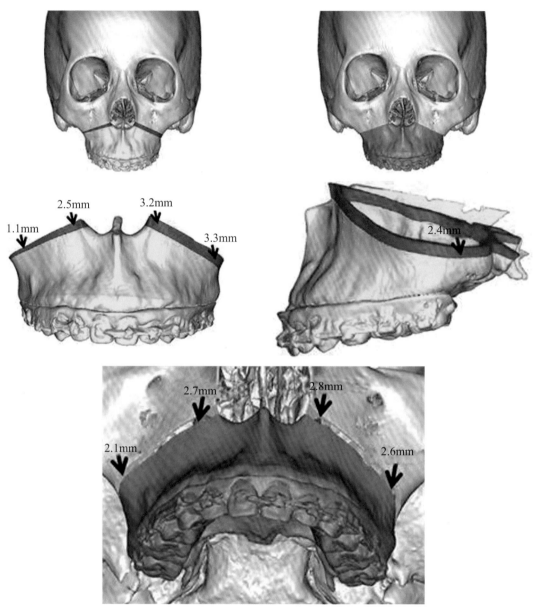

图7-3-7　骨性Ⅱ类错𬌗畸形患者双颌治疗手术规划（上颌）（Le Fort Ⅰ型去骨：左侧3.2mm，右侧2.3mm，上中切牙左移1.1mm，摆正；Roll纠正偏𬌗，Yaw校正下颌对称性）

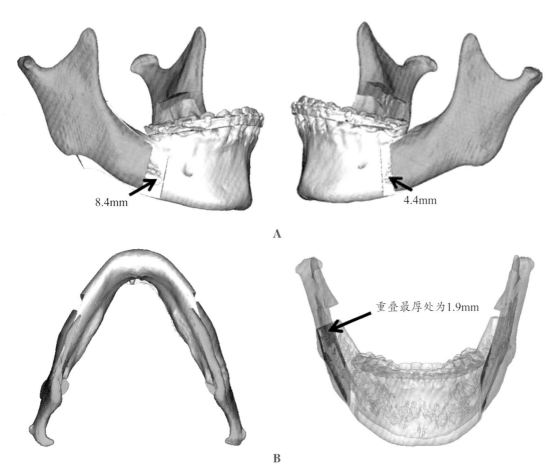

图7-3-8　骨性Ⅱ类错𬌗畸形患者双颌治疗手术规划（下颌）（绿色为术前，红色为术后）
A. BSSRO摆正后，右侧下颌下缘下降，左侧上抬，远心骨段右侧有阻挡，需去除；B. 近心骨段
以髁顶点为中心旋转，骨干扰位置如图所示，右侧最厚处需去骨约1.9mm

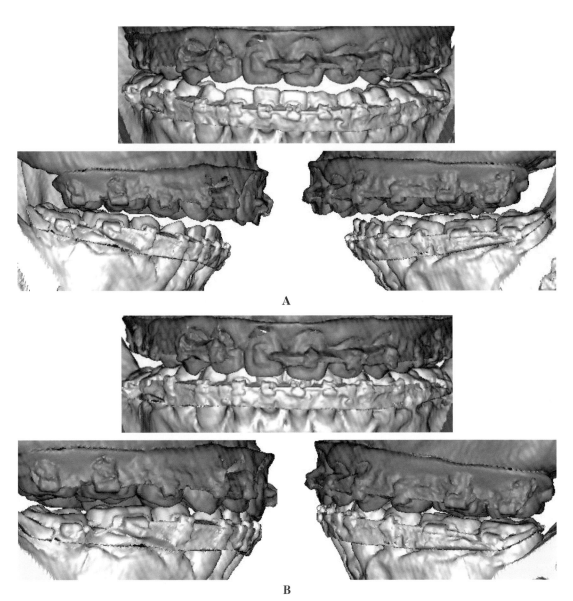

图7-3-9　骨性Ⅱ类错𬌗畸形患者双颌治疗手术规划（咬合）
A. 中间咬合；B. 终末咬合（设置为双侧后牙安氏Ⅰ类关系，对齐上下牙列中线）

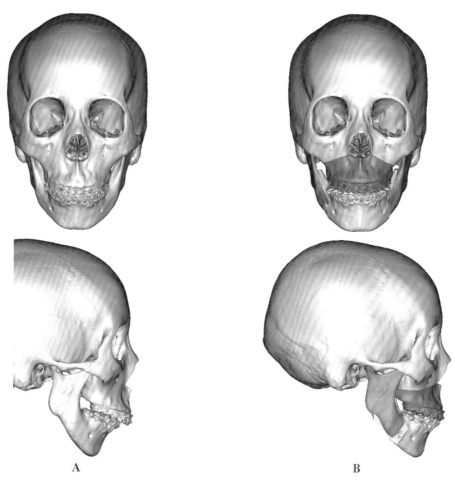

A   B

图7-3-10　骨性Ⅱ类错𬌗畸形患者双颌治疗手术规划（对比）

A. 术前；B. 术后

骨性Ⅱ类错𬌗畸形患者双颌治疗术前、术后对比见表7-3-3。

表7-3-3　骨性Ⅱ类错𬌗畸形患者双颌治疗术前、术后对比

测量指标	术前	术后	增量
SNA	85.8°	82.5°	−3.3°
SNB	72.6°	79.2°	6.6°
ANB	13.2°	3.3°	−9.9°
Pog′ to G vert	14.5mm	2.5mm	−12.0mm
Pog−MSP	1.6mm	0.1mm	−1.5mm
Me−MSP	1.9mm	0.4mm	−1.5mm

上颌前突、下颌后缩被矫正，各项指标恢复正常。

1. 方案一：𬌗板定位

方案一如图7-3-11、图7-3-12所示。

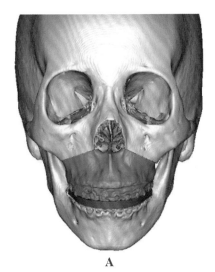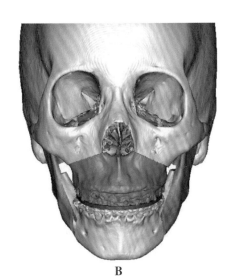

A   B

图7-3-11　骨性Ⅱ类错𬌗畸形患者双颌治疗𬌗板定位步骤
A. 中间𬌗板摆正上颌；B. 终末𬌗板摆正下颌

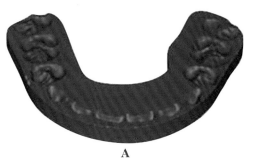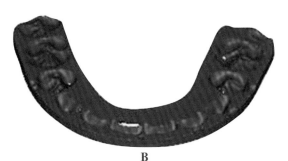

A   B

图7-3-12　骨性Ⅱ类错𬌗畸形患者双颌治疗产品设计（𬌗板）
A. 中间𬌗板；B. 终末𬌗板

2. 方案二：连接杆定位

方案二如图7-3-13、图7-3-14所示。

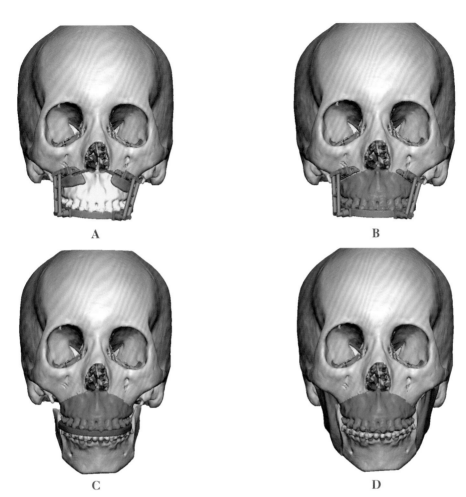

图7-3-13　骨性Ⅱ类错𬌗畸形患者双颌治疗连接杆定位步骤
A. 利用连接杆与截骨定位导板确定截骨线；B. 更换复位杆确定上颌移动位置；C. 更换终末𬌗板
确定下颌移动位置；D. 完成内固定

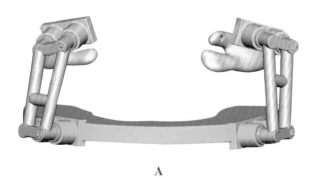

A

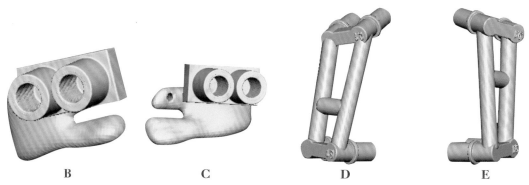

B C D E

图7-3-14 骨性Ⅱ类错𬌗畸形患者双颌治疗产品设计（数字化导板）
A. 上颌定位导板；B. 右上定位导板；C. 左上定位导板；D. 右连接杆；E. 左连接杆

3. 方案三：钉孔定位＋钛板预成型

方案三如图7-3-15、图7-3-16所示。

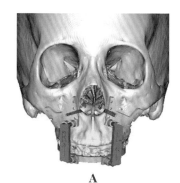

A

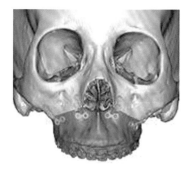

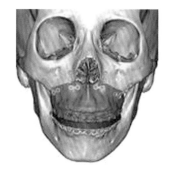

B

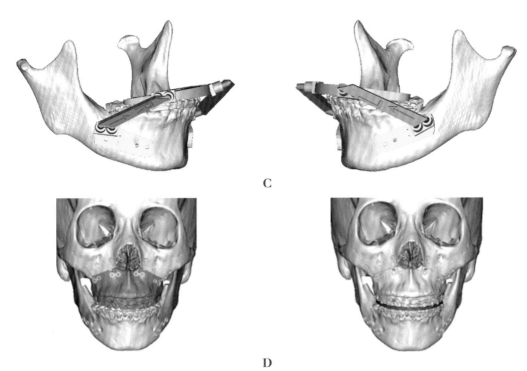

C

D

图7-3-15 骨性Ⅱ类错殆畸形患者双颌治疗钉孔定位＋钛板预成型步骤

A. 上颌截骨定位导板上的钉孔＋截骨线，提示打孔及Le Fort Ⅰ型骨切开截骨线位置；B. 将预成型的上颌钛板固定至钉孔位置，并使用中间殆板验证；C. 下颌截骨定位导板上的钉孔＋截骨线，提示打孔及BSSRO截骨线位置；D. 将预成型的下颌钛板固定至钉孔位置，并使用终末殆板验证

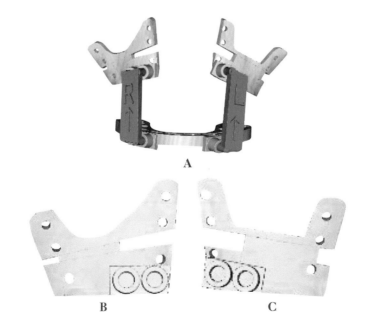

A

B   **C**

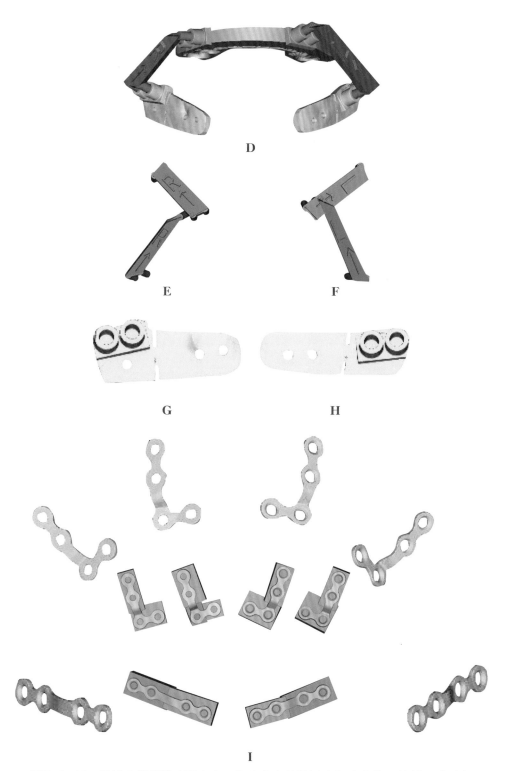

图7-3-16　骨性Ⅱ类错殆畸形患者双颌治疗产品设计（钉孔定位＋钛板预成型）
A. 上颌钉孔定位板；B. 右上钉孔定位板；C. 左上钉孔定位板；D. 下颌钉孔定位板；E. 右连接杆；F. 左连接杆；G. 右下钉孔定位板；H. 左下钉孔定位板；I. 预成型钛板

病例四：骨性Ⅲ类错牙合畸形的双颌治疗

骨性Ⅲ类错牙合畸形患者基本信息见表7-4-1。

表7-4-1　骨性Ⅲ类错牙合畸形患者基本信息

患者	××	年龄	23岁
性别	女	CT扫描层厚	1.0mm
主诉		下颌前突	
静态露齿	3.5mm	动态露龈	2.0mm
上唇长度	21.0mm	鼻唇角	直角
上牙列中线	右偏1.0mm	下牙列中线	齐
手术计划		上颌Le FortⅠ型骨切开前移、上抬，下颌BSSRO后退	

骨性Ⅲ类错牙合畸形患者术前面形分析、咬合分析、分割重建如图7-4-1至图7-4-6、表7-4-2所示。

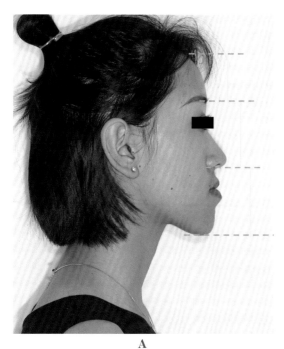
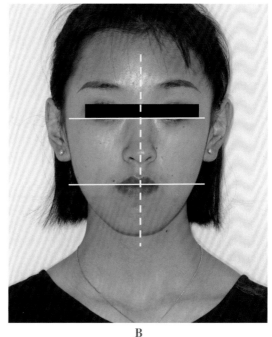

图7-4-1　骨性Ⅲ类错牙合畸形患者术前面形分析
A. 面下1/3偏长；下颌前突，上颌后缩；B. 面部外形基本对称

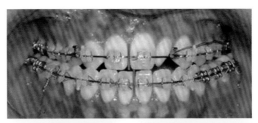

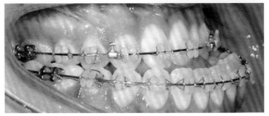
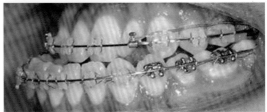

图7-4-2　骨性Ⅲ类错𬌗畸形患者术前咬合分析（双侧后牙安氏Ⅲ类关系，牙列中线不齐）

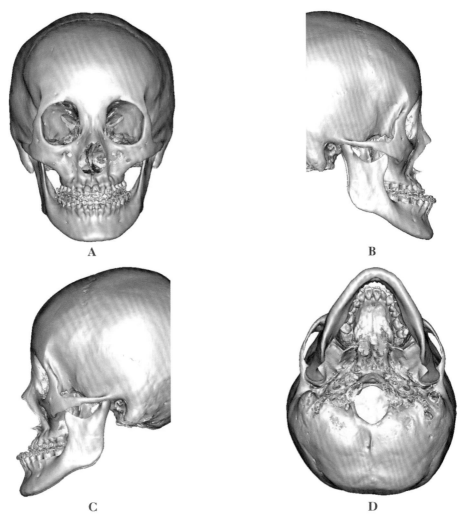

图7-4-3　骨性Ⅲ类错𬌗畸形患者双颌治疗分割重建（总览）

A. 正面照；B. 右侧照；C. 左侧照；D. 底面照

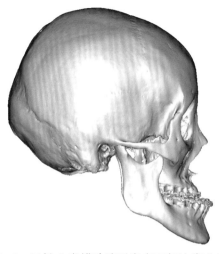

图7-4-4　骨性Ⅲ类错𬌗畸形患者双颌治疗分割重建

表7-4-2　骨性Ⅲ类错𬌗畸形患者双颌治疗分割重建（三维头影测量）

测量指标	术前
SNA	74.1°
SNB	82.7°
ANB	8.6°
U1−SN	70.3°
OP−FH	7.6°
Sn to G vert	6.9mm
Pog′ to G vert	12.3mm
ISU1−MSP	1.2mm
MoL−FH	41.8mm
MoR−FH	44.3mm
MoL−MSP	26.2mm
MoR−MSP	25.2mm
Pog−MSP	1.1mm
Me−MSP	1.1mm

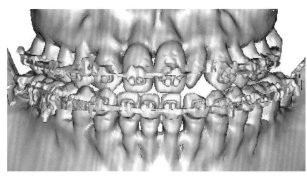

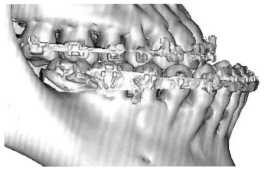
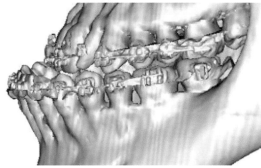

图7-4-5 骨性Ⅲ类错𬌗畸形患者双颌治疗分割重建［术前咬合（双侧后牙安氏Ⅲ类关系，牙列中线不齐）］

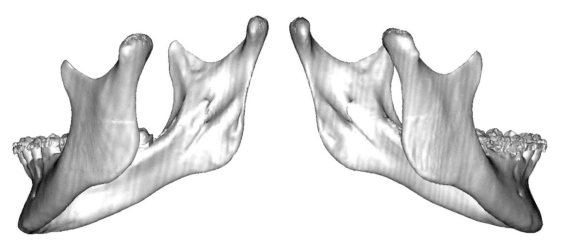

图7-4-6 骨性Ⅲ类错𬌗畸形患者双颌治疗分割重建（下颌小舌位置）

骨性Ⅲ类错殆畸形患者双颌治疗手术规划如图7-4-7至图7-4-10所示。

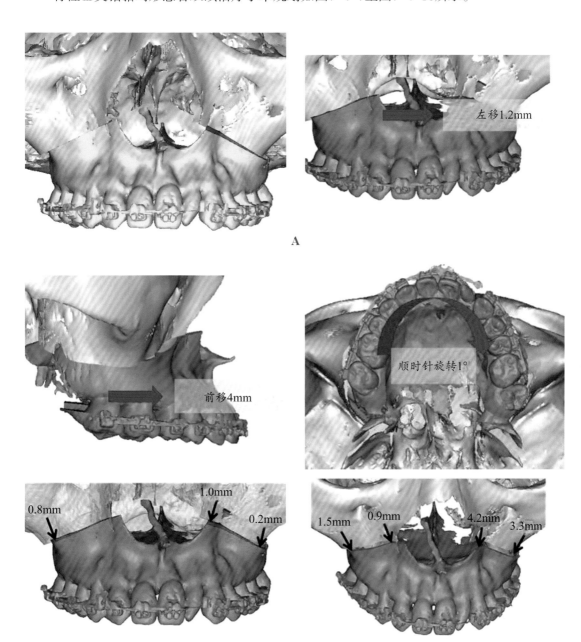

图7-4-7　骨性Ⅲ类错殆畸形患者双颌治疗手术规划（上颌）

A. 左侧Le Fort Ⅰ型骨切开去骨1mm，上中切牙左移1.2mm，逆时针旋转；B. 左移调整牙列中
线，矢状面逆时针旋转纠正偏殆，前移改善上颌突度，水平面顺时针旋转校正下颌对称性

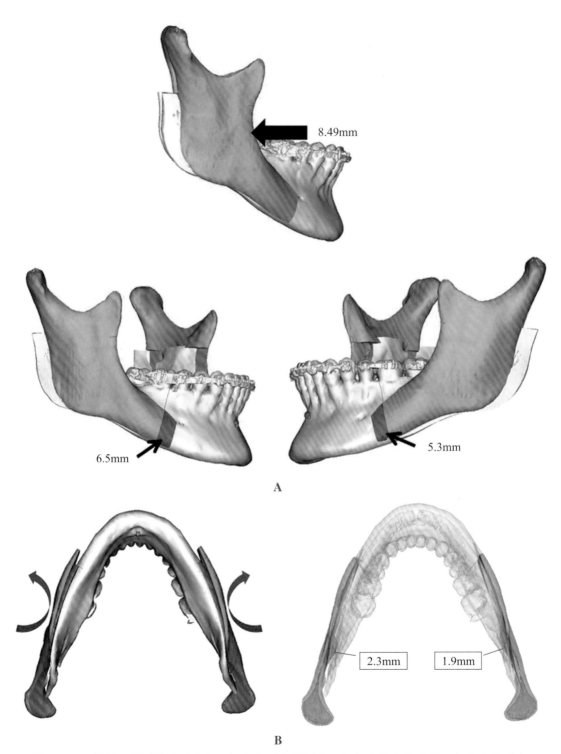

图7-4-8　骨性Ⅲ类错殆畸形患者双颌治疗手术规划（下颌）（绿色为术前，红色为术后）

A. BSSRO摆正后，双侧下颌下缘上抬，远心骨段右侧有阻挡，需去除；B. 近心骨段以髁顶点为中心旋转，骨干扰位置如图所示，右侧最厚处需去骨约2.3mm，左侧最厚处需去骨约1.9mm

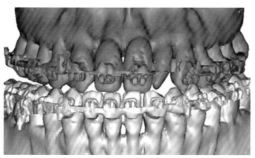

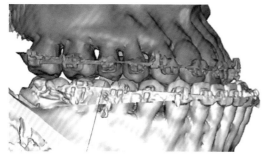
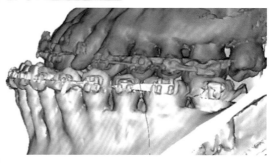

A

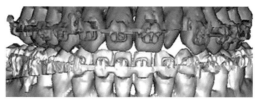

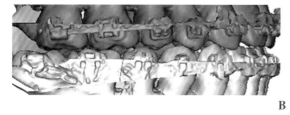
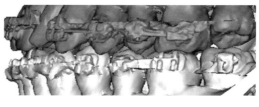

B

图7-4-9　骨性 Ⅲ 类错拾畸形患者双颌治疗手术规划（咬合）

A. 中间咬合；B. 终末咬合（设置为左侧后牙安氏 Ⅰ 类关系，右侧后牙安氏 Ⅱ 类关系，对齐上下牙列中线）

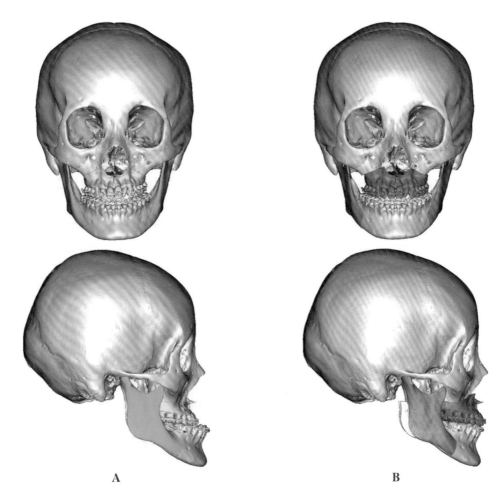

A   B

图7-4-10　骨性Ⅲ类错殆畸形患者双颌治疗手术规划（对比）

A. 术前；B. 术后

骨性Ⅲ类错殆畸形患者双颌治疗术前、术后对比见表7-4-3。

表7-4-3　骨性Ⅲ类错殆畸形患者双颌治疗术前、术后对比

测量指标	术前	术后	增量
SNA	74.1°	77.9°	3.8°
SNB	82.7°	77.6°	−5.1°
ANB	8.6°	1.4°	−7.2°
Pog′ to G vert	12.3mm	3.63mm	−8.7mm
Pog−MSP	1.1mm	0.0mm	−1.1mm
Me−MSP	1.1mm	0.0mm	−1.1mm

上颌后缩、下颌前突被矫正，各项指标恢复正常。

1. 方案一：骀板定位

方案一如图7-4-11所示。

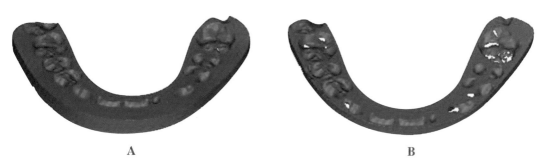

A　　　　　　　　　　　　　　　　　　**B**

图7-4-11　骨性Ⅲ类错骀畸形患者双颌治疗产品设计（骀板）
A. 中间骀板；B. 终末骀板

2. 方案二：连接杆定位

方案二如图7-4-12、图7-4-13所示。

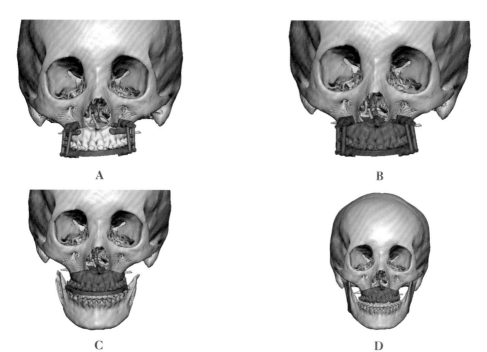

A　　　　　　　　　　　　　　　　　　**B**

C　　　　　　　　　　　　　　　　　　**D**

图7-4-12　骨性Ⅲ类错骀畸形患者双颌治疗连接杆定位步骤
A. 利用连接杆与截骨定位导板确定截骨线；B. 更换复位杆确定上颌移动位置；C. 更换终末骀板
确定下颌移动位置；D. 完成内固定

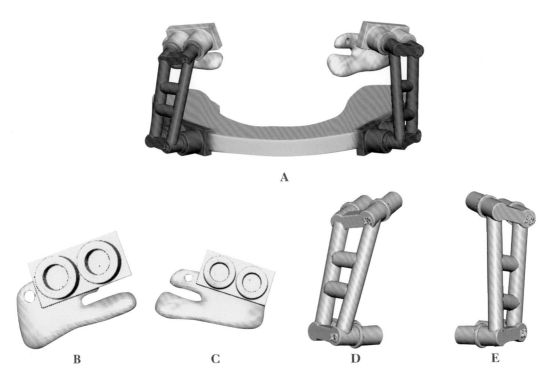

图7-4-13　骨性Ⅲ类错殆畸形患者双颌治疗产品设计（数字化导板）
A. 上颌定位导板；B. 右上定位导板；C. 左上定位导板；D. 右连接杆；E. 左连接杆

3. 方案三：钉孔定位＋钛板预成型

方案三如图7-4-14、图7-4-15所示。

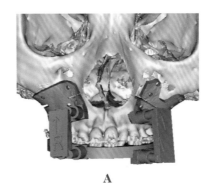

A

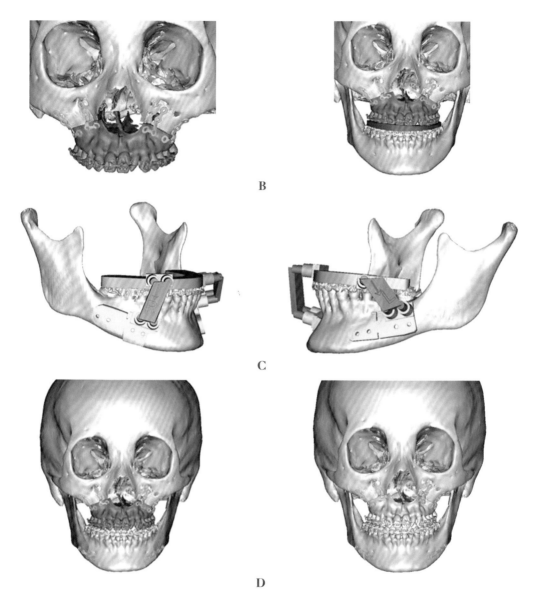

图7-4-14　骨性Ⅲ类错𬌗畸形患者双颌治疗钉孔定位＋钛板预成型步骤

A. 上颌截骨定位导板上的钉孔＋截骨线，提示打孔及Le Fort Ⅰ型骨切开截骨线位置；B. 将预成型的上颌钛板固定至钉孔位置，并使用中间𬌗板验证；C. 下颌截骨定位导板上的钉孔＋截骨线，提示打孔及BSSRO截骨线位置；D. 将预成型的下颌钛板固定至钉孔位置，并使用终末𬌗板验证

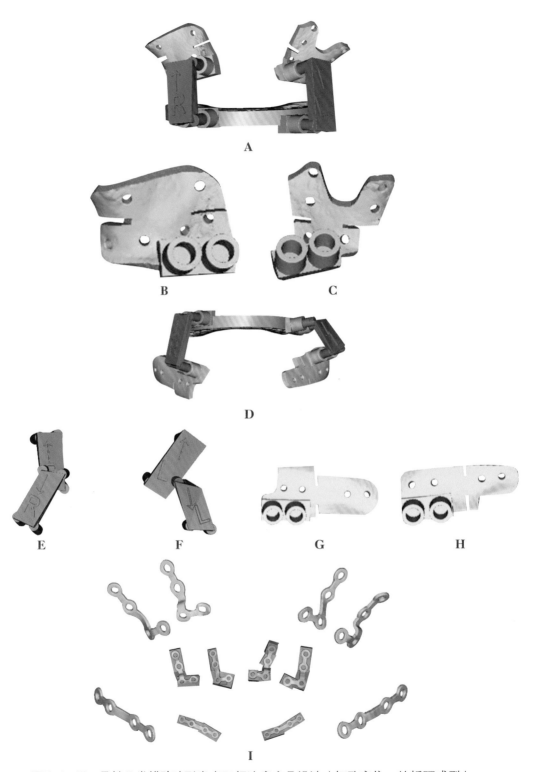

图7-4-15　骨性Ⅲ类错殆畸形患者双颌治疗产品设计（钉孔定位＋钛板预成型）
A. 上颌钉孔定位板；B. 右上钉孔定位板；C. 左上钉孔定位板；D. 下颌钉孔定位板；E. 右连接杆；F. 左连接杆；G. 右下钉孔定位板；H. 左下钉孔定位板；I. 预成型钛板

病例五：不对称畸形的双颌治疗

不对称畸形患者基本信息见表7-5-1。

表7-5-1 不对称畸形患者基本信息

患者	××	年龄	25岁
性别	男	CT扫描层厚	1.0mm
主诉		面部偏斜	
静态露齿	3.0mm	动态露龈	2.0mm
上唇长度	23.0mm	鼻唇角	直角
上牙列中线	右偏2mm	下牙列中线	右偏4mm
手术计划		上颌Le Fort I 型骨切开左移摆正＋下颌BSSRO摆正	

不对称畸形患者术前面形分析、咬合分析、分割重建如图7-5-1至图7-5-6、表7-5-2所示。

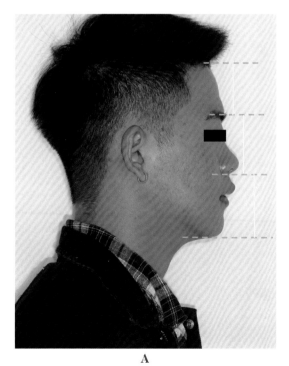 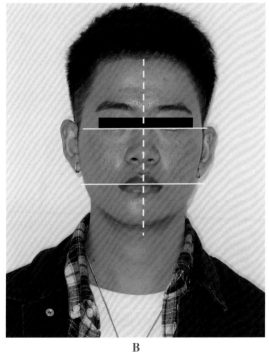

A **B**

图7-5-1 不对称畸形患者术前面形分析
A. 面下1/3偏长，上颌略前突；B. 面部偏斜，颏点右偏

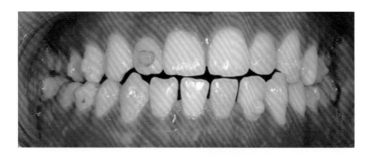

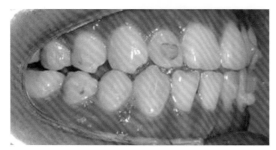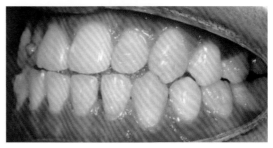

图7-5-2　不对称畸形患者术前咬合分析（双侧后牙安氏Ⅲ类关系，上下牙列中线不齐）

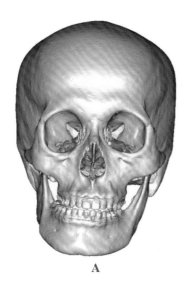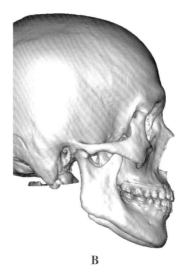

A　　　　　　　　　　　　　　　　　　　　B

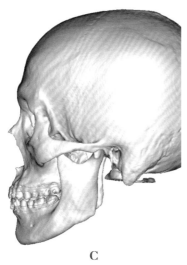

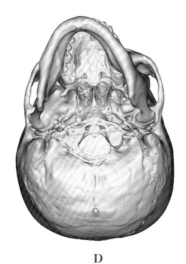

C   D

图7-5-3　不对称畸形患者双颌治疗分割重建（总览）
A. 正面照；B. 右侧照；C. 左侧照；D. 底面照

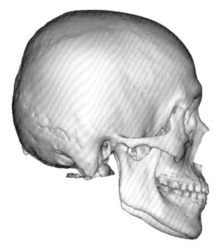

图7-5-4　不对称畸形患者双颌治疗分割重建

表7-5-2　不对称畸形患者双颌治疗分割重建（三维头影测量）

测量指标	术前
SNA	82.3°
SNB	83.6°
ANB	−1.3°
U1−SN	106.7°
OP−FH	7.3°
Sn to G vert	7.2mm
Pog′ to G vert	1.8mm
ISU1−MSP	2.2mm
MoL−FH	56.9mm
MoR−FH	51.4mm
MoL−MSP	47.6mm
MoR−MSP	46.8mm
Pog−MSP	2.8mm（R）
Me−MSP	3.4mm（R）

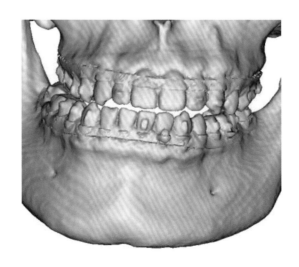

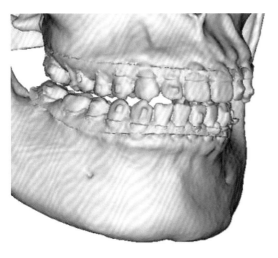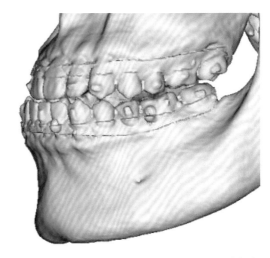

图7-5-5　不对称畸形患者双颌治疗分割重建［术前咬合（双侧后牙安氏Ⅲ类关系，上下牙列中线不齐）］

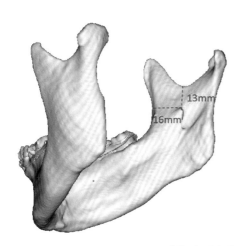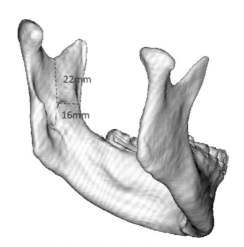

图7-5-6　不对称畸形患者双颌治疗分割重建（下颌小舌位置）

不对称畸形患者双颌治疗手术规划如图7-5-7至图7-5-10所示。

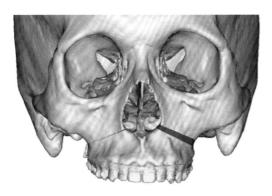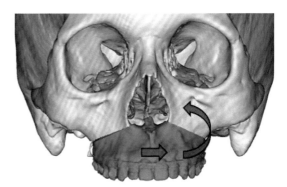

A

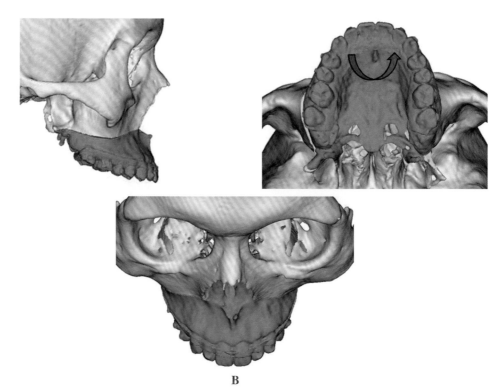

B

图7-5-7　不对称畸形患者双颌治疗手术规划（上颌）

A.　左侧Le Fort Ⅰ型骨切开去骨3.6mm，上中切牙左移2.2mm，冠状面及水平面逆时针旋转纠正
上颌骨偏斜；B.　左移调整牙列中线，Roll纠正偏殆，Yaw校正下颌对称性

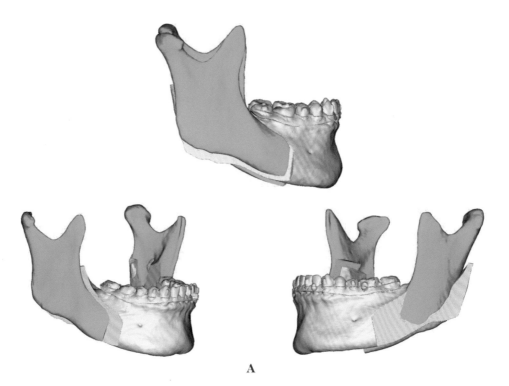

A

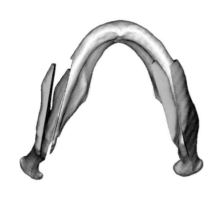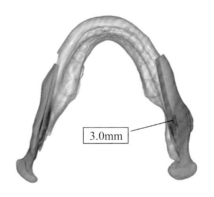

B

图7-5-8　不对称畸形患者双颌治疗手术规划（下颌）（绿色为术前，红色为术后）

A. BSSRO摆正后，左侧下颌下缘上抬，右侧下降，远心骨段左侧有阻挡，需去除；B. 近心骨段以髁顶点为中心旋转，骨干扰位置如图所示，左侧最厚处需去骨约3.0mm

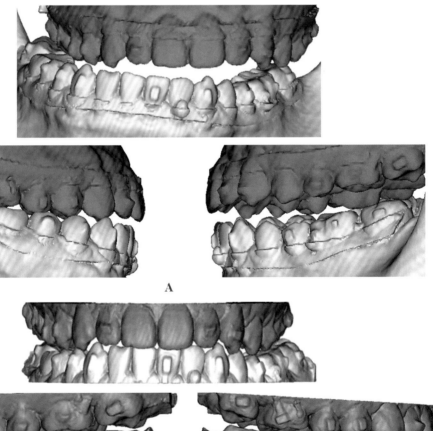

A

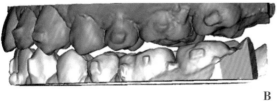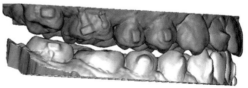

B

图7-5-9　不对称畸形患者双颌治疗手术规划（咬合）

A. 中间咬合；B. 终末咬合（设置为左侧后牙安氏Ⅰ类关系，右侧后牙安氏Ⅱ类关系，对齐上下牙列中线）

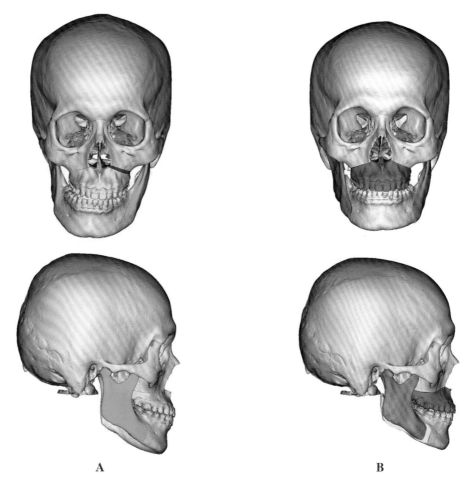

A   **B**

图7-5-10　不对称畸形患者双颌治疗手术规划（对比）
A. 术前；B. 术后

不对称畸形患者双颌治疗术前、术后对比见表7-5-3。

表7-5-3　不对称畸形患者双颌治疗术前、术后对比

测量指标	术前	术后	增量
SNA	82.3°	82.7°	0.4°
SNB	83.6°	83.1°	−0.5°
ANB	−1.3°	−0.4°	0.9°
Pog′ to G vert	1.8mm	1.1mm	−0.7mm
Pog−MSP	2.8mm（R）	0.2mm（R）	−2.6mm（R）
Me−MSP	3.4mm（R）	0.4mm（R）	−3.0mm（R）

下颌偏斜被矫正，各项指标恢复正常。

1. 方案一：𬌗板定位

方案一如图7-5-11、图7-5-12所示。

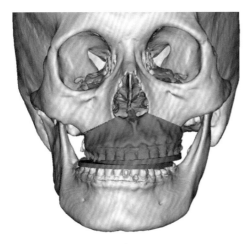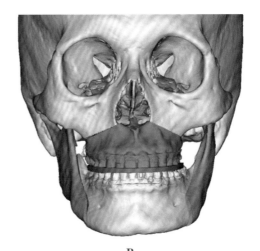

A   B

图7-5-11　不对称畸形患者双颌治疗𬌗板定位步骤

A. 中间𬌗板摆正上颌；B. 终末𬌗板摆正下颌

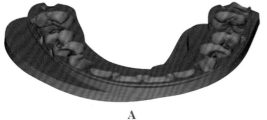

A   B

图7-5-12　不对称畸形患者双颌治疗产品设计（𬌗板）

A. 中间𬌗板；B. 终末𬌗板

2. 方案二：连接杆定位

方案二如图7-5-13、图7-5-14所示。

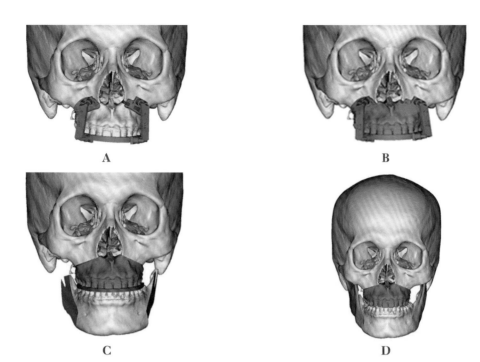

A

B

C

D

图7-5-13　不对称畸形患者双颌治疗连接杆定位步骤
A. 利用连接杆与截骨定位导板确定截骨线；B. 更换复位杆确定上颌移动位置；C. 更换终末殆板
确定下颌移动位置；D. 完成内固定

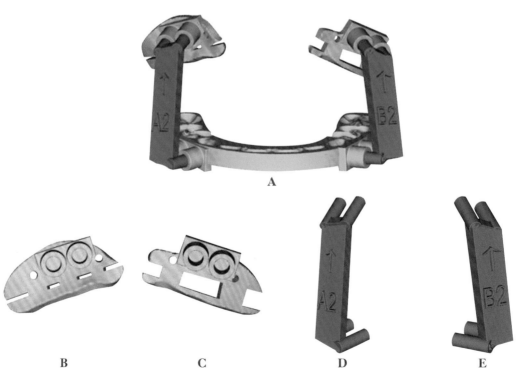

A

B

C

D

E

图7-5-14　不对称畸形患者双颌治疗产品设计（殆板＋定位导板）
A. 殆板＋定位导板；B. 右上定位导板；C. 左上定位导板；D. 右连接杆；E. 左连接杆

3. 方案三：钉孔定位＋钛板预成型

方案三如图7-5-15、图7-5-16所示。

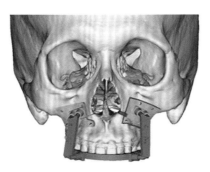

A

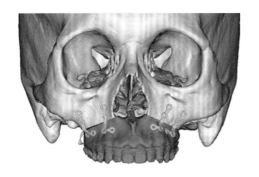 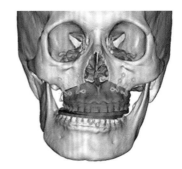

B

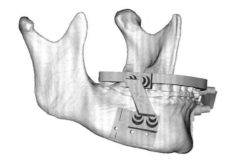 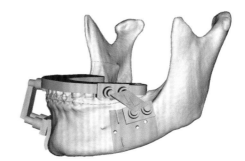

C

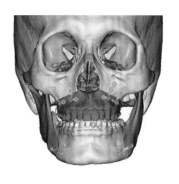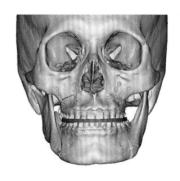

D

图7-5-15　不对称畸形患者双颌治疗钉孔定位＋钛板预成型步骤

A. 上颌截骨定位导板上的钉孔＋截骨线，提示打孔及Le Fort Ⅰ型骨切开截骨线位置；B. 将预成型的上颌钛板固定至钉孔位置，并使用中间𬌗板验证；C. 下颌截骨定位导板上的钉孔＋截骨线，提示打孔及BSSRO截骨线位置；D. 将预成型的下颌钛板固定至钉孔位置，并使用终末𬌗板验证

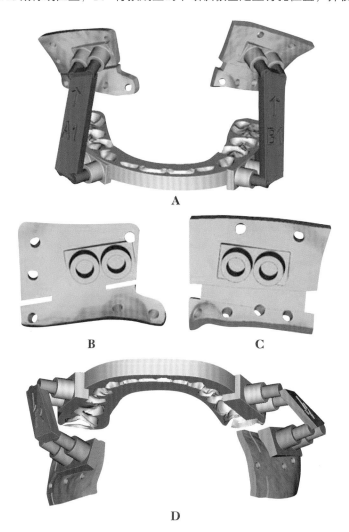

A

B　　　　　　　　C

D

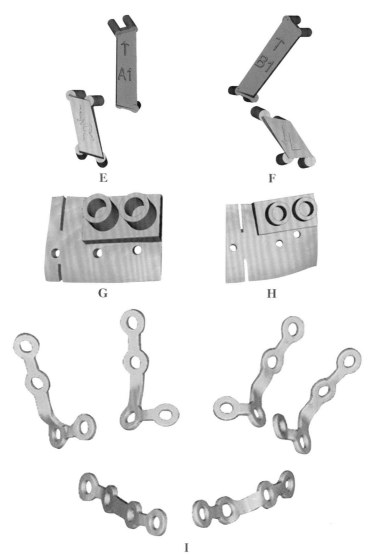

图7-5-16 不对称畸形患者双颌治疗产品设计（钉孔定位＋钛板预成型）

A. 上颌钉孔定位板；B. 右上钉孔定位板；C. 左上钉孔定位板；D. 下颌钉孔定位板；E. 右连接杆；F. 左连接杆；G. 右下钉孔定位板；H. 左下钉孔定位板；I. 预成型钛板

致谢：

感谢模影医疗科技（上海）有限公司对本章内容的贡献！

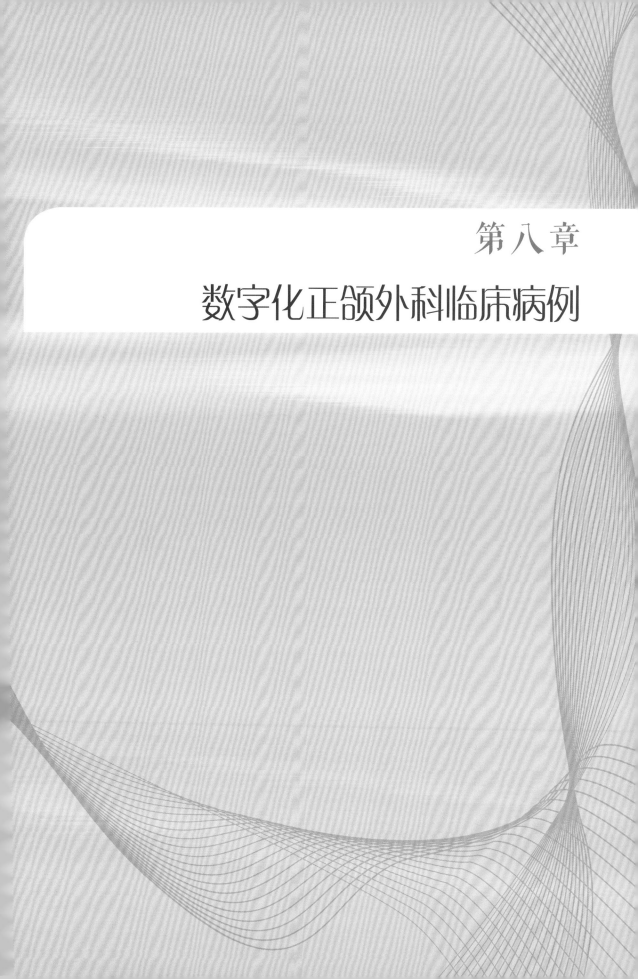

第八章

数字化正颌外科临床病例

病例一：下颌后缩

1. 术前诊断：下颌后缩

下颌后缩患者术前面像、咬合照、螺旋CT三维重建如图8-1-1至图8-1-3所示。

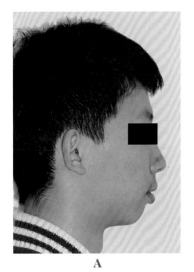 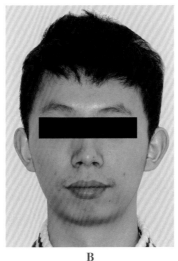 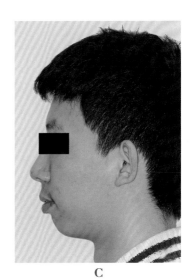

A B C

图8-1-1 下颌后缩患者术前面像
A. 右侧照；B. 正面照；C. 左侧照

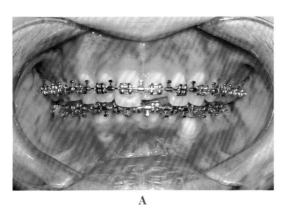 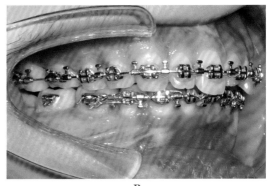

A B

图8-1-2 下颌后缩患者术前咬合照
A. 正面照；B. 右侧照

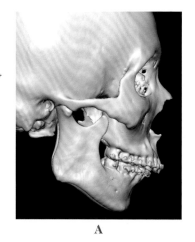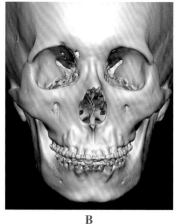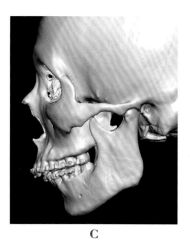

A　　　　　　　　　　　B　　　　　　　　　　　C

图8-1-3　下颌后缩患者术前螺旋CT三维重建
A. 右侧照；B. 正面照；C. 左侧照

2. 手术方式

双侧下颌升支矢状劈开前移术＋颏成形术。

3. 数字化手术设计

下颌后缩患者数字化手术设计如图8-1-4至图8-1-9所示。

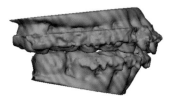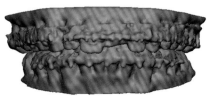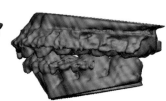

图8-1-4　下颌后缩患者拟实现的终末咬合

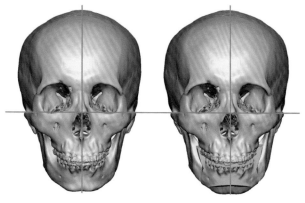

图8-1-5　下颌后缩患者术前、术后正面对比

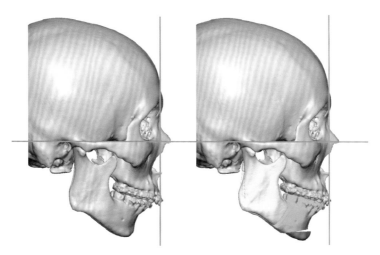

图8-1-6 下颌后缩患者术前、术后侧面对比

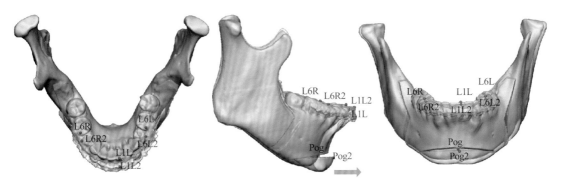

图8-1-7 下颌后缩患者下颌移动前后对比（蓝色为术前，带后缀"2"为术后）

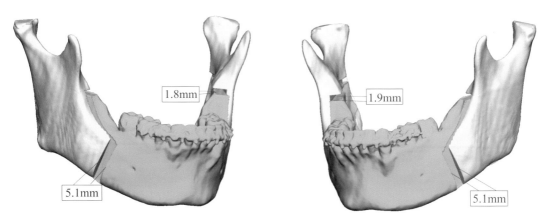

图8-1-8 下颌后缩患者下颌升支矢状劈开前移术切骨线设计

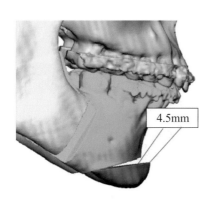
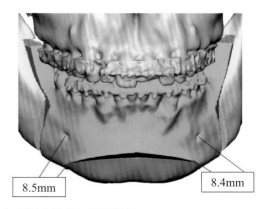

图8-1-9　下颌后缩患者颏成形术切骨线设计

4. 数字化𬌗板与导板设计

下颌后缩患者数字化𬌗板与导板设计、实物如图8-1-10、图8-1-11所示。

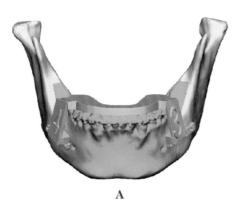
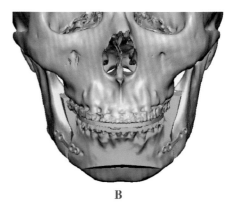

A　　　　　　　　　　　　　　　　　　　**B**

图8-1-10　下颌后缩患者数字化𬌗板与导板设计
A. 下颌截骨定位导板、连接杆及引导板：定位下颌骨切开线，并预钻孔；B. 终末𬌗板：定位下颌，预弯钛板固定下颌骨

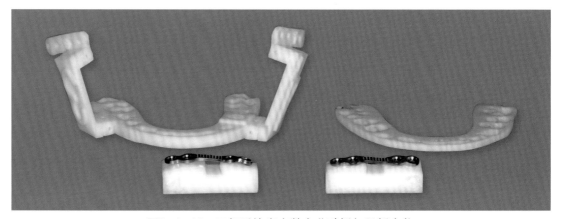

图8-1-11　下颌后缩患者数字化𬌗板与导板实物

5. 术后效果

下颌后缩患者术后效果如图8-1-12至图8-1-14所示。

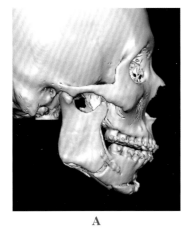 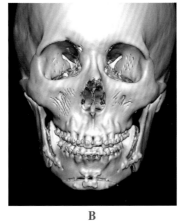 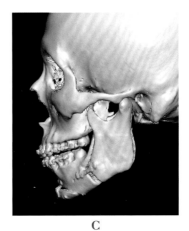

图8-1-12　下颌后缩患者术后螺旋CT三维重建
A. 右侧照；B. 正面照；C. 左侧照

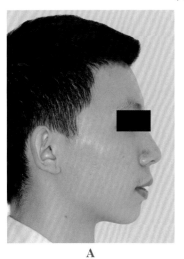 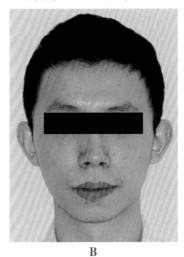 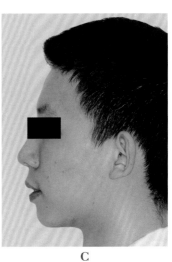

图8-1-13　下颌后缩患者术后面像
A. 右侧照；B. 正面照；C. 左侧照

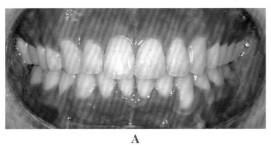 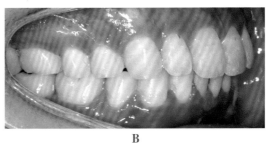

图8-1-14　下颌后缩患者术后咬合照
A. 正面照；B. 右侧照

病例二：上颌后缩，下颌前突（钉孔定位＋钛板预成型）

1. 术前诊断：上颌后缩，下颌前突

上颌后缩、下颌前突患者术前面像、咬合照、螺旋CT三维重建如图8-2-1至图8-2-3所示。

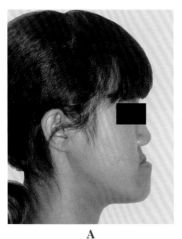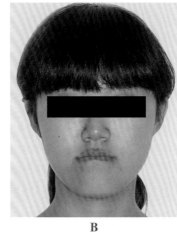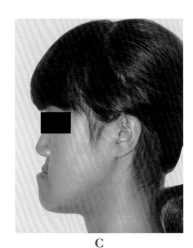

A   B   C

图8-2-1 上颌后缩、下颌前突患者术前面像
A. 右侧照；B. 正面照；C. 左侧照

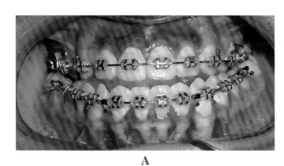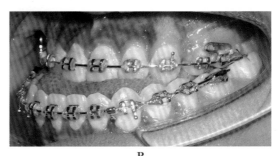

A   B

图8-2-2 上颌后缩、下颌前突患者术前咬合照
A. 正面照；B. 侧面照

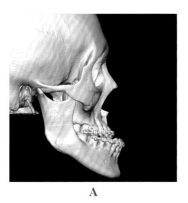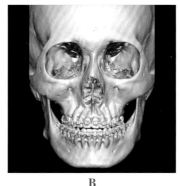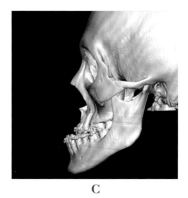

A   **B**   **C**

图8-2-3　上颌后缩、下颌前突患者术前螺旋CT三维重建
A. 右侧照；B. 正面照；C. 左侧照

2．手术方式

双侧上颌Le Fort Ⅰ型骨切开旋转摆正前移术 + 双侧下颌升支矢状劈开旋转摆正后退术。

3．数字化手术设计

上颌后缩、下颌前突患者数字化手术设计如图8-2-4至图8-2-10所示。

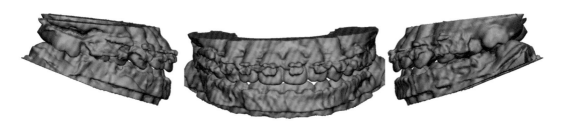

图8-2-4　上颌后缩、下颌前突患者拟实现的终末咬合

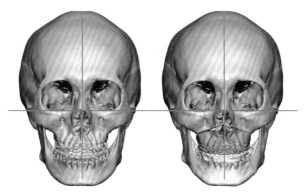

图8-2-5　上颌后缩、下颌前突患者术前、术后正面对比

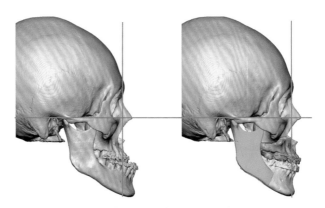

图8-2-6　上颌后缩、下颌前突患者术前、术后侧面对比

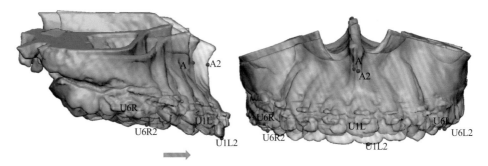

图8-2-7　上颌后缩、下颌前突患者上颌移动前后对比（蓝色为术前，带后缀"2"为术后）

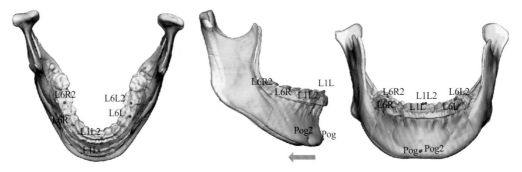

图8-2-8　上颌后缩、下颌前突患者下颌移动前后对比（蓝色为术前，带后缀"2"为术后）

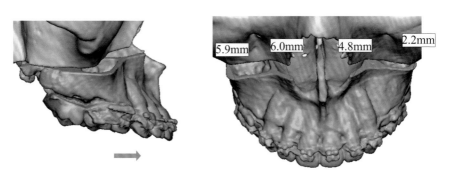

图8-2-9　上颌后缩、下颌前突患者上颌Le Fort Ⅰ型骨切开旋转摆正前移术切骨线设计

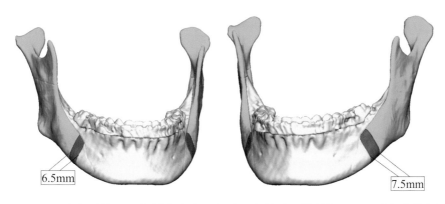

图8-2-10　上颌后缩、下颌前突患者下颌升支矢状劈开旋转摆正后退术切骨线设计

4. 数字化𬌗板与导板设计

上颌后缩、下颌前突患者数字化𬌗板与导板设计、实物如图8-2-11至图8-2-12所示。

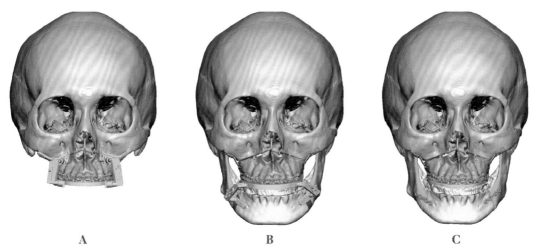

图8-2-11　上颌后缩、下颌前突患者数字化𬌗板与导板设计
A. 上颌截骨定位导板、连接杆及引导板：定位上颌骨切开线，并预钻孔；B. 下颌截骨定位导板、连接杆及引导板：定位下颌骨切开线，并预钻孔；C. 终末𬌗板：定位下颌，预弯钛板固定颌骨

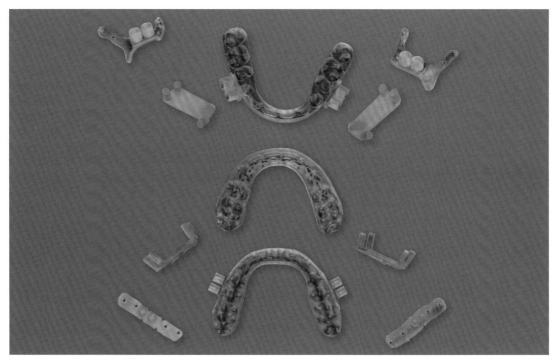

图8-2-12　上颌后缩、下颌前突患者数字化殆板与导板实物

5. 术后效果

上颌后缩、下颌前突患者术后效果如图8-2-13至图8-2-15所示。

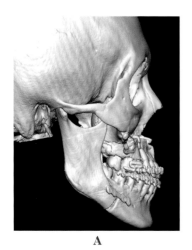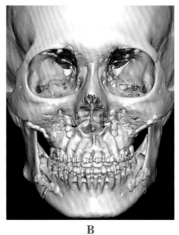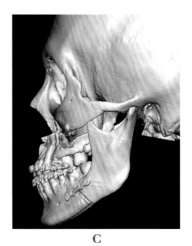

A　　　　　　　　　　B　　　　　　　　　　C

图8-2-13　上颌后缩、下颌前突患者术后螺旋CT三维重建
A. 右侧照；B. 正面照；C. 左侧照

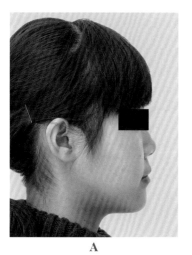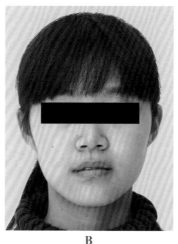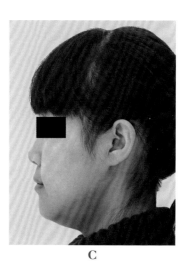

图8-2-14　上颌后缩、下颌前突患者术后面像
A. 右侧照；B. 正面照；C. 左侧照

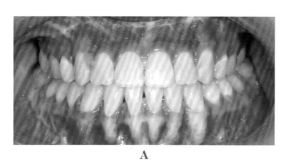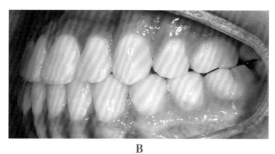

图8-2-15　上颌后缩、下颌前突患者术后咬合照
A. 正面照；B. 侧面照

病例三：上颌后缩，下颌前突（连接杆定位）

1. 术前诊断：上颌后缩，下颌前突

上颌后缩、下颌前突患者术前面像、咬合照、螺旋CT三维重建如图8-3-1至图8-3-3所示。

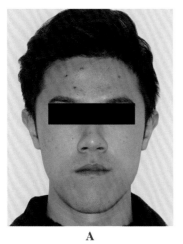
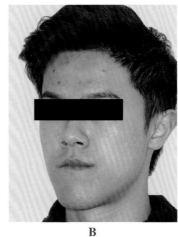
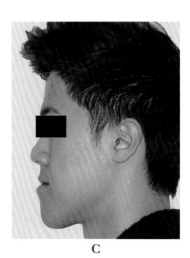

图8-3-1　上颌后缩、下颌前突患者术前面像
A. 正面照；B. 45°左侧照；C. 90°左侧照

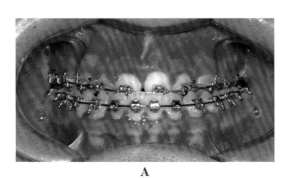
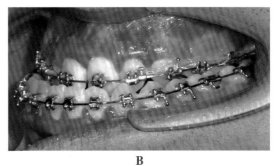

图8-3-2　上颌后缩、下颌前突患者术前咬合照
A. 正面照；B. 侧面照

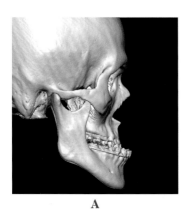
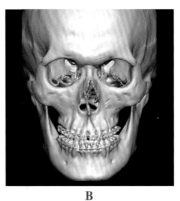
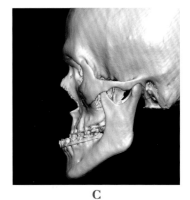

图8-3-3　上颌后缩、下颌前突患者术前螺旋CT三维重建
A. 右侧照；B. 正面照；C. 左侧照

2. 手术方式

双侧上颌Le Fort Ⅰ型骨切开前移术 + 双侧下颌升支矢状劈开后退术 + 颏成形术。

3. 数字化手术设计

上颌后缩、下颌前突患者数字化手术设计如图8-3-4至图8-3-11所示。

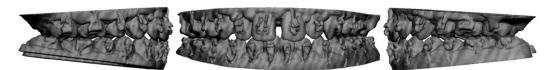

图8-3-4　上颌后缩、下颌前突患者拟实现的终末咬合

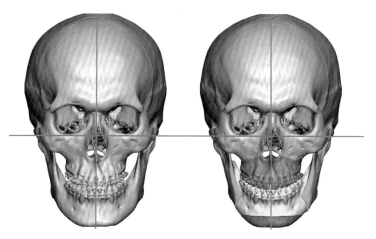

图8-3-5　上颌后缩、下颌前突患者术前、术后正面对比

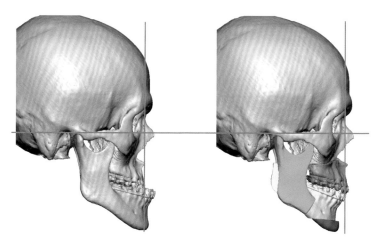

图8-3-6　上颌后缩、下颌前突患者术前、术后侧面对比

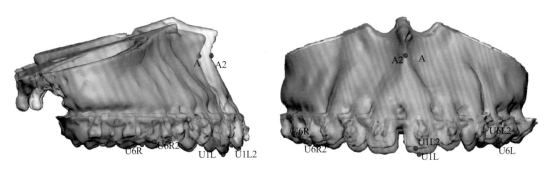

图8-3-7　上颌后缩、下颌前突患者上颌移动前后对比（蓝色为术前，带后缀"2"为术后）

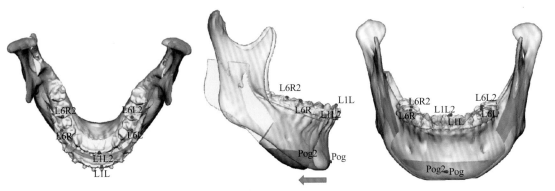

图8-3-8　上颌后缩、下颌前突患者下颌移动前后对比（蓝色为术前，带后缀"2"为术后）

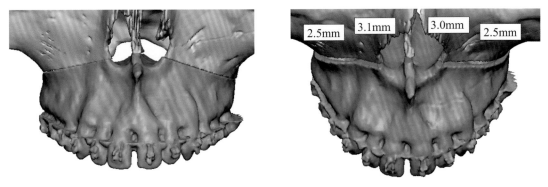

图8-3-9　上颌后缩、下颌前突患者上颌Le Fort Ⅰ型骨切开前移术切骨线设计

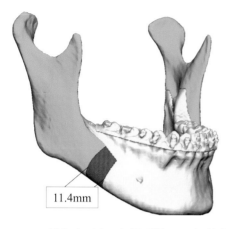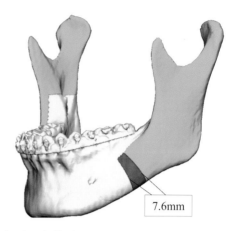

图8-3-10　上颌后缩、下颌前突患者下颌升支矢状劈开后退术切骨线设计

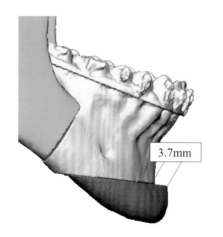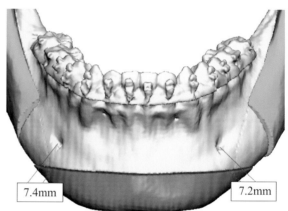

图8-3-11　上颌后缩、下颌前突患者颏成形术切骨线设计

4. 数字化𬌗板与导板设计

上颌后缩、下颌前突患者数字化𬌗板与导板设计、实物如图8-3-12、图8-3-13所示。

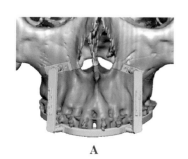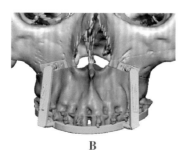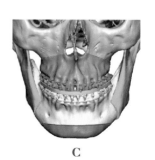

A　　　　　　　　　　**B**　　　　　　　　　　**C**

图8-3-12　上颌后缩、下颌前突患者数字化𬌗板与导板设计
A. 上颌截骨定位导板、引导板及第一套连接杆：定位上颌骨切开线；B. 第二套连接杆：定位上
颌终末位置；C. 终末𬌗板：定位下颌

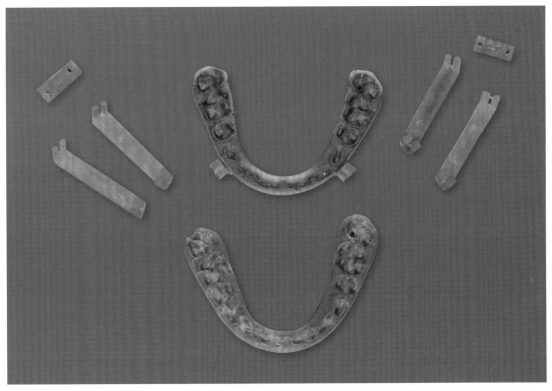

图8-3-13 上颌后缩、下颌前突患者数字化验板与导板实物

5. 术后效果

上颌后缩、下颌前突患者术后效果如图8-3-14至图8-3-16所示。

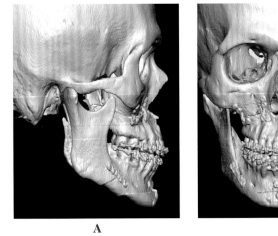 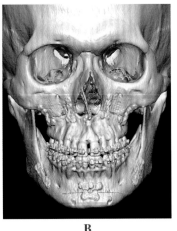 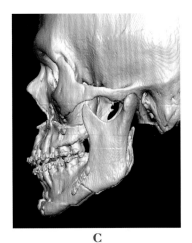

图8-3-14 上颌后缩、下颌前突患者术后螺旋CT三维重建
A. 右侧照；B. 正面照；C. 左侧照

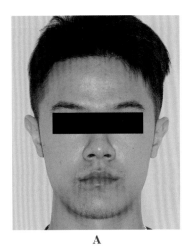 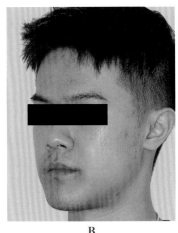 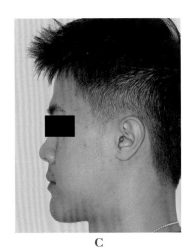

A   B   C

图8-3-15　上颌后缩、下颌前突患者术后面像
A. 正面照；B. 45°左侧照；C. 90°左侧照

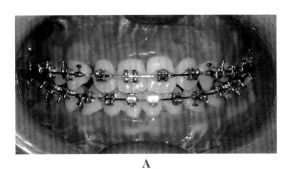 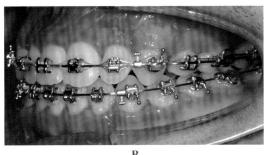

A   B

图8-3-16　上颌后缩、下颌前突患者术后咬合照
A. 正面照；B. 左侧照

病例四：颌骨不对称畸形（钉孔定位＋钛板预成型）

1. 术前诊断：颌骨不对称畸形

颌骨不对称畸形患者术前面像、咬合照、螺旋CT三维重建如图8-4-1至图8-4-3所示。

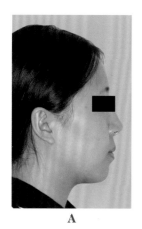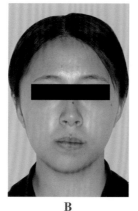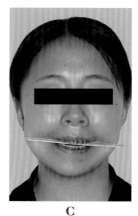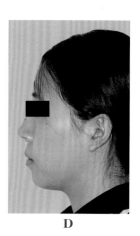

图8-4-1　颌骨不对称畸形患者术前面像
A. 右侧照；B. 正面照；C. 咬合板殆平面照；D. 左侧照

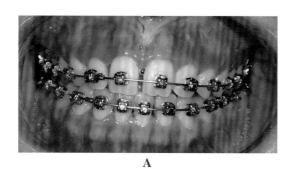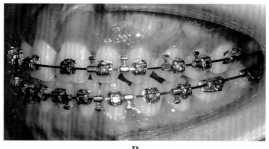

图8-4-2　颌骨不对称畸形患者术前咬合照
A. 正面照；B. 侧面照

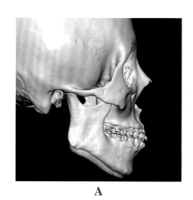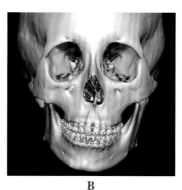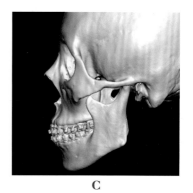

图8-4-3　颌骨不对称畸形患者术前螺旋CT三维重建
A. 右侧照；B. 正面照；C. 左侧照

2. 手术方式

双侧上颌Le Fort Ⅰ型骨切开旋转摆正术＋双侧下颌矢状劈开旋转摆正术＋颏成形术。

3. 数字化手术设计

颌骨不对称畸形患者数字化手术设计如图8-4-4至图8-4-11所示。

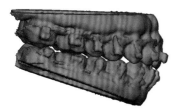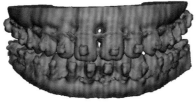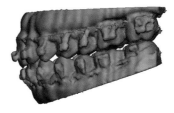

图8-4-4 颌骨不对称畸形患者拟实现的终末咬合

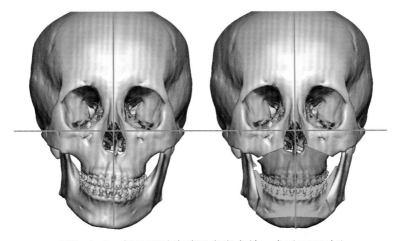

图8-4-5 颌骨不对称畸形患者术前、术后正面对比

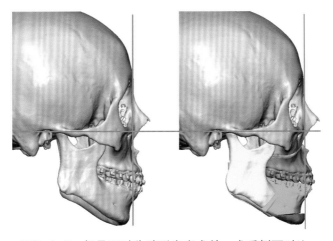

图8-4-6 颌骨不对称畸形患者术前、术后侧面对比

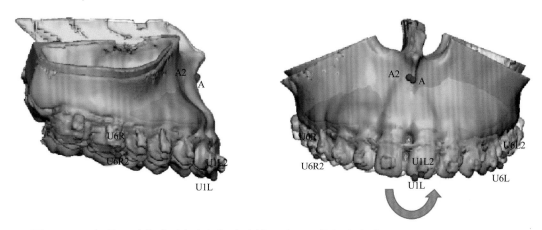

图8-4-7　颌骨不对称畸形患者上颌移动前后对比（蓝色为术前，带后缀"2"为术后）

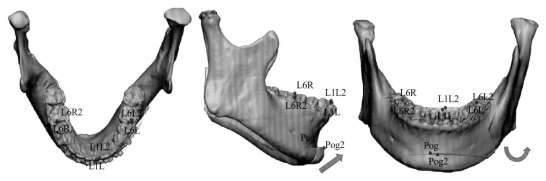

图8-4-8　颌骨不对称畸形患者下颌移动前后对比（蓝色为术前，带后缀"2"为术后）

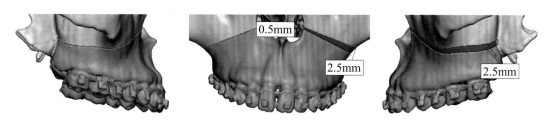

图8-4-9　颌骨不对称畸形患者上颌Le Fort Ⅰ型骨切开旋转摆正术切骨线设计

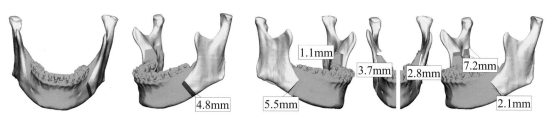

图8-4-10　颌骨不对称畸形患者下颌升支矢状劈开旋转摆正术切骨线设计

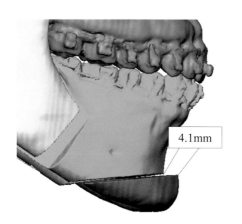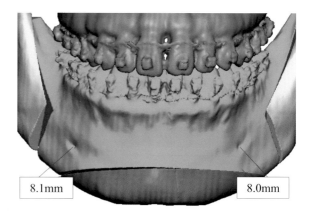

图8-4-11　颌骨不对称畸形患者颏成形术切骨线设计

4. 数字化𬌗板与导板设计

颌骨不对称畸形患者数字化𬌗板与导板设计、实物如图8-4-12至图8-4-14所示。

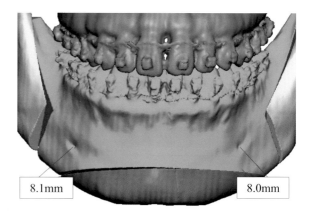

图8-4-12　颌骨不对称畸形患者上颌截骨定位导板、连接杆及引导板（定位上颌骨切开线，并预钻孔）

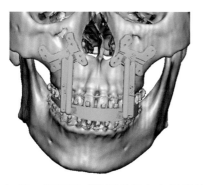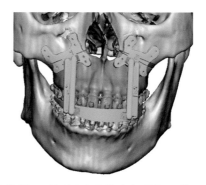

A　　　　　　　　　　　　　　　　　B

图8-4-13　颌骨不对称畸形患者下颌截骨定位导板、连接杆、引导板及终末𬌗板
A. 下颌截骨定位导板、连接杆及引导板：定位下颌骨切开线，并预钻孔；B. 终末𬌗板：定位下颌，预弯钛板固定颌骨

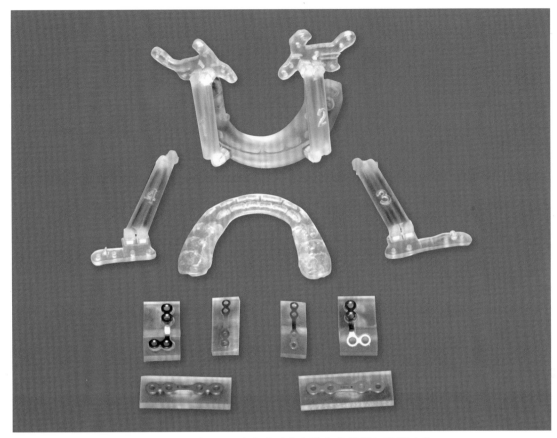

图8-4-14　颌骨不对称畸形患者数字化殆板与导板实物

5．术后效果

颌骨不对称畸形患者术后效果如图8-4-15至图8-4-17所示。

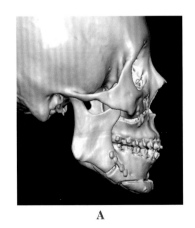

A

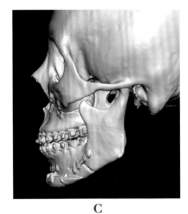

C

图8-4-15　颌骨不对称畸形患者术后螺旋CT三维重建
A．右侧照；B．正面照；C．左侧照

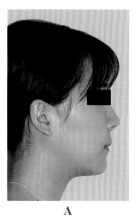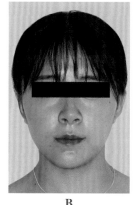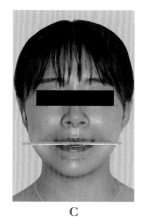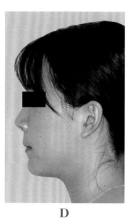

图8-4-16　颌骨不对称畸形患者术后面像
A. 右侧照；B. 正面照；C. 咬合板拾平面照；D. 左侧照

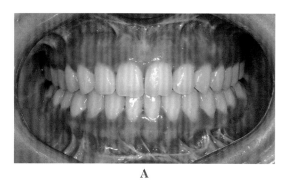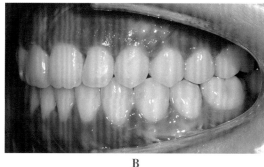

图8-4-17　颌骨不对称畸形患者术后咬合照
A. 正面照；B. 左侧照

病例五：颌骨不对称畸形（连接杆定位）

1. 术前诊断：颌骨不对称畸形

颌骨不对称畸形患者术前面像、咬合照、螺旋CT三维重建如图8-5-1至图8-5-3所示。

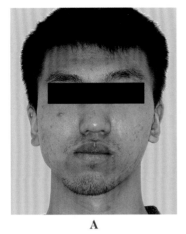
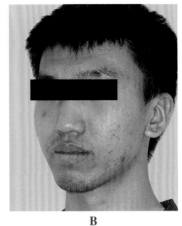
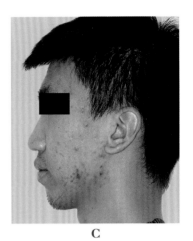

图8-5-1　颌骨不对称畸形患者术前面像
A.　正面照；B.　45°左侧照；C.　90°左侧照

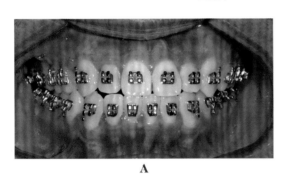
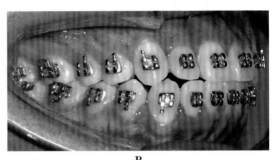

图8-5-2　颌骨不对称畸形患者术前咬合照
A.　正面照；B.　侧面照

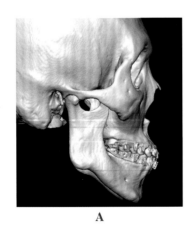
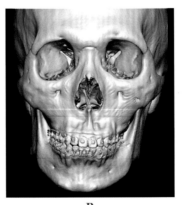
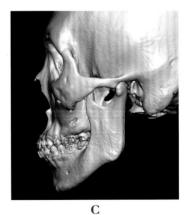

图8-5-3　颌骨不对称畸形患者术前螺旋CT三维重建
A.　右侧照；B.　正面照；C.　左侧照

2. 手术方式

双侧上颌Le Fort Ⅰ型骨切开旋转摆正术 + 双侧下颌升支矢状劈开旋转摆正后退术 + 颏成形术。

3. 数字化手术设计

颌骨不对称畸形患者数字化手术设计如图8-5-4至图8-5-11所示。

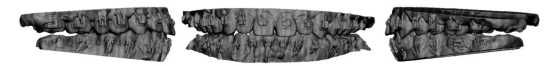

图8-5-4　颌骨不对称畸形患者拟实现的终末咬合

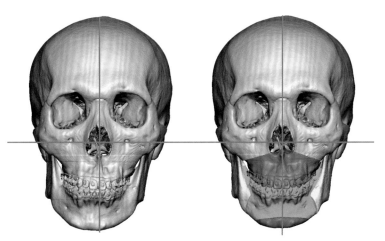

图8-5-5　颌骨不对称畸形患者术前、术后正面对比

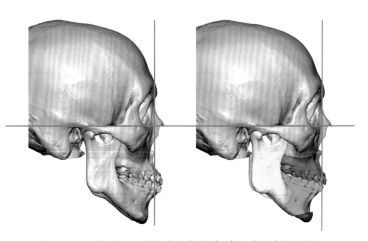

图8-5-6　颌骨不对称畸形患者术前、术后侧面对比

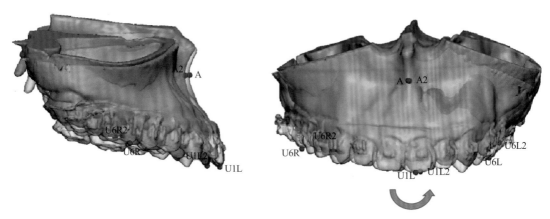

图8-5-7　颌骨不对称畸形患者上颌移动前后对比（蓝色为术后，带后缀"2"为术后）

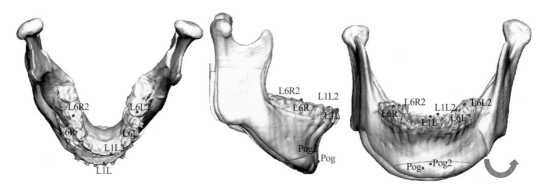

图8-5-8　颌骨不对称畸形患者下颌移动前后对比（半透明为术后，带后缀"2"为术后）

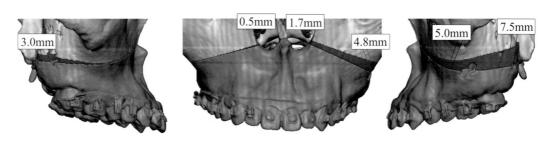

图8-5-9　颌骨不对称畸形患者上颌Le Fort I型骨切开旋转摆正术切骨线设计

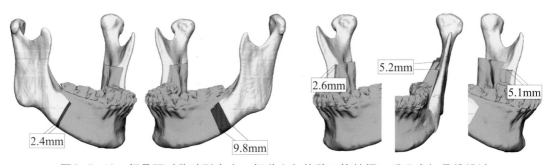

图8-5-10　颌骨不对称畸形患者下颌升支矢状劈开旋转摆正后退术切骨线设计

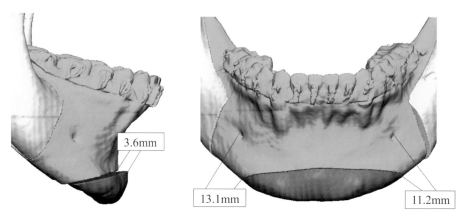

图8-5-11 颌骨不对称畸形患者颏成形术切骨线设计

4. 数字化𬌗板与导板设计

颌骨不对称畸形患者数字化𬌗板与导板设计、实物如图8-5-12、图8-5-13所示。

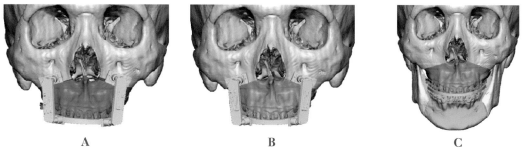

A B C

图8-5-12 颌骨不对称畸形患者数字化𬌗板与导板设计
A. 上颌截骨定位导板、引导板及第一套连接杆：定位上颌骨切开线；B. 第二套连接杆：定位上颌终末位置；C. 终末𬌗板：定位下颌

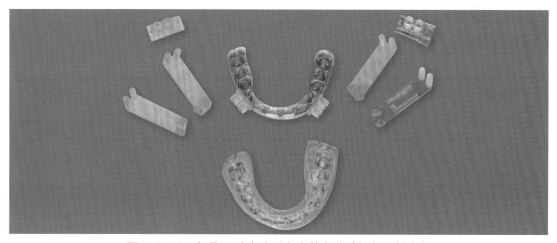

图8-5-13 颌骨不对称畸形患者数字化𬌗板与导板实物

5. 术后效果

颌骨不对称畸形患者术后效果如图8-5-14至图8-5-16所示。

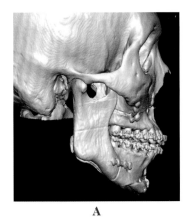 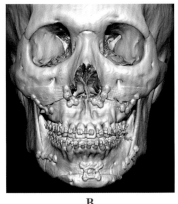 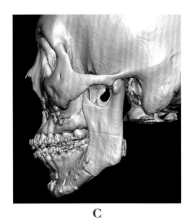

A   B   C

图8-5-14　颌骨不对称畸形患者术后螺旋CT三维重建
A. 右侧照；B. 正面照；C. 左侧照

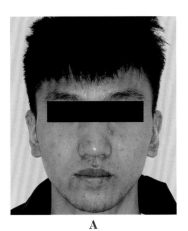 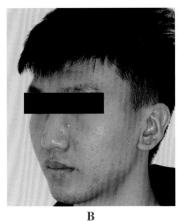 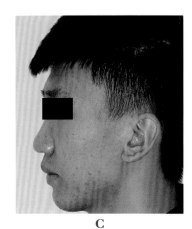

A   B   C

图8-5-15　颌骨不对称畸形患者术后面像
A. 正面照；B. 45°左侧照；C. 90°左侧照

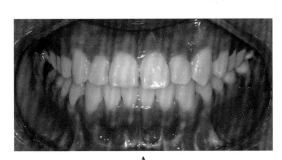 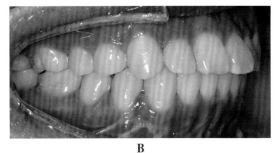

A   B

图8-5-16　颌骨不对称畸形患者术后咬合照
A. 正面照；B. 侧面照

病例六：双侧下颌角肥大

1. 术前诊断：双侧下颌角肥大

双侧下颌角肥大患者术前面像、螺旋CT三维重建如图8-6-1、图8-6-2所示。

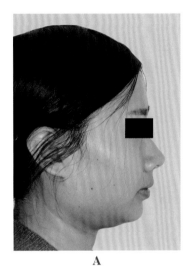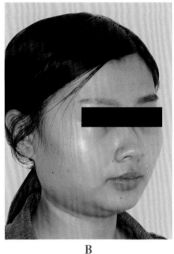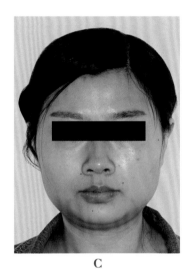

A   B   C

图8-6-1　双侧下颌角肥大患者术前面像
A. 90°右侧照；B. 45°右侧照；C. 正面照

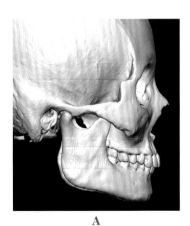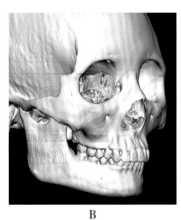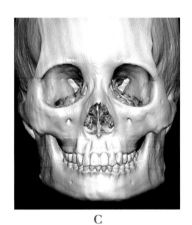

A   B   C

图8-6-2　双侧下颌角肥大患者术前螺旋CT三维重建
A. 90°右侧照；B. 45°右侧照；C. 正面照

2. 手术方式

双侧下颌角成形术 + 双侧下颌骨外板劈除术 + 颏成形术。

3. 数字化手术设计

双侧下颌角肥大患者数字化手术设计如图8-6-3至图8-6-6所示。

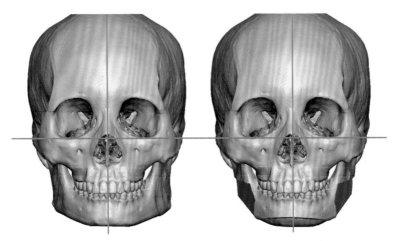

图8-6-3　双侧下颌角肥大患者术前、术后正面对比

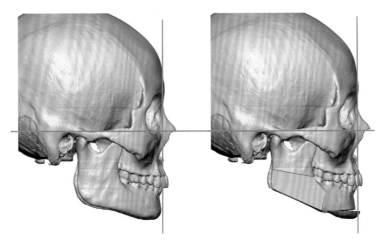

图8-6-4　双侧下颌角肥大患者术前、术后侧面对比

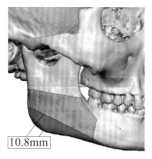
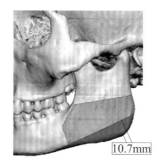
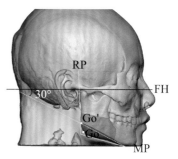

图8-6-5　双侧下颌角肥大患者下颌角切骨线设计

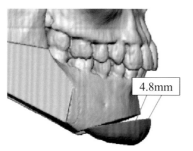
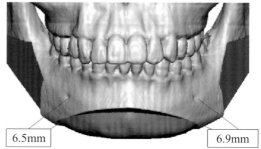

图8-6-6　双侧下颌角肥大患者颏成形术切骨线设计

4. 数字化导板设计

双侧下颌角肥大患者数字化导板设计、实物如图8-6-7、图8-6-8所示。

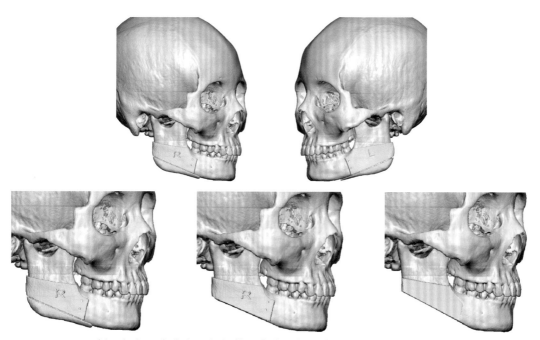

图8-6-7　双侧下颌角肥大患者下颌角截骨定位导板（定位下颌角截骨线及外板劈除范围）

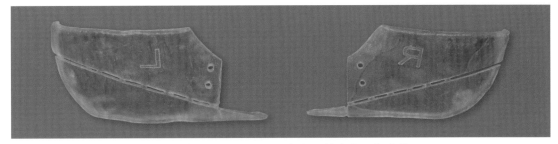

图8-6-8　双侧下颌角肥大患者数字化导板实物

5. 术后效果

双侧下颌角肥大患者术后效果如图8-6-9、图8-6-10所示。

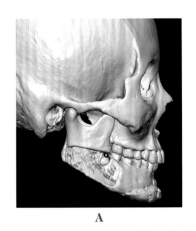
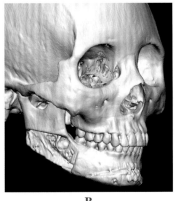
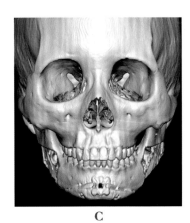

A　　　　　　　　　　　B　　　　　　　　　　　C

图8-6-9　双侧下颌角肥大患者术后螺旋CT三维重建
A. 90°右侧照；B. 45°右侧照；C. 正面照

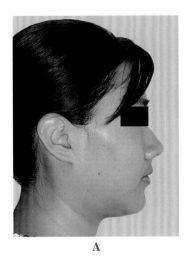
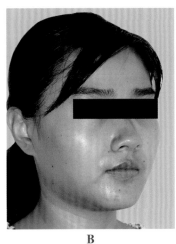
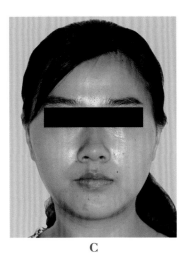

A　　　　　　　　　　　B　　　　　　　　　　　C

图8-6-10　双侧下颌角肥大患者术后面像
A. 90°右侧照；B. 45°右侧照；C. 正面照

病例七：半侧颌骨肥大畸形

1. 术前诊断：半侧颌骨肥大畸形

半侧颌骨肥大畸形患者术前面像、咬合照、螺旋CT三维重建如图8-7-1至图8-7-3所示。

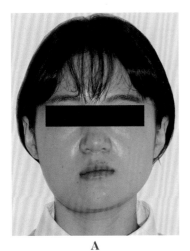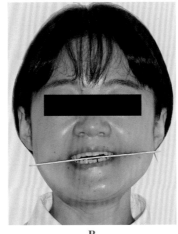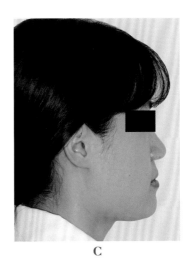

A　　　　　　　　**B**　　　　　　　　**C**

图8-7-1　半侧颌骨肥大畸形患者术前面像
A. 正面照；B. 咬合板猞平面照；C. 侧面照

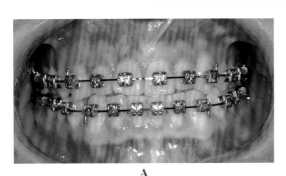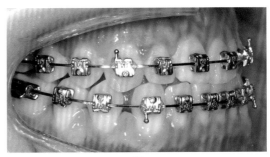

A　　　　　　　　**B**

图8-7-2　半侧颌骨肥大畸形患者术前咬合照
A. 正面照；B. 侧面照

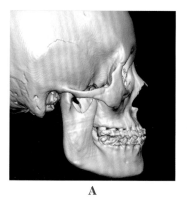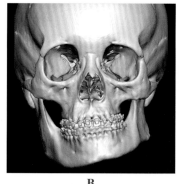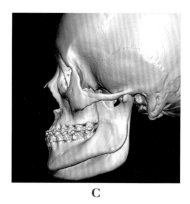

图8-7-3　半侧颌骨肥大畸形患者术前螺旋CT三维重建
A. 右侧照；B. 正面照；C. 左侧照

2. 手术方式

双侧上颌骨Le FortⅠ型骨切开旋转摆正术＋左侧下颌升支矢状劈开旋转摆正术＋右侧髁突部分切除术＋右侧下颌角及下颌下缘去骨成形术＋颏成形术。

3. 数字化手术设计

半侧颌骨肥大畸形患者数字化手术设计如图8-7-4至图8-7-11所示。

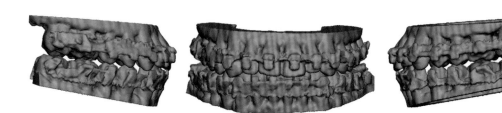

图8-7-4　半侧颌骨肥大畸形患者拟实现的终末咬合

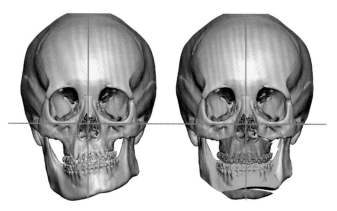

图8-7-5　半侧颌骨肥大畸形患者术前、术后正面对比

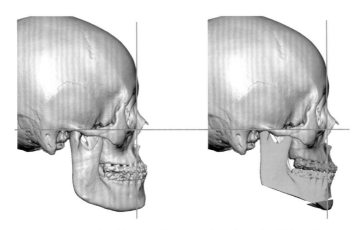

图8-7-6　半侧颌骨肥大畸形患者术前、术后侧面对比

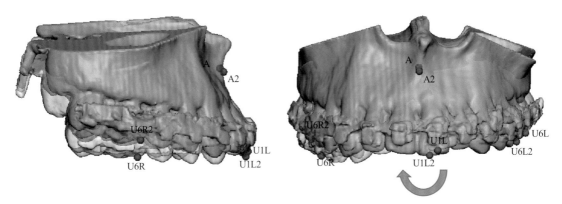

图8-7-7　半侧颌骨肥大畸形患者上颌移动前后对比（蓝色为术后，带后缀"2"为术后）

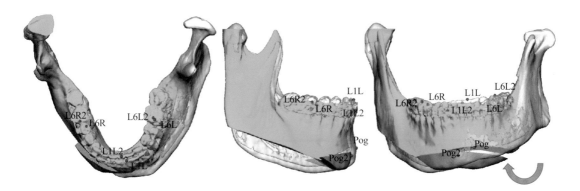

图8-7-8　半侧颌骨肥大畸形患者下颌移动前后对比（半透明为术前，带后缀"2"为术后）

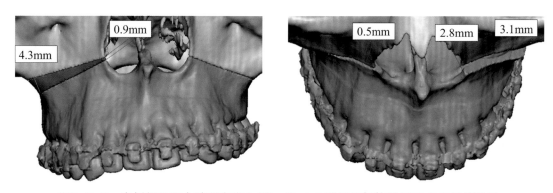

图8-7-9　半侧颌骨肥大畸形患者上颌Le Fort Ⅰ型骨切开旋转摆正术切骨线设计

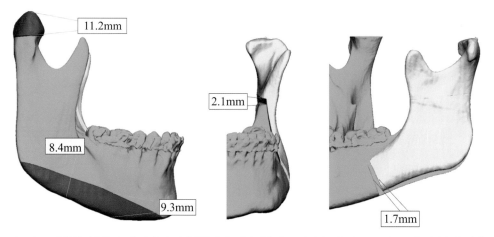

图8-7-10　半侧颌骨肥大畸形患者右侧髁突部分切除术、右侧下颌角及下颌下缘去骨成形术、左侧下颌升支矢状劈开旋转摆正术切骨线设计

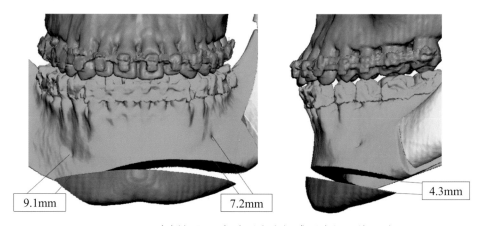

图8-7-11　半侧颌骨肥大畸形患者颏成形术切骨线设计

4. 数字化𬌗板与导板设计

半侧颌骨肥大畸形患者数字化𬌗板与导板设计、实物如图8-7-12至图8-7-14所示。

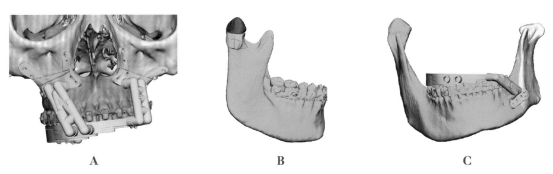

A   **B**   **C**

图8-7-12　半侧颌骨肥大畸形患者数字化𬌗板与导板设计

A. 上颌截骨定位导板、连接杆及引导板：定位上颌骨切开线，并预钻孔；B. 右侧髁突导板：定位髁突截骨线；C. 下颌截骨定位导板、连接杆及引导板：定位左侧下颌骨切开线，并预钻孔

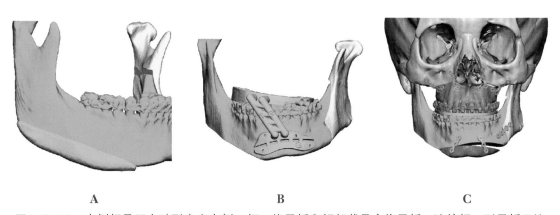

A   **B**   **C**

图8-7-13　半侧颌骨肥大畸形患者右侧下颌下缘导板和颏部截骨定位导板、连接杆、引导板及终末𬌗板

A. 右侧下颌下缘导板：定位右侧下颌下缘截骨线；B. 颏部截骨定位导板、连接杆及引导板：定位颏部切开线，并预钻孔；C. 终末𬌗板：定位下颌骨位置，预弯钛板固定

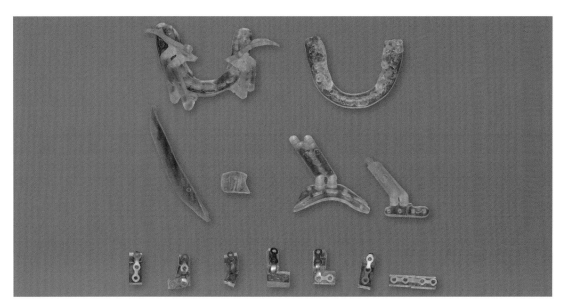

图8-7-14　半侧颌骨肥大畸形患者数字化𬌗板与导板实物

5. 术后效果

半侧颌骨肥大畸形患者术后效果如图8-7-15至图8-7-17所示。

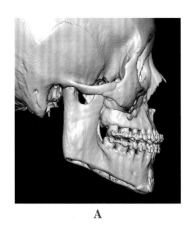 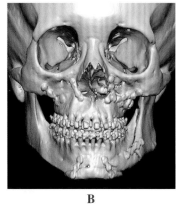 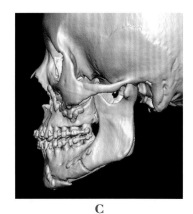

图8-7-15　半侧颌骨肥大畸形患者术后螺旋CT三维重建
A. 右侧照；B. 正面照；C. 左侧照

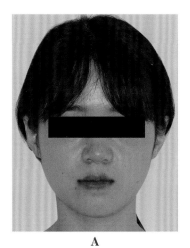 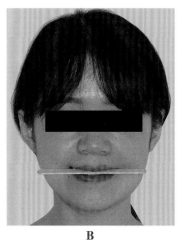 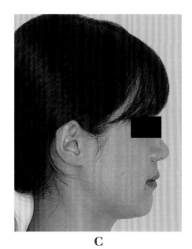

图8-7-16　半侧颌骨肥大畸形患者术后面像
A. 正面照；B. 咬合板秴平面照；C. 侧面照

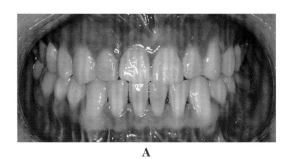 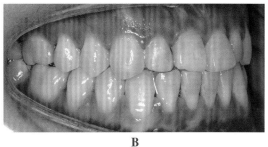

图8-7-17　半侧颌骨肥大畸形患者术后咬合照
A. 正面照；B. 侧面照

病例八：左侧髁突骨软骨瘤继发颌骨畸形

1. 术前诊断：左侧髁突骨软骨瘤继发颌骨畸形

左侧髁突骨软骨瘤继发颌骨畸形患者术前面像、咬合照、螺旋CT三维重建如图8-8-1 至图8-8-3所示。

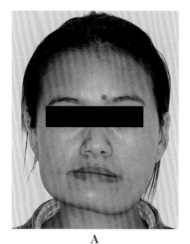
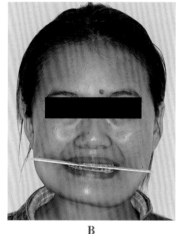
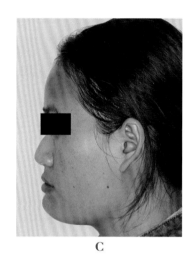

A   B   C

图8-8-1 左侧髁突骨软骨瘤继发颌骨畸形患者术前面像
A. 正面照；B. 咬合板殆平面照；C. 侧面照

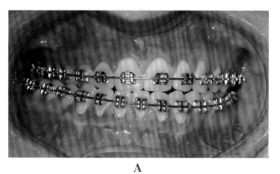
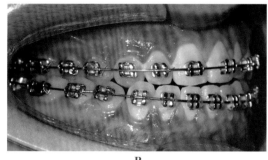

A   B

图8-8-2 左侧髁突骨软骨瘤继发颌骨畸形患者术前咬合照
A. 正面照；B. 侧面照

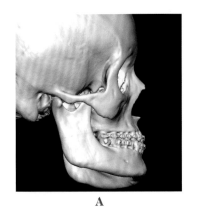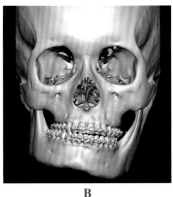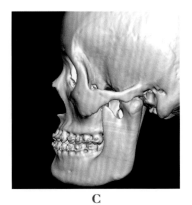

A　　　　　　　　　　**B**　　　　　　　　　　**C**

图8-8-3　左侧髁突骨软骨瘤继发颌骨畸形患者术前螺旋CT三维重建
A. 右侧照；B. 正面照；C. 左侧照

2. 手术方式

双侧上颌骨Le Fort Ⅰ型骨切开旋转摆正术 + 右侧下颌升支矢状劈开旋转摆正术 + 左侧髁突切除术 + 左侧下颌下缘去骨成形术 + 颏成形术。

3. 数字化手术设计

左侧髁突骨软骨瘤继发颌骨畸形患者数字化手术设计如图8-8-4至图8-8-11所示。

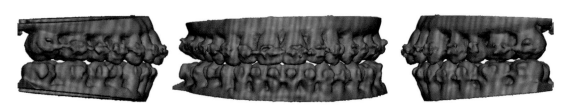

图8-8-4　左侧髁突骨软骨瘤继发颌骨畸形患者拟实现的终末咬合

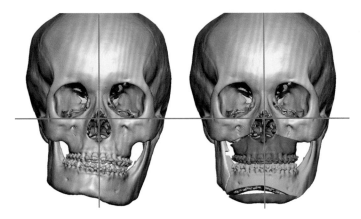

图8-8-5　左侧髁突骨软骨瘤继发颌骨畸形患者术前、术后正面对比

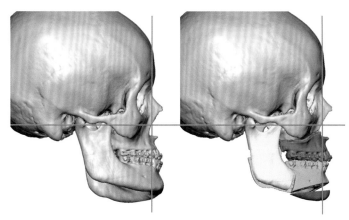

图8-8-6　左侧髁突骨软骨瘤继发颌骨畸形患者术前、术后侧面对比

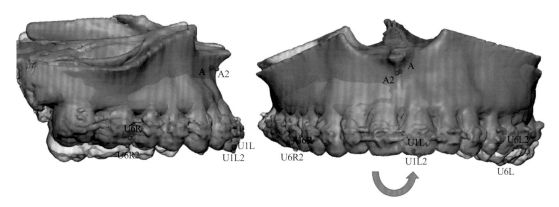

图8-8-7　左侧髁突骨软骨瘤继发颌骨畸形患者上颌移动前后对比（蓝色为术后，带后缀"2"为术后）

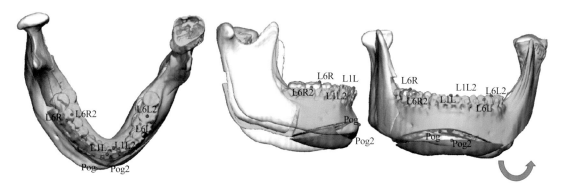

图8-8-8　左侧髁突骨软骨瘤继发颌骨畸形患者下颌移动前后对比（半透明为术前，带后缀"2"为术后）

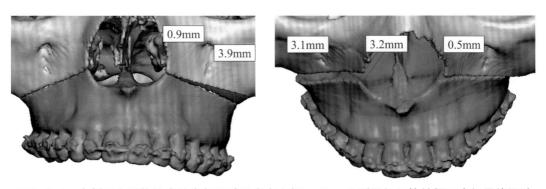

图8-8-9　左侧髁突骨软骨瘤继发颌骨畸形患者上颌Le Fort Ⅰ型骨切开旋转摆正术切骨线设计

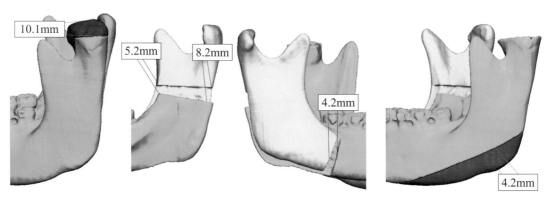

图8-8-10　左侧髁突骨软骨瘤继发颌骨畸形患者左侧髁突切除术、左侧下颌下缘去骨成形术及右侧下颌升支矢状劈开旋转摆正术切骨线设计

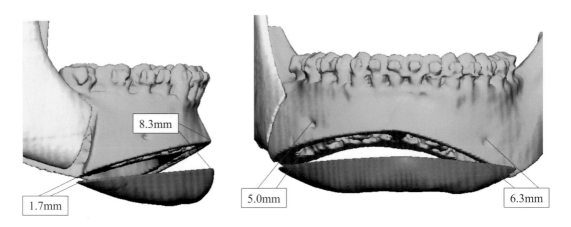

图8-8-11　左侧髁突骨软骨瘤继发颌骨畸形患者颏成形术切骨线设计

4. 数字化殆板与导板设计

左侧髁突骨软骨瘤继发颌骨畸形患者数字化殆板与导板设计、实物如图8-8-12至图8-8-14所示。

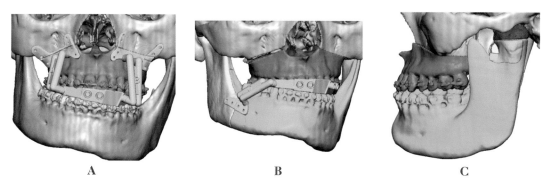

A   **B**   **C**

图8-8-12 左侧髁突骨软骨瘤继发颌骨畸形患者数字化殆板与导板设计
A. 上颌截骨定位导板、连接杆及引导板：定位上颌骨切开线，并预钻孔；B. 下颌截骨定位导板、连接杆及引导板：定位右侧下颌骨切开线，并预钻孔；C. 左侧髁突导板：定位髁突截骨线

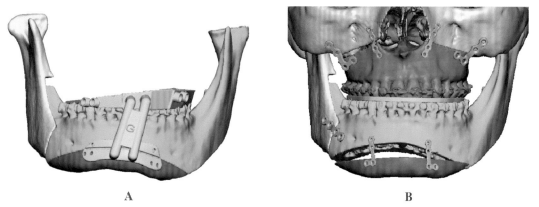

A   **B**

图8-8-13 左侧髁突骨软骨瘤继发颌骨畸形患者颏部截骨定位导板、连接杆、引导板及终末殆板
A. 颏部截骨定位导板、连接杆及引导板：定位颏部切开线，并预钻孔；B. 终末殆板：定位下颌骨位置，预弯钛板固定

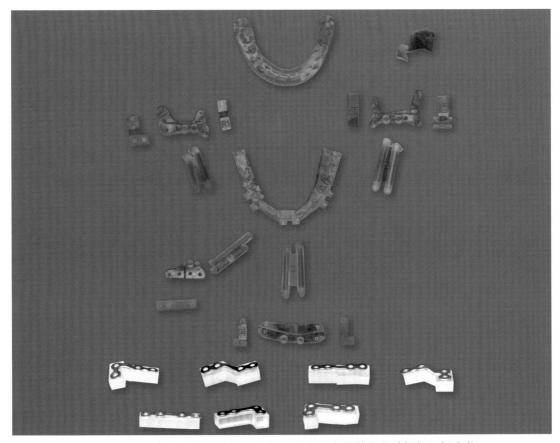

图8-8-14　左侧髁突骨软骨瘤继发颌骨畸形患者数字化𬌗板与导板实物

5. 术后效果

左侧髁突骨软骨瘤继发颌骨畸形患者术后效果如图8-8-15至图8-8-17所示。

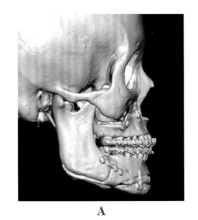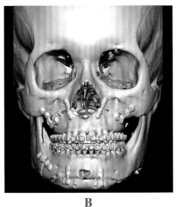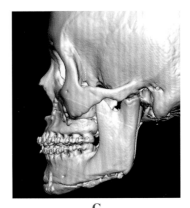

A　　　　　　　　　　　　B　　　　　　　　　　　　C

图8-8-15　左侧髁突骨软骨瘤继发颌骨畸形患者术后螺旋CT三维重建
A. 右侧照；B. 正面照；C. 左侧照

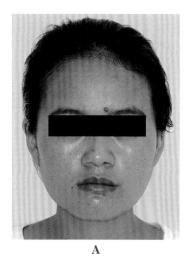 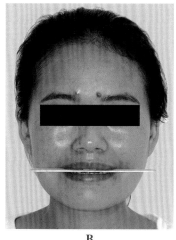 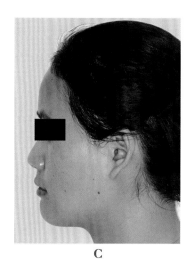

图8-8-16　左侧髁突骨软骨瘤继发颌骨畸形患者术后面像
A. 正面照；B. 咬合板𬌗平面照；C. 侧面照

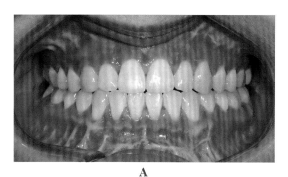 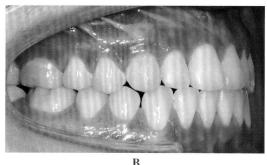

图8-8-17　左侧髁突骨软骨瘤继发颌骨畸形患者术后咬合照
A. 正面照；B. 侧面照

病例九：严重骨性开𬌗畸形

1. 术前诊断：严重骨性开𬌗畸形

严重骨性开𬌗畸形患者术前面像、咬合照、螺旋CT三维重建如图8-9-1至图8-9-3所示。

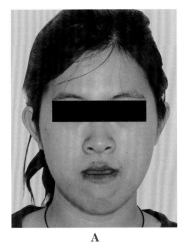
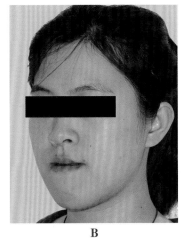
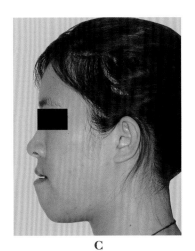

A   **B**   **C**

图8-9-1　严重骨性开牙合畸形患者术前面像
A．正面照；B．45°左侧照；C．90°左侧照

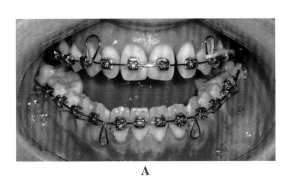
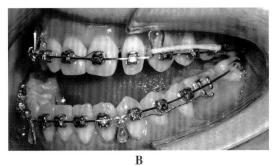

A   **B**

图8-9-2　严重骨性开牙合畸形患者术前咬合照
A．正面照；B．侧面照

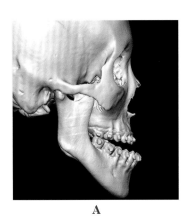
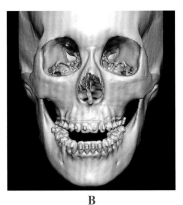
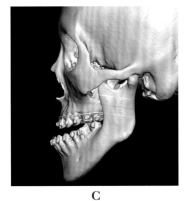

A   **B**   **C**

图8-9-3　严重骨性开牙合畸形患者术前螺旋CT三维重建
A．右侧照；B．正面照；C．左侧照

2. 手术方式

双侧上颌骨Le FortⅠ型骨切开上抬前移术＋双侧下颌升支矢状劈开旋转摆正后退术＋颏成形术。

3. 数字化手术设计

严重骨性开𬌗畸形患者数字化手术设计如图8-9-4至图8-9-11所示。

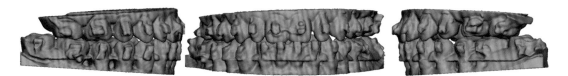

图8-9-4　严重骨性开𬌗畸形患者拟实现的终末咬合

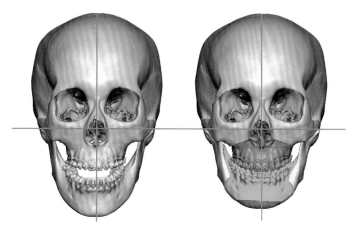

图8-9-5　严重骨性开𬌗畸形患者术前、术后正面对比

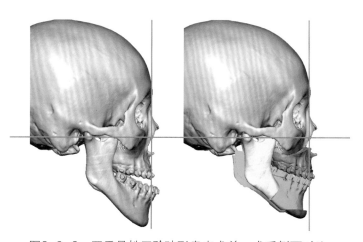

图8-9-6　严重骨性开𬌗畸形患者术前、术后侧面对比

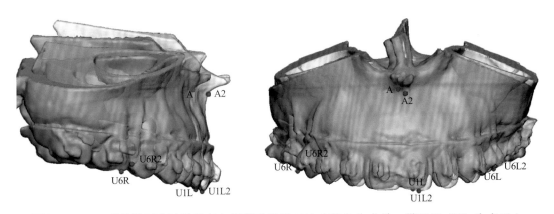

图8-9-7 严重骨性开𬌗畸形患者上颌移动前后对比（蓝色为术前，带后缀 "2" 为术后）

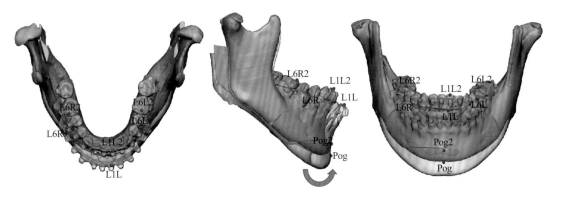

图8-9-8 严重骨性开𬌗畸形患者下颌移动前后对比（黄色为术前，带后缀 "2" 为术后）

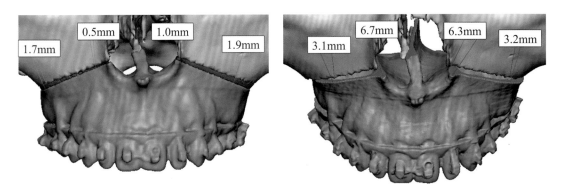

图8-9-9 严重骨性开𬌗畸形患者上颌Le Fort Ⅰ型骨切开上抬前移术切骨线设计

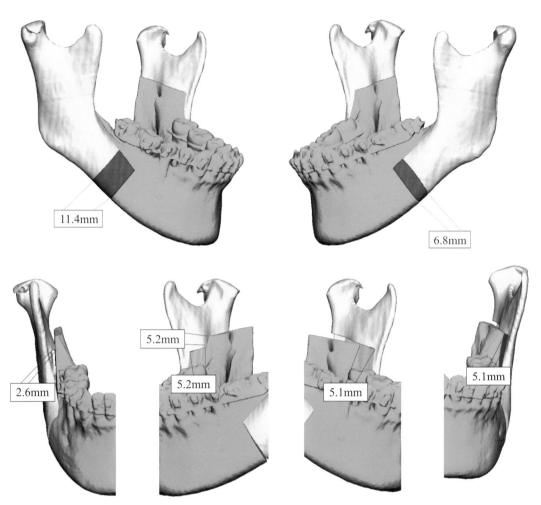

图8-9-10　严重骨性开𬌗畸形患者下颌升支矢状劈开旋转摆正后退术切骨线设计

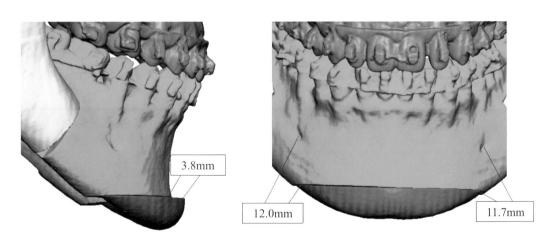

图8-9-11　严重骨性开𬌗畸形患者颏成形术切骨线设计

4. 数字化𬌗板与导板设计

严重骨性开𬌗畸形患者数字化𬌗板与导板设计、实物如图8-9-12、图8-9-13所示。

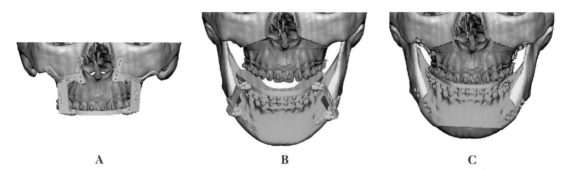

图8-9-12　严重骨性开𬌗畸形患者数字化𬌗板与导板设计
A. 上颌截骨定位导板、连接杆及引导板：定位上颌骨切开线，并预钻孔；B. 下颌截骨定位导板、连接杆及引导板：定位下颌骨切开线，并预钻孔；C. 终末𬌗板：定位终末下颌位置，预弯钛板固定颌骨

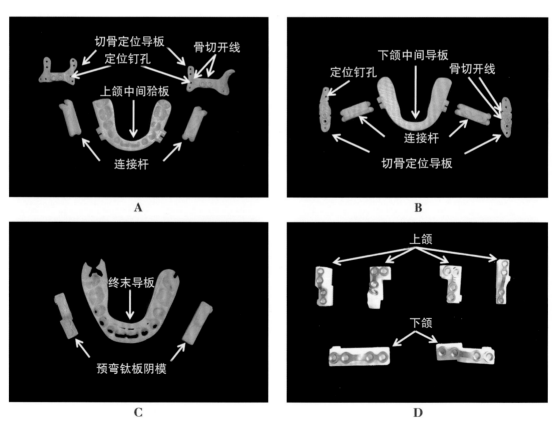

图8-9-13　严重骨性开𬌗畸形患者数字化𬌗板与导板实物
A. 上颌导板；B. 下颌导板；C. 预弯钛板阴模及终末导板；D. 预弯钛板及阴模

5. 术后效果

严重骨性开𬌗畸形患者术后效果如图8-9-14至图8-9-16所示。

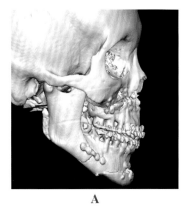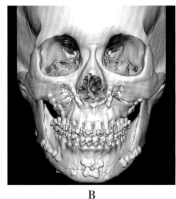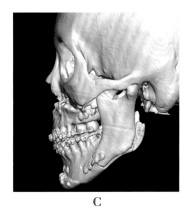

A   B   C

图8-9-14　严重骨性开𬌗畸形患者术后螺旋CT三维重建
A. 右侧照；B. 正面照；C. 左侧照

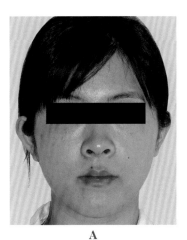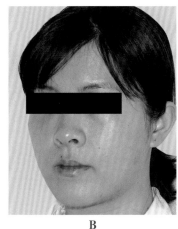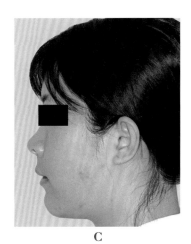

A   B   C

图8-9-15　严重骨性开𬌗畸形患者术后面像
A. 正面照；B. 45°左侧照；C. 90°左侧照

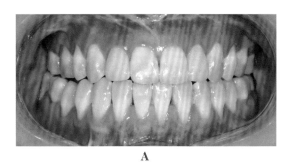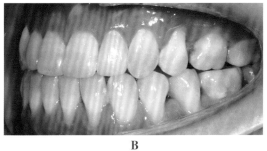

A   B

图8-9-16　严重骨性开𬌗畸形患者术后咬合照
A. 正面照；B. 侧面照

病例十：半侧颜面短小畸形（成人）

1. 术前诊断：半侧颜面短小畸形

半侧颜面短小畸形患者术前面像、咬合照、螺旋CT三维重建如图8-10-1至图8-10-3所示。

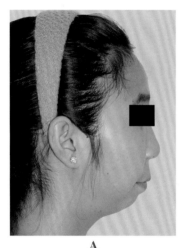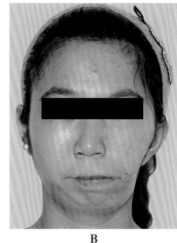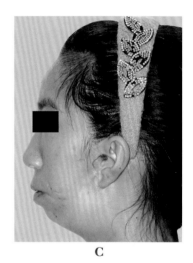

图8-10-1　半侧颜面短小畸形患者术前面像
A. 右侧照；B. 正面照；C. 左侧照

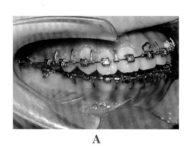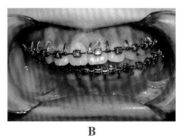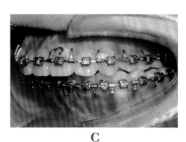

图8-10-2　半侧颜面短小畸形患者术前咬合照
A. 右侧照；B. 正面照；C. 左侧照

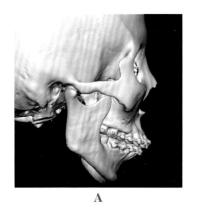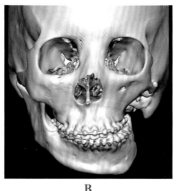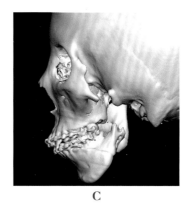

A　　　　　　　　　　　B　　　　　　　　　　　C

图8-10-3　半侧颜面短小畸形患者术前螺旋CT三维重建
A. 右侧照；B. 正面照；C. 左侧照

2. 手术方式

左侧肋骨肋软骨取出术＋左侧颞下颌关节肋骨肋软骨移植重建术＋左侧颧骨颧弓肋骨移植增高重建术＋右侧下颌升支矢状劈开旋转摆正术＋颏成形术。

3. 数字化手术设计

半侧颜面短小畸形患者数字化手术设计如图8-10-4至图8-10-10所示。

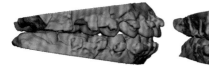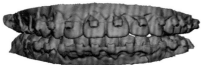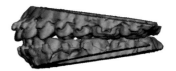

图8-10-4　半侧颜面短小畸形患者拟实现的终末咬合

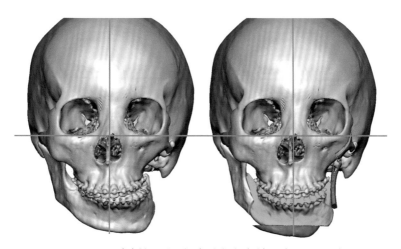

图8-10-5　半侧颜面短小畸形患者术前、术后正面对比

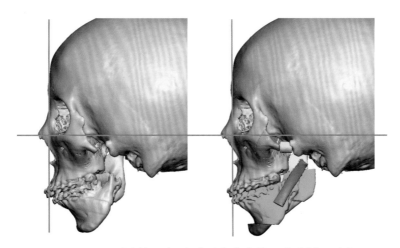

图8-10-6　半侧颜面短小畸形患者术前、术后侧面对比

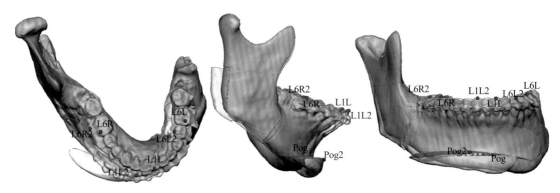

图8-10-7　半侧颜面短小畸形患者下颌移动前后对比（蓝色为术前，带后缀"2"为术后）

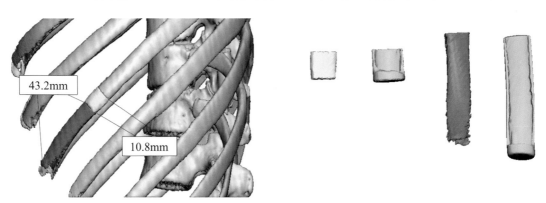

图8-10-8　半侧颜面短小畸形患者肋骨取骨设计

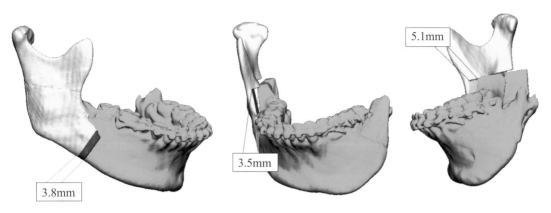

图8-10-9　半侧颜面短小畸形患者右侧下颌升支矢状劈开旋转摆正术切骨线设计

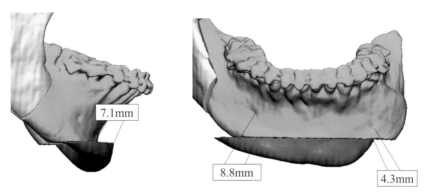

图8-10-10　半侧颜面短小畸形患者颏成形术切骨线设计

4. 数字化𬌗板与导板设计

半侧颜面短小畸形患者数字化𬌗板与导板设计、实物如图8-10-11至图8-10-13所示。

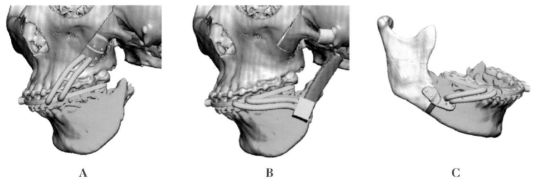

　　　　A　　　　　　　　　　　　B　　　　　　　　　　　　C

图8-10-11　半侧颜面短小畸形患者数字化𬌗板与导板设计
A. 左侧颧骨截骨定位导板、连接杆及引导板：定位颧骨切开线，并预钻孔；B. 左侧颞下颌关节肋骨肋软骨移植重建导板、连接杆及引导板：定位肋骨植入位置；C. 下颌截骨定位导板、连接杆及引导板：定位下颌骨切开线，并预钻孔

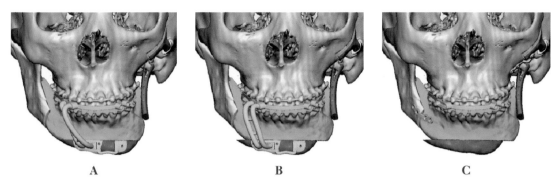

A   B   C

图8-10-12　半侧颜面短小畸形患者颏部数字化导板设计
A. 颏部截骨定位导板、引导板及第一套连接杆：定位颏部切开线；B. 第二套连接杆：定位颏部
终末位置；C. 预弯钛板：固定颏骨

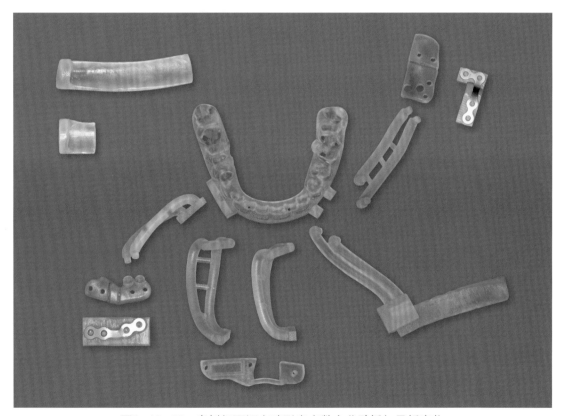

图8-10-13　半侧颜面短小畸形患者数字化殆板与导板实物

5. 术后效果

半侧颜面短小畸形患者术后效果如图8-10-14至图8-10-16所示。

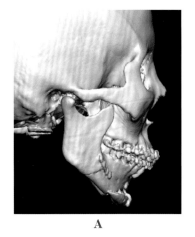
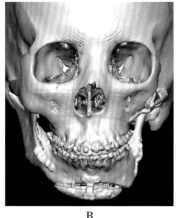
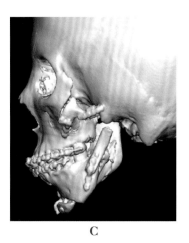

图8-10-14　半侧颜面短小畸形患者术后螺旋CT三维重建
A. 右侧照；B. 正面照；C. 左侧照

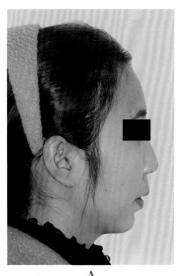
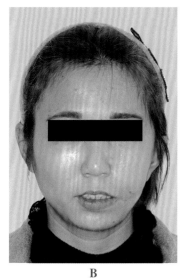
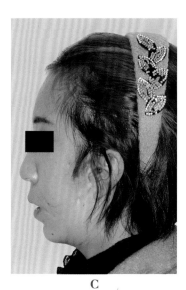

图8-10-15　半侧颜面短小畸形患者术后面像
A. 右侧照；B. 正面照；C. 左侧照

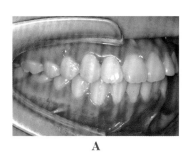
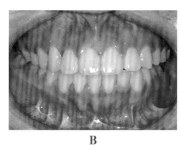
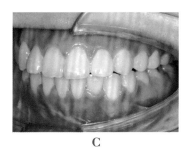

图8-10-16　半侧颜面短小畸形患者术后咬合照
A. 右侧照；B. 正面照；C. 左侧照

病例十一：半侧颜面短小畸形（儿童）

1. 术前诊断：半侧颜面短小畸形

半侧颜面短小畸形患者术前螺旋CT三维重建如图8-11-1所示。

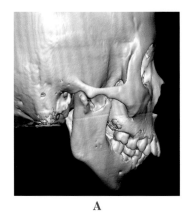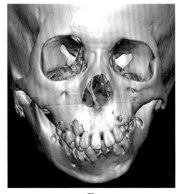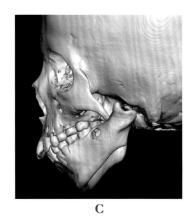

A　　　　　　　　　　　　**B**　　　　　　　　　　　　**C**

图8-11-1　半侧颜面短小畸形患者术前螺旋CT三维重建
A. 右侧照；B. 正面照；C. 左侧照

2. 手术方式

左侧下颌骨牵张器植入术 + 左侧下颌骨延长骨生成术。

3. 数字化手术设计

半侧颜面短小畸形患者数字化手术设计如图8-11-2至图8-11-5所示。

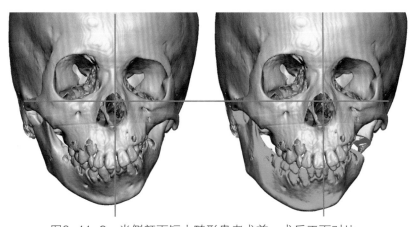

图8-11-2　半侧颜面短小畸形患者术前、术后正面对比

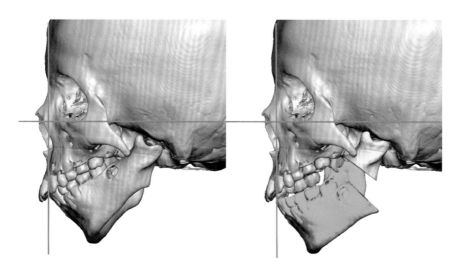

图8-11-3　半侧颜面短小畸形患者术前、术后侧面对比

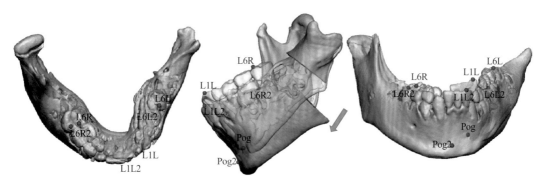

图8-11-4　半侧颜面短小畸形患者下颌移动前后对比（半透明为术前，带后缀"2"为术后）

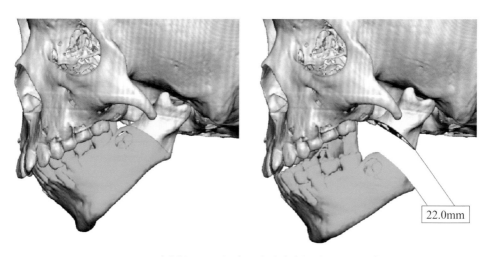

图8-11-5　半侧颜面短小畸形患者左侧下颌骨切骨线设计

4. 数字化导板设计

半侧颜面短小畸形患者数字化导板设计、实物如图8-11-6、图8-11-7所示。

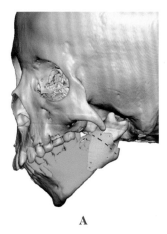 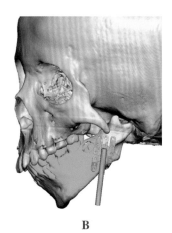

A   B

图8-11-6 半侧颜面短小畸形患者数字化导板设计
A. 下颌截骨定位导板：定位下颌骨切骨线，并预钻孔；B. 安放预弯牵张器

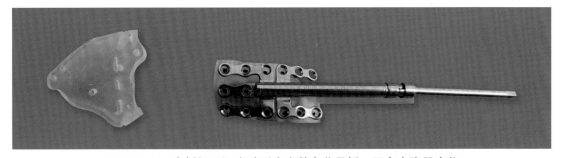

图8-11-7 半侧颜面短小畸形患者数字化导板、预弯牵张器实物

5. 术后效果

半侧颜面短小畸形患者术后效果如图8-11-8至图8-11-10所示。

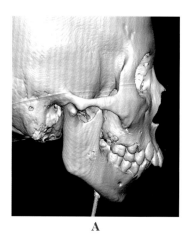
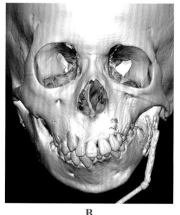
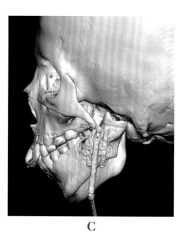

A　　　　　　　　　　**B**　　　　　　　　　　**C**

图8-11-8　半侧颜面短小畸形患者术后螺旋CT三维重建（牵张前）
A. 右侧照；B. 正面照；C. 左侧照

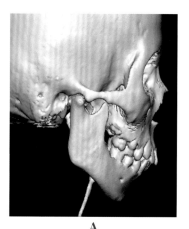
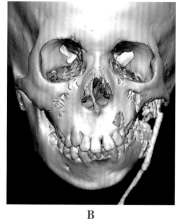
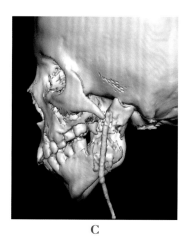

A　　　　　　　　　　**B**　　　　　　　　　　**C**

图8-11-9　半侧颜面短小畸形患者术后螺旋CT三维重建（牵张中）
A. 右侧照；B. 正面照；C. 左侧照

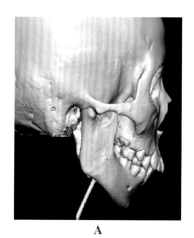
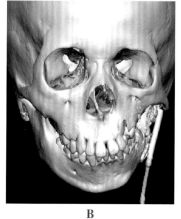
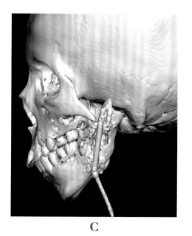

A　　　　　　　　　　**B**　　　　　　　　　　**C**

图8-11-10　半侧颜面短小畸形患者术后螺旋CT三维重建（牵张结束3个月）
A. 右侧照；B. 正面照；C. 左侧照

病例十二：颞下颌关节陈旧性脱位

1. 术前诊断：颞下颌关节陈旧性脱位

颞下颌关节陈旧性脱位患者术前螺旋CT三维重建如图8-12-1所示。

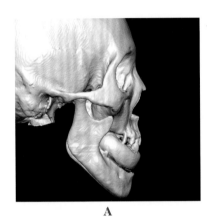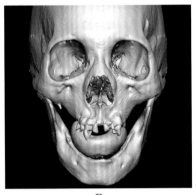

A　　　　　　　　　　　　B

图8-12-1　颞下颌关节陈旧性脱位患者术前螺旋CT三维重建
A. 右侧照；B. 正面照

2. 手术方式

颞下颌关节复位术 + 左侧下颌骨取出术 + 颞下颌关节前结节游离植骨术。

3. 数字化手术设计

颞下颌关节陈旧性脱位患者数字化手术设计如图8-12-2、图8-12-3所示。

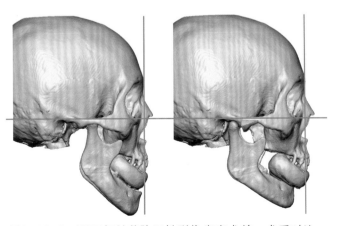

图8-12-2　颞下颌关节陈旧性脱位患者术前、术后对比

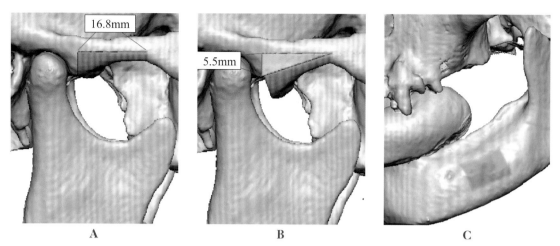

图8-12-3　颞下颌关节陈旧性脱位患者数字化手术设计
A. 关节结节前切骨线设计；B. 关节结节前植入移植骨块；C. 下颌骨体取骨设计示意图

4. 数字化导板设计

颞下颌关节陈旧性脱位患者数字化导板设计、实物如图8-12-4、图8-12-5所示。

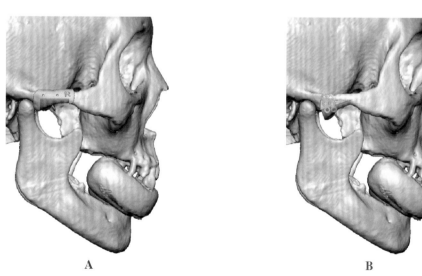

图8-12-4　颞下颌关节陈旧性脱位患者数字化导板设计
A. 截骨定位导板：定位关节前结节骨切开线；B. 预弯钛板固定

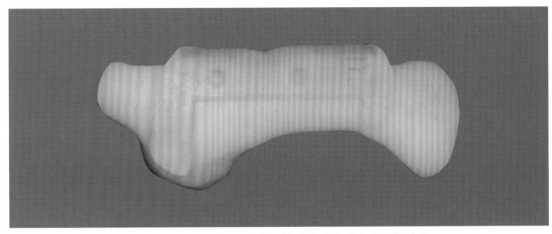

图8-12-5　颞下颌关节陈旧性脱位患者数字化导板实物

5. 术后效果

颞下颌关节陈旧性脱位患者术后效果如图8-12-6所示。

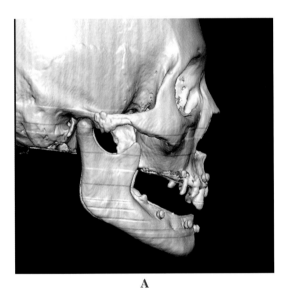

A

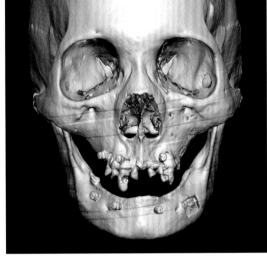

B

图8-12-6　颞下颌关节陈旧性脱位患者术后螺旋CT三维重建
A. 右侧照；B. 正面照

病例十三：左侧关节强直继发颌骨畸形

1. 术前诊断：左侧关节强直继发颌骨畸形

左侧关节强直继发颌骨畸形患者术前面像、咬合照、螺旋CT三维重建如图8-13-1至图8-13-3所示。

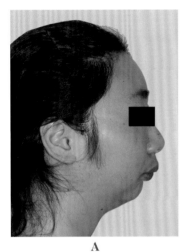
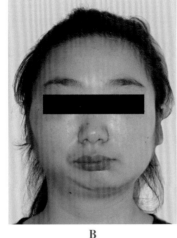
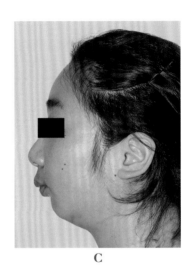

图8-13-1　左侧关节强直继发颌骨畸形患者术前面像
A. 右侧照；B. 正面照；C. 左侧照

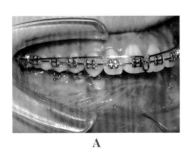
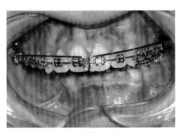
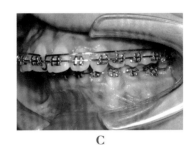

图8-13-2　左侧关节强直继发颌骨畸形患者术前咬合照
A. 右侧照；B. 正面照；C. 左侧照

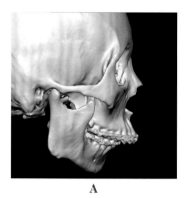
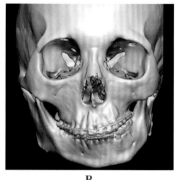
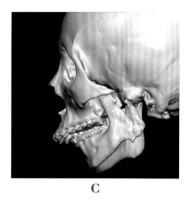

A　　　　　　　　　**B**　　　　　　　　　**C**

图8-13-3　左侧关节强直继发颌骨畸形患者术前螺旋CT三维重建

A. 右侧照；B. 正面照；C. 左侧照

2. 手术方式

一期手术：左侧下颌骨切开术＋牵张器植入术；二期手术：双侧上颌骨Le Fort Ⅰ型骨切开旋转摆正后退术＋右侧下颌升支矢状劈开旋转摆正后退术＋左侧下颌骨牵张器取出术＋颏成形术。

3. 一期数字化手术设计

左侧关节强直继发颌骨畸形患者一期数字化手术设计如图8-13-4至图8-13-7所示。

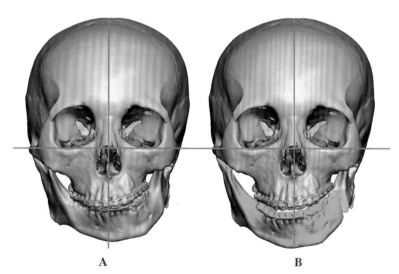

A　　　　　　　　　　　　　　　**B**

图8-13-4　左侧关节强直继发颌骨畸形患者一期术前、术后正面对比

A. 术前；B. 术后

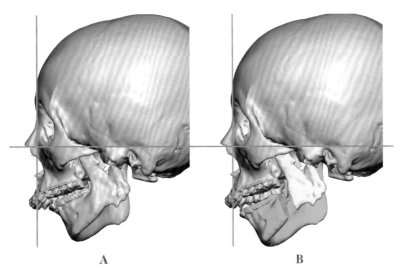

A **B**

图8-13-5 左侧关节强直继发颌骨畸形患者一期术前、术后侧面对比
A. 术前；B. 术后

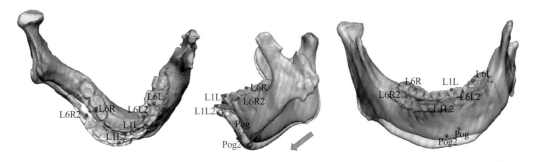

图8-13-6 左侧关节强直继发颌骨畸形患者一期下颌移动前后对比（蓝色为术前，带后缀 "2" 为术后）

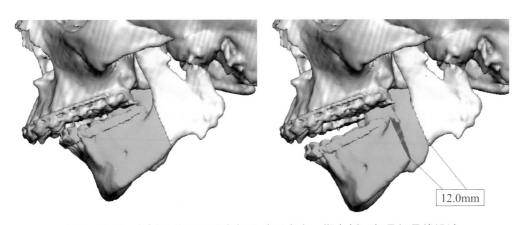

12.0mm

图8-13-7 左侧关节强直继发颌骨畸形患者一期左侧下颌骨切骨线设计

4. 一期数字化导板设计

左侧关节强直继发颌骨畸形患者一期数字化导板设计如图8-13-8所示。

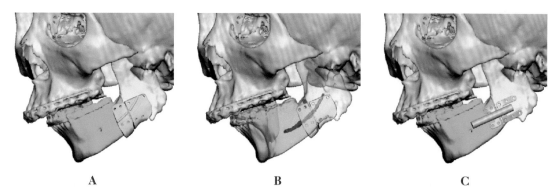

A   B   C

图8-13-8　左侧关节强直继发颌骨畸形患者一期数字化导板设计

A. 下颌截骨定位导板：定位下颌骨切骨线；B. 下颌截骨定位导板：避让重要神经血管；C. 预钻孔，安放预弯牵张器

5. 一期术后效果

左侧关节强直继发颌骨畸形患者一期术后效果如图8-13-9、图8-13-10所示。

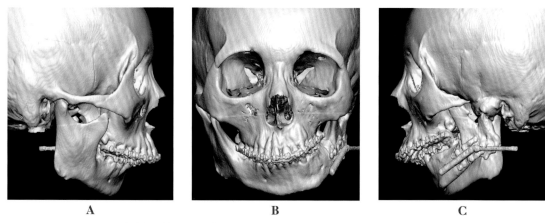

A   B   C

图8-13-9　左侧关节强直继发颌骨畸形患者一期术后螺旋CT三维重建（牵张前）

A. 右侧照；B. 正面照；C. 左侧照

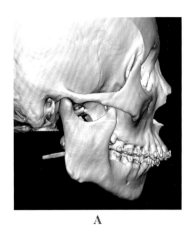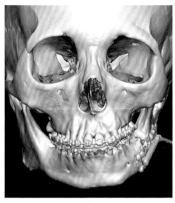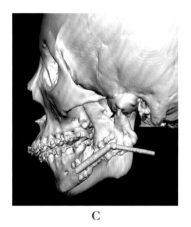

图8-13-10　左侧关节强直继发颌骨畸形患者一期术后螺旋CT三维重建（牵张结束）
A. 右侧照；B. 正面照；C. 左侧照

6. 二期数字化手术设计

左侧关节强直继发颌骨畸形患者二期数字化手术设计如图8-13-11至图8-13-18所示。

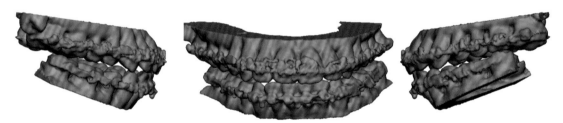

图8-13-11　左侧关节强直继发颌骨畸形患者二期拟实现的终末咬合

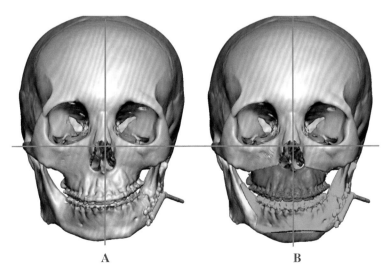

图8-13-12　左侧关节强直继发颌骨畸形患者二期术前、术后正面对比
A. 术前；B. 术后

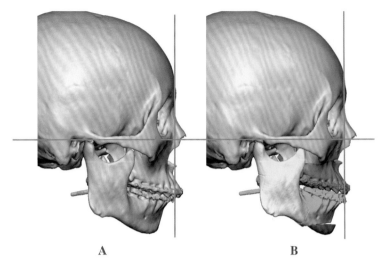

图8-13-13　左侧关节强直继发颌骨畸形患者二期术前、术后侧面对比
A. 术前；B. 术后

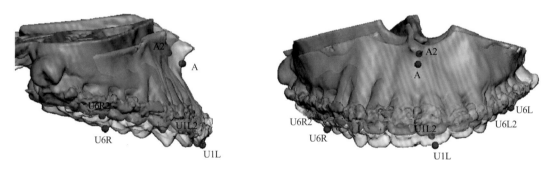

图8-13-14　左侧关节强直继发颌骨畸形患者二期上颌移动前后对比（黄色为术前，带后缀"2"为术后）

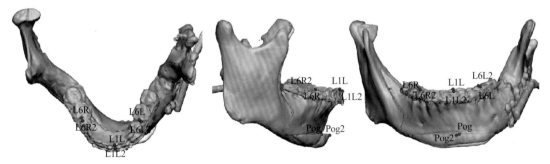

图8-13-15　左侧关节强直继发颌骨畸形患者二期下颌移动前后对比（蓝色为术前，带后缀"2"为术后）

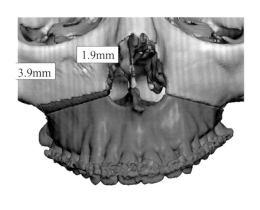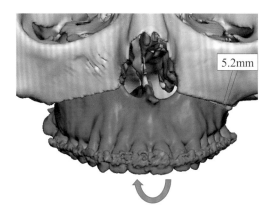

图8-13-16　左侧关节强直继发颌骨畸形患者二期上颌Le Fort Ⅰ型骨切开旋转摆正后退术切骨线设计

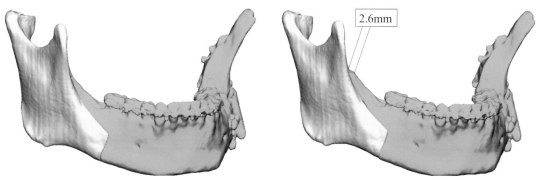

图8-13-17　左侧关节强直继发颌骨畸形患者二期下颌升支矢状劈开旋转摆正后退术切骨线设计

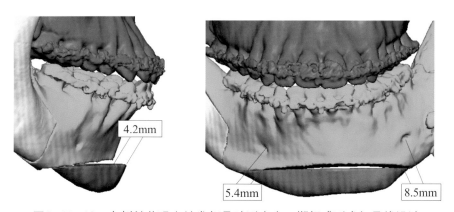

图8-13-18　左侧关节强直继发颌骨畸形患者二期颏成形术切骨线设计

7. 数字化𬌗板与导板设计

左侧关节强直继发颌骨畸形患者数字化𬌗板与导板设计、实物如图8-13-19、图8-13-20所示。

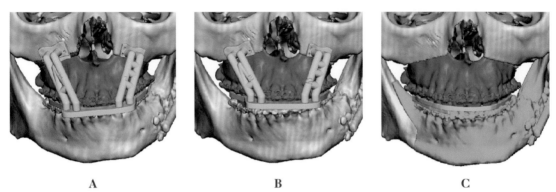

A   B   C

图8-13-19　左侧关节强直继发颌骨畸形患者数字化𬌗板与导板设计
A. 上颌截骨定位导板、引导板及第一套连接杆：定位上颌骨切开线；B. 第二套连接杆：定位上颌终末位置；C. 终末𬌗板：定位下颌

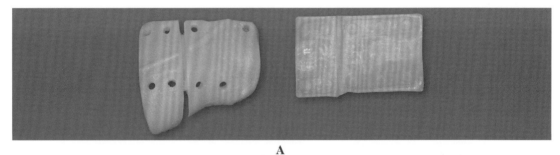

A

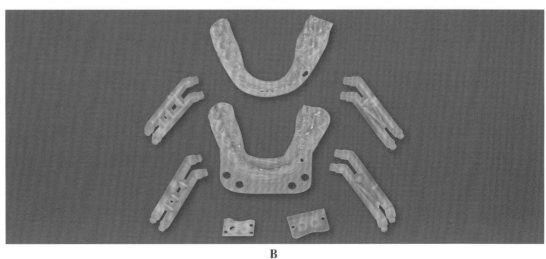

B

图8-13-20　左侧关节强直继发颌骨畸形患者数字化𬌗板与导板实物
A. 一期手术数字化导板实物；B. 二期手术数字化导板、𬌗板实物

8. 术后效果

左侧关节强直继发颌骨畸形患者术后效果如图8-13-21至图8-13-23所示。

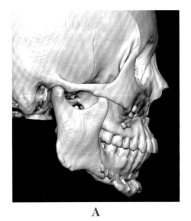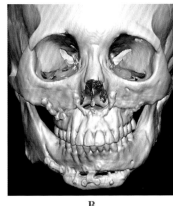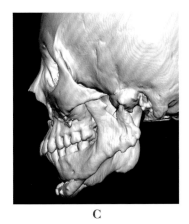

A   B   C

图8-13-21　左侧关节强直继发颌骨畸形患者术后螺旋CT三维重建
A. 右侧照；B. 正面照；C. 左侧照

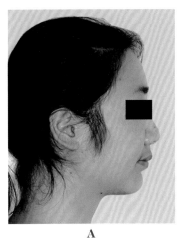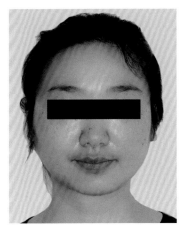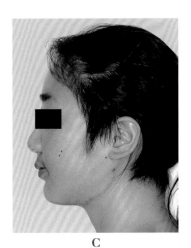

A   B   C

图8-13-22　左侧关节强直继发颌骨畸形患者术后面像
A. 右侧照；B. 正面照；C. 左侧照

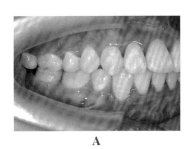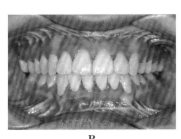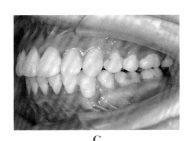

A   B   C

图8-13-23　左侧关节强直继发颌骨畸形患者术后咬合照
A. 右侧照；B. 正面照；C. 左侧照

病例十四：右侧关节强直继发颌面部畸形

1. 术前诊断：右侧关节强直继发颌面部畸形

右侧关节强直继发颌面部畸形患者术前面像、咬合照、螺旋CT三维重建如图8-14-1至图8-14-3所示。

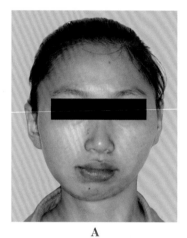 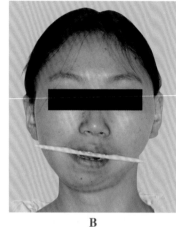 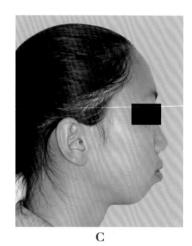

A   B   C

图8-14-1　右侧关节强直继发颌面部畸形患者术前面像
A. 正面照；B. 咬合板殆平面照；C. 侧面照

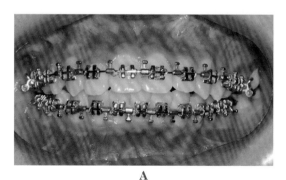 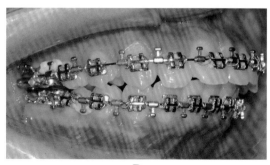

A   B

图8-14-2　右侧关节强直继发颌面部畸形患者术前咬合照
A. 正面照；B. 侧面照

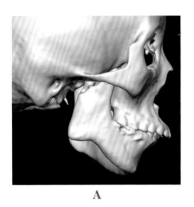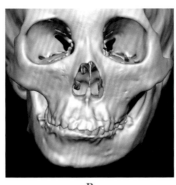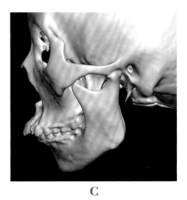

A   B   C

图8-14-3 右侧关节强直继发颌面部畸形患者术前螺旋CT三维重建
A. 右侧照；B. 正面照；C. 左侧照

2. 手术方式

双侧上颌骨Le Fort I 型骨切开旋转摆正术 + 双侧下颌升支矢状劈开旋转摆正术 + 颏成形术。

3. 数字化手术设计

右侧关节强直继发颌面部畸形患者数字化手术设计如图8-14-4至图8-14-11所示。

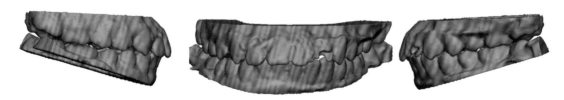

图8-14-4 右侧关节强直继发颌面部畸形患者拟实现的终末咬合

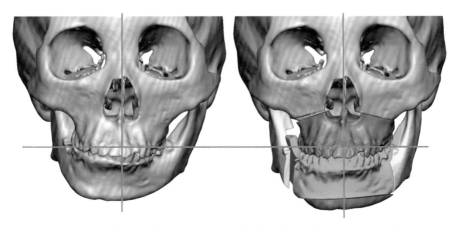

图8-14-5 右侧关节强直继发颌面部畸形患者术前、术后正面对比

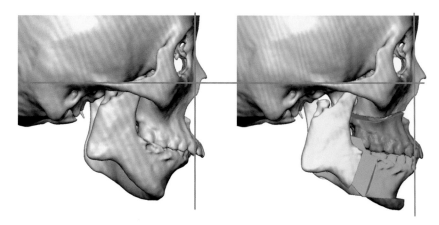

图8-14-6　右侧关节强直继发颌面部畸形患者术前、术后侧面对比

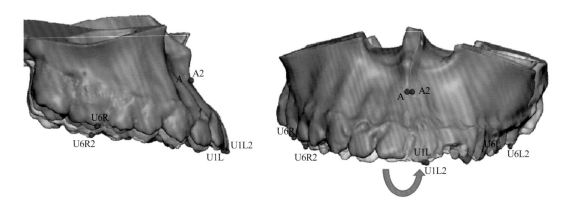

图8-14-7　右侧关节强直继发颌面部畸形患者上颌移动前后对比（蓝色为术前，带后缀"2"为术后）

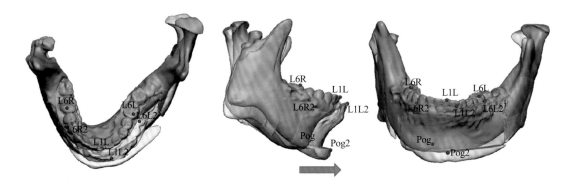

图8-14-8　右侧关节强直继发颌面部畸形患者下颌移动前后对比（蓝色为术前，带后缀"2"为术后）

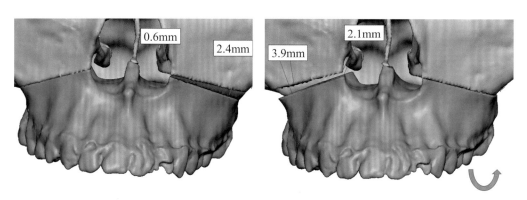

图8-14-9　右侧关节强直继发颌面部畸形患者上颌Le Fort Ⅰ型骨切开旋转摆正术切骨线设计

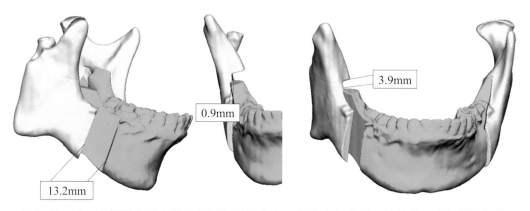

图8-14-10　右侧关节强直继发颌面部畸形患者下颌升支矢状劈开旋转摆正术切骨线设计

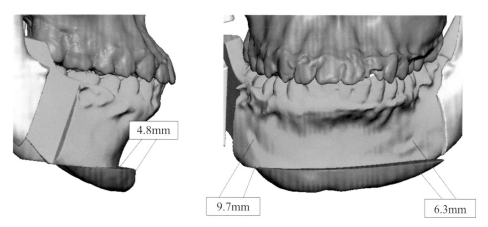

图8-14-11　右侧关节强直继发颌面部畸形患者颏成形术切骨线设计

4. 数字化殆板与导板设计

右侧关节强直继发颌面部畸形患者数字化殆板与导板设计、实物如图8-14-12至图8-14-14所示。

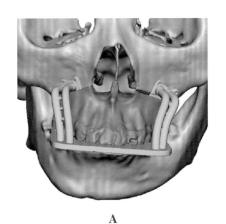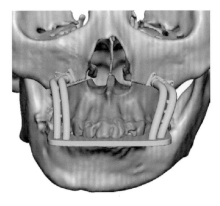

A　　　　　　　　　　　　　　　**B**

图8-14-12　右侧关节强直继发颌面部畸形患者数字化𬌗板与导板设计
A. 上颌截骨定位导板、引导板及第一套连接杆：定位上颌骨切开线；B. 第二套连接杆：定位上
颌终末位置

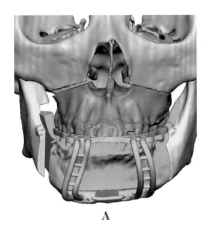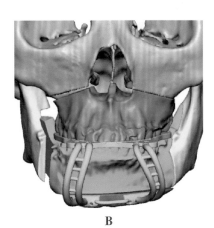

A　　　　　　　　　　　　　　　**B**

图8-14-13　右侧关节强直继发颌面部畸形患者颏部数字化𬌗板与导板设计
A. 颏部截骨定位导板、引导板及第一套连接杆：定位颏部切开线；B. 第二套连接杆：定位颏部
终末位置；终末𬌗板：定位下颌

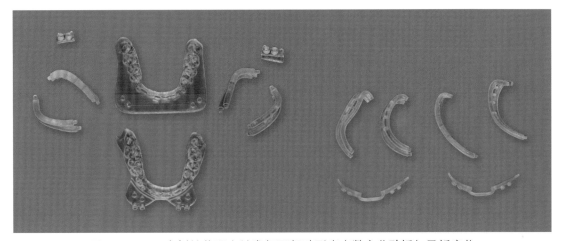

图8-14-14　右侧关节强直继发颌面部畸形患者数字化𬌗板与导板实物

5. 术后效果

右侧关节强直继发颌面部畸形患者术后效果如图8-14-15、图8-14-16所示。

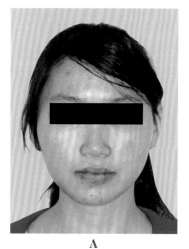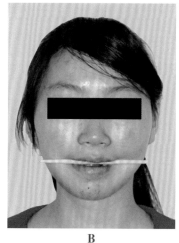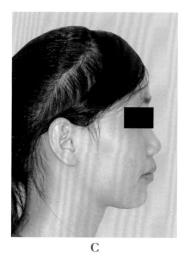

图8-14-15　右侧关节强直继发颌面部畸形患者术后面像
A. 正面照；B. 咬合板殆平面照；C. 侧面照

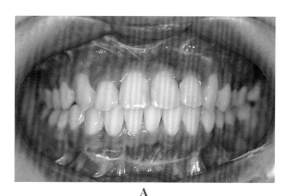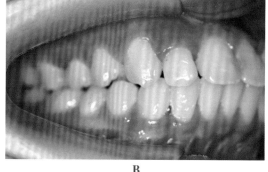

图8-14-16　右侧关节强直继发颌面部畸形患者术后咬合照
A. 正面照；B. 侧面照

病例十五：上下颌前突

1. 术前诊断：上下颌前突

上下颌前突患者术前面像、咬合照、螺旋CT三维重建如图8-15-1至图8-15-3所示。

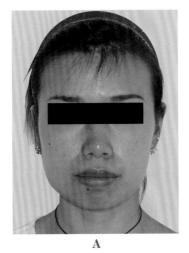
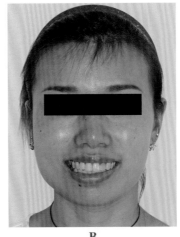
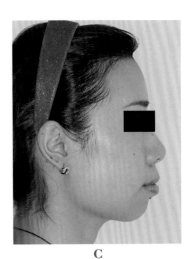

图8-15-1　上下颌前突患者术前面像
A. 正面照；B. 露龈照；C. 侧面照

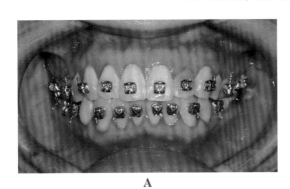
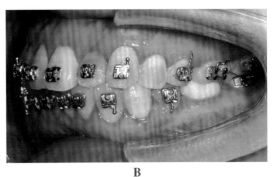

图8-15-2　上下颌前突患者术前咬合照
A. 正面照；B. 侧面照

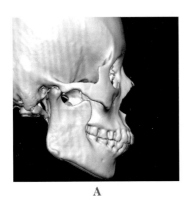
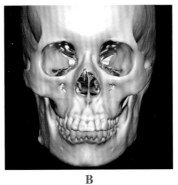
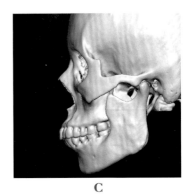

图8-15-3　上下颌前突患者术前螺旋CT三维重建
A. 右侧照；B. 正面照；C. 左侧照

2. 手术方式

上下颌骨前份根尖下截骨后退术＋双侧上下颌骨部分切除术＋14、24、34、44牙拔除术＋双侧下颌角去骨成形术＋颏成形术。

3. 数字化手术设计

上下颌前突患者数字化手术设计如图8-15-4至图8-15-8所示。

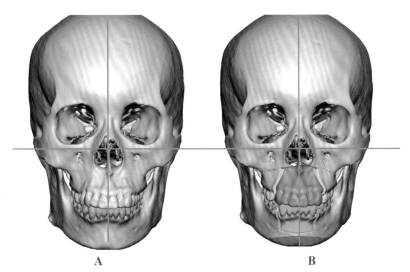

A   B

图8-15-4　上下颌前突患者术前、术后正面对比
A. 术前；B. 术后

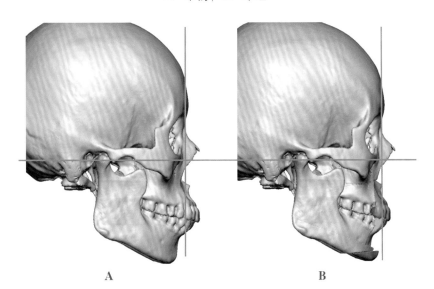

A   B

图8-15-5　上下颌前突患者术前、术后侧面对比
A. 术前；B. 术后

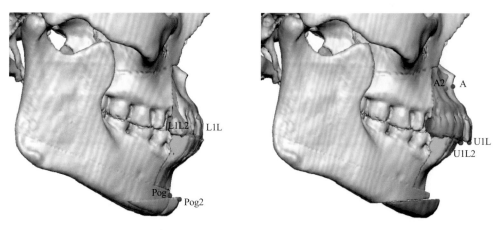

图8-15-6　上下颌前突患者上下颌移动前后对比（带后缀"2"为术后）

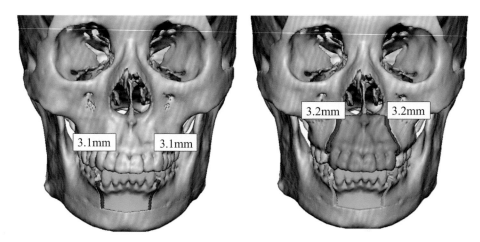

图8-15-7　上下颌前突患者上下颌骨前份根尖下截骨后退术切骨线设计

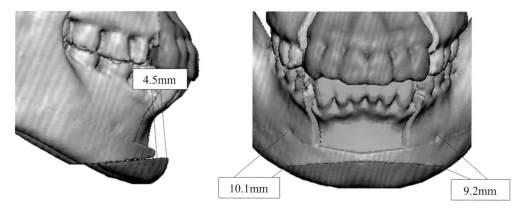

图8-15-8　上下颌前突患者颏成形术切骨线设计

4. 数字化𬌗板设计

上下颌前突患者数字化𬌗板设计、实物如图8-15-9、图8-15-10所示。

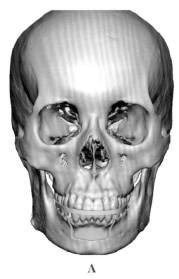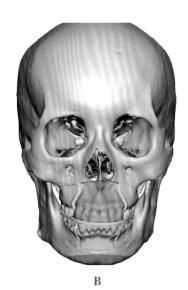

A　　　　　　　　　　　　　　　　　B

图8-15-9　上下颌前突患者数字化𬌗板设计
A. 中间𬌗板：定位下颌骨块位置；B. 终末𬌗板：定位上颌骨块位置

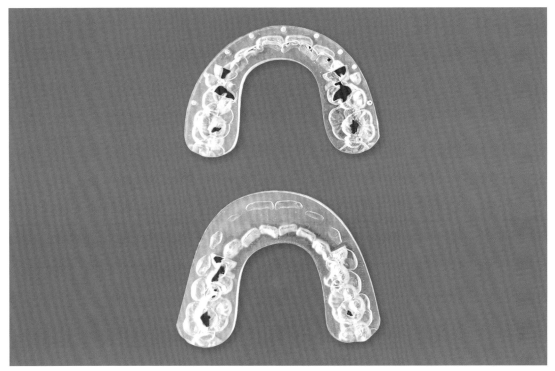

图8-15-10　上下颌前突患者数字化𬌗板实物

5. 术后效果

上下颌前突患者术后效果如图8-15-11至图8-15-13所示。

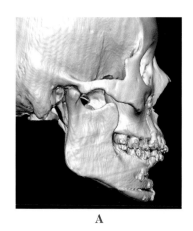
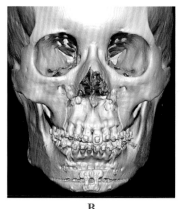
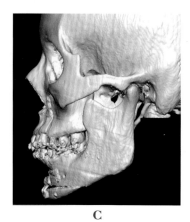

图8-15-11 上下颌前突患者术后螺旋CT三维重建
A. 右侧照；B. 正面照；C. 左侧照

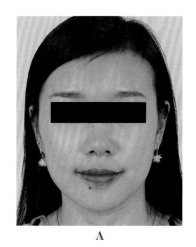
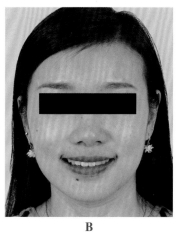
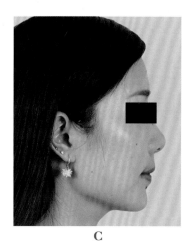

图8-15-12 上下颌前突患者术后面像
A. 正面照；B. 露龈照；C. 侧面照

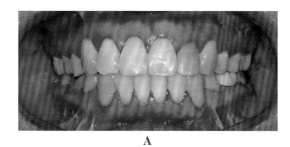
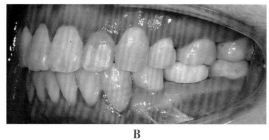

图8-15-13 上下颌前突患者术后咬合照
A. 正面照；B. 侧面照

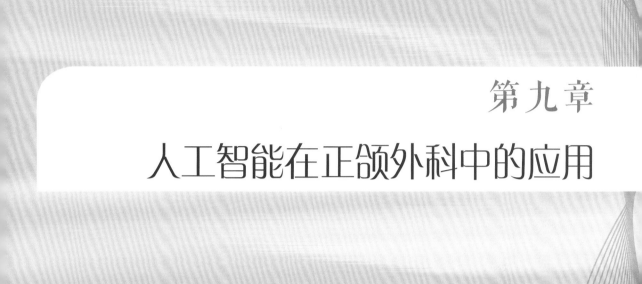

第九章

人工智能在正颌外科中的应用

近年来，正颌外科已经从传统的基于模型外科、二维平片测量分析及软组织可视化治疗目标（Visual treatment objective，VTO）设计预测模式，逐步转向基于计算机辅助设计与计算机辅助加工（Computer aided design/computer aided manufacturing，CAD/CAM）的数字化外科模式。数字化正颌外科在很大程度上弥补了传统正颌外科存在的不足，提升了诊断、手术的精确度和治疗效果，实现了手术方案的三维可视化呈现，并且在一定程度上实现了对术后效果的预测，是学科发展的客观趋势。但新技术也带来了一些新问题：①数字化技术使诊疗精确度提高，但数据堆积也使得数据分析更加困难；②诊疗精度的要求提高，需要医生在每个环节都付出更多的时间和精力，甚至进行烦琐、重复的劳动；③无法有效解决患者术前、术后面部形态的美学评价及术后软组织预测等复杂、受多因素干扰的问题。

人工智能（Artificial intelligence，AI）是研究、模拟和扩展人的智能的一门科学，近年来人工智能在医学领域得到广泛应用，使医学数据处理、临床辅助检测、图像识别、医学机器人和医学诊断等方面发生了巨大的变革。其中，人工智能在正颌外科的逐步应用，可能为上述问题提供理想的解决方案。本章主要介绍目前人工智能在正颌外科的相关研究和应用进展。

一、人工智能的基本概念和常用技术

人工智能是计算机科学的一个分支，旨在研究人类智能的本质，并据此生产出与人类智能相似的智能机器。该领域的研究包括机器学习（Machine learning，ML）、语言识别、图像识别、自然语言处理和专家系统等（图9-1-1）。人工智能系统由算法支撑，并使用机器学习和规则等技术，主要分为三类：不具备意识且只擅长单一领域操作的弱人工智能（Artificial narrow intelligence，ANI），具备初级意识、独立解决问题的能力且基本能像人类一样独立思考和快速学习的强人工智能（Artificial general intelligence，AGI），决策和解决问题的能力将远胜于人类的超人工智能（Artificial super intelligence，ASI）。ANI是迄今为止唯一成功实现的人工智能类型，如研究报道的肺结节识别、眼底病变识别及自动驾驶技术人脸识别等技术，实际上都处于ANI阶段。

机器学习是人工智能研究的重要组成部分，目前医学领域所取得的很多研究成果都运

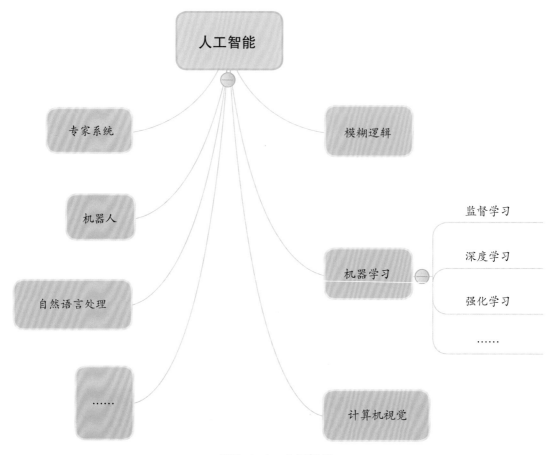

图9-1-1 人工智能

用到了机器学习。机器学习是指让计算机来分析数据并从中学习，然后对真实世界中的事件做出预测和决策。与传统的为解决特定任务、硬编码的软件程序不同，机器学习通过大量的数据来自我"训练"，生成各种算法并根据反馈不断改进，进而学习如何完成任务。机器学习中传统的算法包括决策树、贝叶斯分类、支持向量机等，这些算法在一些领域已经基本达到了商业化的要求。目前机器学习的进一步发展方向是深度学习（Deep learning，DL）。

深度学习是近年来机器学习领域的研究热点之一，其在语音和图像识别方面的效果，远远超过传统的机器学习技术。其实许多年前就有人提出深度学习的概念，但由于训练数据量不足、计算能力落后，最终的效果不尽如人意。随着计算机技术的发展，依靠大量的数据和深度学习算法的迭代升级，人工智能在包括医学在内的许多领域不断发展，取得了许多重大研究成果。

深度学习同样需要大量的数据进行训练才能有较好的结果，而且所能解决的问题非常有限，无法真正如人类一样进行联想和推理，因此在可以预见的将来，人工智能驱动的正颌外科仍将以医生为诊疗的核心，计算机在该过程中主要起到辅助作用。

二、人工智能在正颌外科中的应用

（一）图像识别在头影测量中的应用

标准彩色照片和影像学检查图像分析是正颌外科诊疗过程中的重要参考依据。基于深度学习的图像识别技术，是目前人工智能在正颌外科中的主要应用技术。

二维的正位片、侧位片是正颌外科医生进行容貌分析及手术方案设计的重要参考工具，但是头影测量的过程比较费时，需要医生进行枯燥的重复劳动，而运用人工智能辅助医生进行头影测量，可以极大地提高临床医生的工作效率。二维图像更有利于计算机处理，同时患者的数据量更多，所以这方面的研究相对较多，且普遍取得了比较理想的应用效果。构建算法的常见思路有两种：一种是通过建立有代表性的数据库，将新数据与数据库中的数据进行匹配来实现标志点的自动识别，如Vasamsetti等采用这种方法，对60张有代表性的侧位片进行标注，建立了数据库，测试了16个硬组织和8个软组织标志点，结果表明所有标志点的识别误差均小于3mm，平均误差在2mm左右，基本能够满足临床需要；另一种是对大量的样本进行标注，通过深度学习标志点图像特征来实现标志点的自动识别，如Kim等通过对2075张医生标注过的侧位片进行学习建立算法，实现了对23个软硬组织标志点的自动识别，其平均误差为1.37mm ± 1.79mm。此外，以Uceph®等为代表的自动头影测量软件已经取得比较好的效果，开始了商业化应用。

三维头影测量以CT数据作为研究对象，CT中包含更多的临床信息，有助于更准确地对患者的牙颌面畸形进行诊断。三维头影测量的关键是对颅颌面特定解剖标志点进行识别和获取坐标。三维头影测量涉及的标志点比CT更多，标注过程更繁杂，是人工智能的绝佳应用场景。近年来有关自动三维头影测量的研究很多，报道显示，自动三维头影测量对三维标志点的识别与专家标注标志点平均误差普遍达到0.5-5.0mm水平，基本满足了临床应用的需要，具有良好的应用前景。

目前的文献研究所采用的标志点自动识别方式主要有以下两类：

第一类是基于知识的数学描述方法，主要通过曲线上最凸点、最凹点这样的数学特征来识别标志点。尽管相关研究实现了标志点自动识别误差在2mm范围内，但由于特征提取方法的限制，其可扩展性需要进一步检验。

第二类研究采用的方法与二维平片中建立参考数据库的思路类似。有的研究先选取部分具有代表性的样本数据进行人工标注并建立数据库，再将后续数据与数据库中的数据进行对比，实现自动标注。也有的研究采用基于学习的方法来实现标志点特征的学习和自动识别。这类方法又可分为两个亚类：①使用统计方法将图像形状、从训练图像中提取的变形模式或图形表示与测试图像关联起来；②机器学习方法，使用训练数据来学习定位标志点的位置，无需明确编程来执行这项任务。但由于以上研究中三维标志点数量多、不同研究中纳入的标志点不尽相同，且在患者选择等方面存在偏倚风险，因此研究得出的结果可能过于乐观。这些算法的稳定性需要在具有挑战性的临床工作中进行更多的测试，才有可能广泛地应用于实际临床中。

（二）图像识别在正颌外科诊断中的应用

头影测量的最终目的是获得能够描述患者面部形态的点、线、面和角度数据，用来辅助医生进行客观的临床诊断，分析患者是否有牙颌面畸形。一些研究直接对患者的影像资料特征进行分析，从而对牙颌面畸形进行诊断。如Niño-Sandoval等以哥伦比亚人作为主要研究对象进行了两项研究，均采用传统机器学习方法（支持向量机），实现了对颌面部骨骼类型的分类，其准确率达70%以上。2020年，Yu和Lee等分别报道了各自基于头颅侧位片的牙颌面畸形自动诊断系统的研究进展。这两项研究均采用深度学习中的卷积神经网络算法，通过大样本量的训练，实现对牙颌面畸形的自动诊断，且综合准确率均达到95%以上。其中Lee等主要对牙性畸形和骨性畸形进行了分类，而Yu等的研究更进一步地实现了对牙颌面畸形类型的分类，其过程更加简单。

除此之外，也有个别研究从其他方面进行牙颌面畸形的自动诊断分类。Choi等将头影测量项目及具体数值，以及专家给出的牙颌面畸形类型作为输入源通过机器学习，并最终使用专家诊断结果与自动诊断结果对比评价模型诊断准确率。该模型对手术/非手术的诊断成功率为96%，对选择手术类型的详细诊断成功率为91%。

在正颌外科自动诊断的相关研究中，患者的面部照片经常用作研究对象：Jeong等的研究即采用卷积神经网络算法对就诊患者的面部照片进行学习，根据软组织轮廓来判断患者是否需要接受正颌外科手术，其准确率为89.3%，精确度、召回率和F1分数分别为91.2%、86.7%和0.889，证明该系统仅凭面部照片就能相对准确地判断哪些患者需要接受正颌外科手术。

（三）人工智能在正颌外科手术后效果预测中的应用

正颌外科手术会极大地改变患者面部容貌，术后面型究竟会如何变化是每个患者都非常关心的问题。以往对于正颌外科手术后面型变化的预测多采用VTO法。该方法具有较大的随意性，不能准确预测，同时也只能描述患者的侧貌变化，仅能作为医患沟通时的参考。近年来，关于人工智能在正颌外科手术后面型变化预测中的应用的研究逐渐增多。Patcas等同样采用卷积神经网络算法，对50万张图片进行了年龄估计训练，并对1700万张图片进行了吸引力评分，生成训练模型，并用该模型对患者治疗前后的照片进行评分。与专家的分析结果相比，外观改善的符合率为66.4%，治疗后外貌吸引力变化符合率为74.7%。

Knoops等首次提出了基于机器学习的软组织预测模型。该模型通过机器学习大量牙颌面畸形患者和正常人群的三维软组织面相，灵敏度达95.5%，特异性达95.2%，模拟手术结果的平均精确度为1.1mm ± 0.3mm，具有较好的临床应用前景。

（四）正颌外科中其他人工智能相关研究

有部分文献报道采用人工智能解决正颌外科中出现的其他问题。Yeom等基于流体力学技术，通过机器学习分析气道几何形状与气动特征关系，为准确诊断和有效手术提供了定量标准。结果表明，通过分析CT影像、气道形状模型，可以将阻塞性睡眠呼吸暂停（Obstructive sleep apnea，OSA）分为轻度、中度和重度，准确率达到了82.5%。

Stehrer等则建立了正颌外科围手术期失血量预测模型。该模型对失血量的预测值与实际出血量的差值为7.4mL ± 172.3mL。

也有研究通过人工智能的方法实现对CT中伪影的去除。Minnema等建立了基于卷积神经网络的算法，可以去除CBCT中骨组织三维重建时伪影的干扰，可以较为准确地将骨组织与伪影区分开。

三、人工智能在正颌外科中的研究进展

目前，大多数将人工智能应用于正颌外科的研究都是针对临床上某个单一问题，对临床起辅助作用，这是现阶段弱人工智能发展的客观局限性。同时现有的研究比较分散，如部分研究仅仅集中在术前影像资料的分析，而没有贯穿整个正颌外科的诊疗过程。而且，现有研究还存在实验设计偏倚、纳入数据不全面及标注数据质量稳定性差等问题。

基于以上问题，尝试将人工智能更广泛地应用于正颌外科诊疗的全过程，希望正颌外科学可以更进一步从数字化向智能化发展，为提升诊疗效果、为更多牙颌面畸形患者提供服务做出一点贡献。

（一）自动定点

自动定点的基础是人类颅骨、牙列的相似性，其是利用点云配准和微分几何学的方法，实现由粗到精的自动识别和自动配准（图9-3-1）。其中自动配准流程包括对不重叠点云的自动配准和重叠点云的自动配准，有利于处理任意位置和姿态的目标颅骨模型。由配准结果得到粗略识别后的标志点，再基于微分几何学计算出点的高阶微分几何属性，从而准确地刻画标志点的局部信息，实现标志点的精确识别。按照纳入标准选取一定数量模型，标注标志点后将其处理成基准颅骨模型，使用迭代最近点（Iterative closest points，ICP）算法，将目标颅骨模型向基准颅骨模型靠近，应用统计学判断与目标颅骨模型最相似的基准颅骨模型，以此获取标志点的粗略位置，而后使用微分几何学等获取坐标系点的精确位置，再次摆正颅骨模型位置，然后继续使用微分几何学获取其余标志点的精确位置（图9-3-1）。

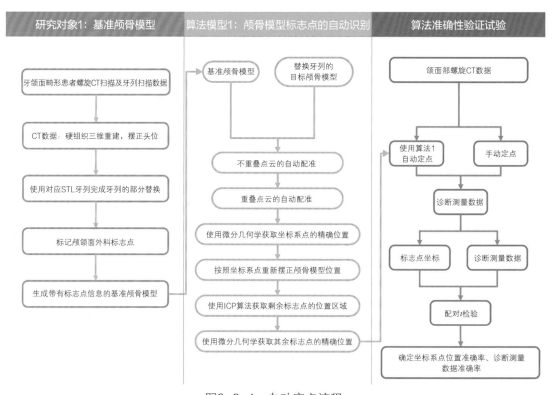

图9-3-1 自动定点流程

1. 基准颅骨模型的建立

为了纳入基准颅骨模型，研究选取就诊患者的检查资料，按照不同年龄段14-18岁/18-40岁、正常/骨性Ⅱ类错𬌗畸形/骨性Ⅲ类错𬌗畸形/骨性不对称畸形、男/女进行分类，一共收集32例头部螺旋CT的DICOM数据及相应的牙列数据；将DICOM数据进行重建，手动分割颌骨，使用STL格式的石膏牙列替换颅骨CT中的牙列，获得的颅骨模型即为基准颅骨模型（图9-3-2）。

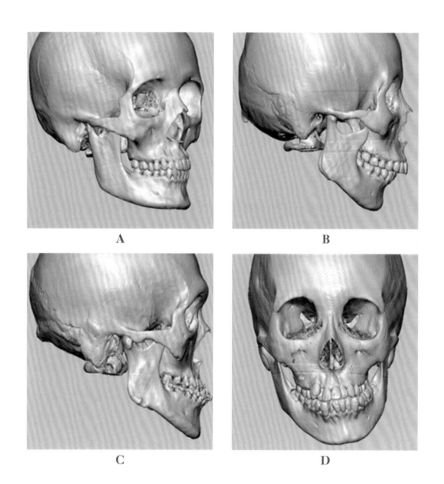

A

B

C

D

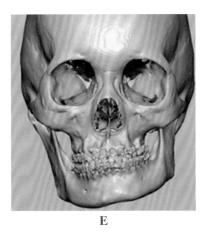
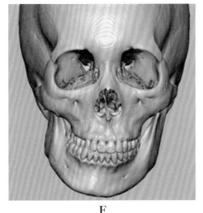

E   F

图9-3-2　基准颅骨模型

A. 正常基准颅骨模型；B. 骨性Ⅱ类错𬌗畸形基准颅骨模型；C. 骨性Ⅲ类错𬌗畸形基准颅骨模型；D-F. 骨性不对称畸形基准颅骨模型

2. 不重叠点云的配准

在进行配准时，由于不同螺旋CT机器空间坐标系设置有差异，目标颅骨模型与基准颅骨模型可能出现没有重叠或者重叠区域很小的情况，所以需要对不重叠点云进行自动配准，主要使用基于特征点的配准算法。

需要明确的是，特征点不是标志点。特征点是图形图像领域的一个概念，而标志点是医学领域的一个概念。特征点是计算机软件根据特定规则自动选择的点，这些点可能并没有直接的医学含义，常用的特征点有SIFT、SURF等。

正因为特征点和标志点不同，所以提取特征点的方法一般不能直接用来识别标志点，特征点的主要用途就是帮助不重叠点云进行配准。配准时，首先是自动提取特征点，然后根据特征量进行特征点的匹配，以找到匹配的点对：$\langle x, x' \rangle$，$x \in \Omega$，$x' \in \Psi$，其中 Ω 代表目标颅骨模型，Ψ 代表基准颅骨模型。假设模型之间满足如下的变换关系：

$$x' = \begin{bmatrix} s_x & 0 & 0 \\ 0 & s_y & 0 \\ 0 & 0 & s_z \end{bmatrix} R_{3 \times 3} x + t_{3 \times 1}$$

其中，$R_{3 \times 3}$ 是 3×3 的旋转矩阵，$t_{3 \times 1}$ 是三维空间中的平移向量，而 s_x、s_y、s_z 是三个方向的缩放系数，用来适应骨骼形状的整体变化。在已知足够多的匹配点对 $\langle x, x' \rangle$ 的情况下，可以根据上式求解出未知的旋转矩阵 $R_{3 \times 3}$、平移向量 $t_{3 \times 1}$ 及缩放系数，从而实现目标颅骨模型 Ω 到基准颅骨模型 Ψ 的配准（图9-3-3）。

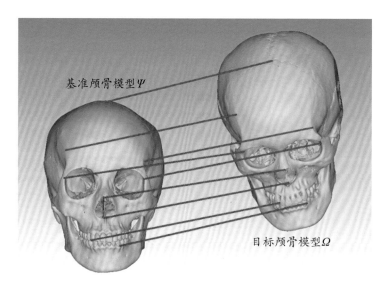

图9-3-3　不重叠点云的自动配准

3. 标志点的粗略识别

目标颅骨模型和基准颅骨模型配准之后，把目标颅骨模型上和基准颅骨模型标志点距离最近的点作为粗略识别的目标标志点，即标志点的初始位置。假设点 $p \in \Psi$ 是基准颅骨模型 Ψ 上的基准标志点，则目标颅骨模型 Ω 上粗略识别的目标标志点 q 可定义为：$q = \min_i \{ \parallel q_i - p \parallel, q_i \in \Omega \}$。以耳点和鼻根点为例，其中基准颅骨模型为灰色，目标颅骨模型为绿色，p 是基准颅骨模型上的基准标志点，q 是目标颅骨模型上粗略识别的标志点（图9-3-4、图9-3-5）。

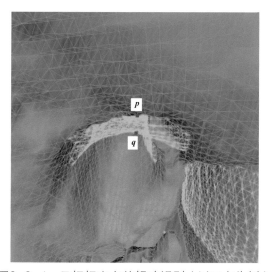

图9-3-4　目标标志点的粗略识别（以耳点为例）

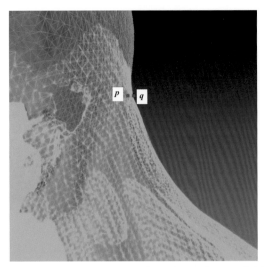

图9-3-5　目标标志点的粗略识别（以鼻根点为例）

4. 标志点的精确识别

基于微分几何学，通过计算模型表面的局部微分几何属性来进行标志点的精确识别。将曲面的局部微分几何属性构造成属性向量 v：$v=\left[\,k_1,\ k_2,\ b_0,\ \cdots,\ b_3\,\right]^{\mathrm{T}}$。根据问题的复杂度，也可以在属性向量 v 中添加更高阶的微分几何属性（图9-3-6）。

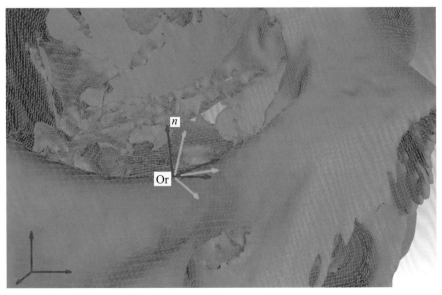

图9-3-6　微分几何属性计算中的坐标系（以眶下缘点为例）

首先计算出基准颅骨模型 Ψ 上每个标志点 p 处的微分几何属性，得到基准标志点的

属性向量 v_p。然后在目标颅骨模型的粗略标志点 q 的周围取一个领域点集 Q，并计算目标点集 $Q\cup\{q\}$ 中每个点处的微分几何属性。点集 Q 的大小和模型之间的差异度有关，如果目标颅骨模型和基准颅骨模型之间的形状差异较大，则点集 Q 可以取得大一些，以确保理论上的精确标志点可以被包含在目标点集 $Q\cup\{q\}$。计算出基准标志点 p 和目标点集 $Q\cup\{q\}$ 中每个点处的微分几何属性之后，与基准标志点 p 的属性向量最相似的点就是精确标志点。具体的说，目标颅骨模型 Ω 上的精确标志点 $\hat{q}$ 可以通过以下公式得出：$\hat{q}=\min_i\{\|v_{q_i}-v_p\|, q_i\in Q\cup\{q\}\subset\Omega, p\in\Psi\}$（图9-3-7）。

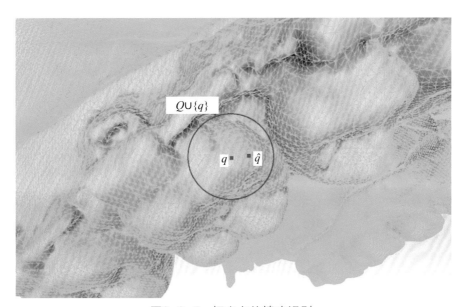

图9-3-7　标志点的精确识别

5. 非表面标志点的精确识别

对于不在模型表面的标志点，例如蝶鞍点（S），其自动识别方法与模型表面标志点的识别方法略有差别。在粗略识别蝶鞍点时，并不能直接使用目标颅骨模型 Ω 上粗略识别的标志点 q 的公式（因为公式中的标志点 q 和 p 都是位于模型表面的点），所以需要围绕基准蝶鞍点在基准颅骨模型 Ψ 的附近空间表面自动取若干个点 p_k，这些点最好位于基准蝶鞍点的不同方位，并且数量不小于3（基于点在空间的三角定位原理），以便提高后续识别过程的稳定性。这些点 p_k 称为基准蝶鞍点的支撑点，可以表示为 $p_k\in\Psi$（$k\geq3$）。基准蝶鞍点与每个支撑点 p_k 之间的坐标差是已知的，即坐标差向量：$\Delta_k=S-p_k$（$k\geq3$）。

对于位于基准颅骨模型 Ψ 表面的支撑点 p_k，可以直接运用前述的粗略识别方法得到对应的位于目标颅骨模型 Ω 表面的粗略识别点（$q_k\in\Omega$，$k\geq3$）；然后，运用精确识别方法得到

点 q_k 对应的精确识别点（$\hat{q}_k \in Q$，$k \geq 3$）；最后，通过这些精确识别点 $\hat{q}_k$ 及已知的坐标差向量 Δ_k 求出目标蝶鞍点的最优位置：$\hat{S}=\min_S \sum_k \| \hat{S}-\hat{q}_k-\Delta_k \|_2$。这样就实现了对目标蝶鞍点的精确识别（图9-3-8），此方法同样适用于蝶鞍点之外的其他非模型表面标志点的精确识别。

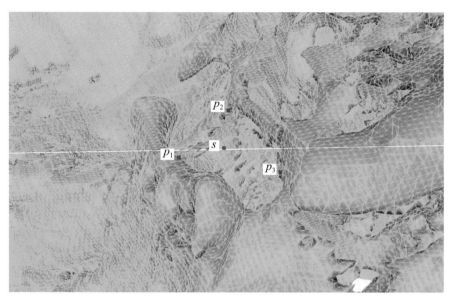

图9-3-8　非模型表面标志点的精确识别（以蝶鞍点为例，S点即蝶鞍点，p_1、p_2、p_3是蝶鞍点周围位于模型表面的3个点，即蝶鞍点的支撑点）

6. 识别精确度的保障

如果由DICOM数据生成的3D网格点之间的距离大于标志点识别的精确度（以0.5mm为例），可采取进一步措施来保证精确度。此前计算精确标志点 $\hat{q}$ 的位置时，实际上假设了标志点是属于目标点集 $Q \cup \{q\}$ 的某个点，而点集 $Q \cup \{q\}$ 就是3D模型表面的部分网格点集合。如果这些点之间的距离大于0.5mm，点 $\hat{q}$ 周围进行网格细分，直到网格间距小于0.5mm，这样就得到了细分的网格点集 Q'，然后可据此得到最优标志点位置 $\hat{q}'$：

$$\hat{q} = \min_i \{\|v_{q_i} - v_p\|, q_i \in Q' \cup \{\hat{q}\} \subset \Omega, p \in \Psi\}$$

如果 $\hat{q}'$ 不等于 $\hat{q}$，则把 $\hat{q}'$ 作为最终识别的精确标志点（图9-3-9），它位于细分的网格点上，可在理论上保证识别精度在0.5mm以内。

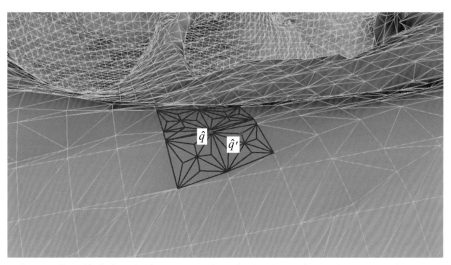

图9-3-9　标志点位置精确度的保障（以眶下缘点为例，在识别眶下缘点时，对标志点周围进行网格细分，深蓝色网格代表以识别的标志点 $\hat{q}$ 为中心的细分网格，而 $\hat{q}'$ 是位于细分网格上的优化识别点）

7. 颅骨自动定点测量软件

初期构建自动定点的算法模型，建立基准颅骨模型，使用C＋＋（计算机程序设计语言）、开放式图形库（Open graphics library，OpenGL）和基于Qt的软件框架进行Windows平台的程序研发。研发过程中使用各类颅骨模型进行研究，人工验证自动定点的准确性并不断优化，如优化算法模型、优化定点效率，研发出了颅骨自动定点测量（Automatic identifying points and measurements of the skull，AIPMS）软件（图9-3-10）。

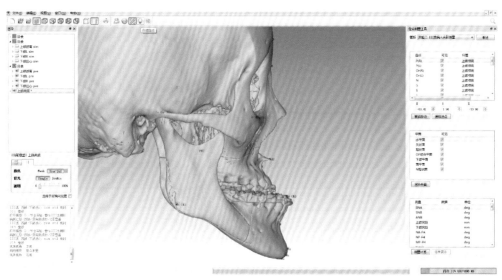

图9-3-10　AIPMS软件主体界面

　　AIPMS软件测量模块的算法设计是基于解析几何原理。解析几何是图形研究的几何学分支，在三维坐标体系中，可以使用解析几何来研究平面、球、立方体甚至是复杂几何体，同时研究它们的数学空间表达方程。临床上常用的测量指标包括距离、角度以及投影值，AIPMS软件中内置了一些常用测量指标（图9-3-11）。

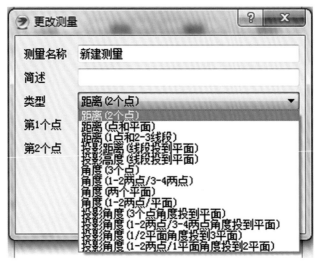

图9-3-11　AIPMS软件中的测量指标

（二）自动颅骨模型摆正

　　数字化正颌外科手术设计流程中，需要先将三维重建后的颅骨模型根据三维参考平面重新摆正到标准姿态，相较于传统的由医生手动旋转、平移，自动头颅摆正技术能减少重复劳动，节约临床医生的工作时间。

　　首先，根据一个正常人信息三维重建后，得到基准颅骨模型，将其导入Freeform软件中进行手动摆正：设定水平面、矢状面、冠状面三个参考平面，构建$X-Y-Z$坐标系。各坐标系的确定方法见表9-3-1。

表9-3-1　坐标系的确定方法

	确定方法	涉及标志点
水平面	过双侧眶下点与双侧耳点连线的中点构成平面	Or（R），Or（L），Po（R），Po（L）
矢状面	过鼻根点及蝶鞍点且垂直于水平面	N，S

续表

	确定方法	涉及标志点
冠状面	过双侧耳点中点且同时垂直于水平面、矢状面	Po（R），Po（L）
原点	鼻根点	N

将基准颅骨模型进行三维方向的旋转、平移，以确保水平面过颅骨标志点：双侧眶下缘点［Or（R），Or（L）］和双侧耳点［Po（R），Po（L）］的中点；矢状面过颅骨标志点：鼻根点（N）和蝶鞍点（S）且与水平面垂直；冠状面过颅骨标志点：过双侧耳点［Po（R），Po（L）］中点且与水平面、矢状面垂直。（图9-3-12）

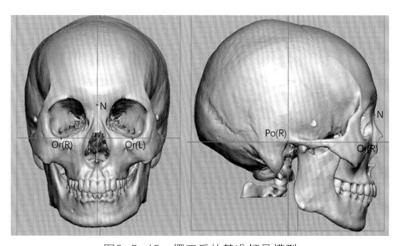

图9-3-12　摆正后的基准颅骨模型

自动摆正颅骨的过程就是对颅骨进行旋转和移动的过程，目的是得到最优的旋转和移动，使得颅骨相关骨性标志点通过确定好的三个参考平面。假设需要摆正的目标颅骨模型的节点表示为 p_i（$i=1,2,\cdots,n$），另外给定一个已经摆正好的基准颅骨模型，其节点表示为 q_j（$j=1,2,\cdots,m$），不失一般性，可假设 $n \leqslant m$。令目标颅骨模型的旋转矩阵为 $\boldsymbol{R}$，移动向量为 $\boldsymbol{t}$，用 $E(\boldsymbol{R},\boldsymbol{t})$ 表示目标颅骨模型在变换矩阵（$\boldsymbol{R}$，$\boldsymbol{t}$）下与基准颅骨模型之间的姿态误差，则求解最优变换矩阵的问题就可以转化为求解满足 $\min E(\boldsymbol{R},\boldsymbol{t})$ 的最优解（$\boldsymbol{R}$，$\boldsymbol{t}$）：

$$E(\boldsymbol{R},\boldsymbol{t}) = \frac{1}{n}\sum_{i=1}^{n}\|q_i - (\boldsymbol{R}p_i + \boldsymbol{t})\|^2$$

这部分采用基于人工智能的全局摆正算法，对初始姿态的变化具有鲁棒性。该算法具体执行时是在SE（3）空间中运用分支定界（Branch-and-bound，BaB）搜索策略得到全局最优的摆正矩阵（**R**，**t**）。对于较大角度的姿态歪斜者，也可以得到理论上的全局最优解。

（三）自动颌骨分割与牙列匹配

在数字化正颌外科手术设计流程中，因为利用CT数据重建得到的三维颅骨模型上的髁突与关节窝之间、上下颌牙齿之间会产生粘连，所以需要进行颌骨分割以得到可以自由移动、旋转的下颌骨部分；同时因为牙齿的结构复杂，其阻射性高于骨组织，基于CT数据重建的牙齿形态相较于其原始形态有较大误差，所以需要利用口内扫描或者激光扫描获得患者的数字化牙列模型，替换掉三维颅骨模型上的牙列部分。自动颌骨分割与牙列匹配技术能有效降低临床医生的工作负担，提高工作效率，可能成为正颌外科数字化向智能化转变的一个突破口。

自动颌骨分割与牙列匹配的流程如图9-3-13所示。

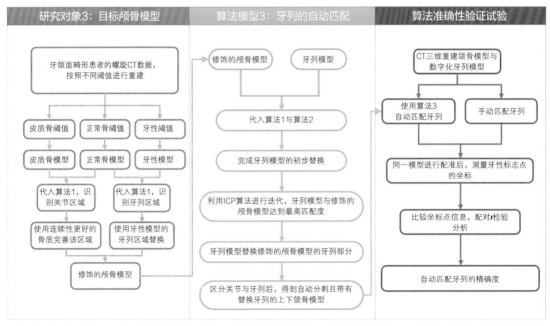

图9-3-13　自动颌骨分割与牙列匹配流程

步骤1：建立不同阈值模型。获取所需CT数据及相应数字化牙列后，将CT按照三种阈值进行重建（图9-3-14），即正常骨阈值（正常骨模型）、皮质骨阈值（皮质骨模型）、

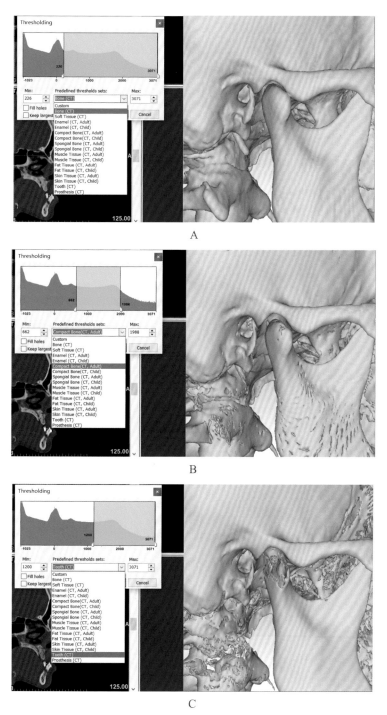

图9-3-14 基于正常骨阈值、皮质骨阈值及牙性阈值建立的模型
A. 正常骨阈值（226-3071）；B. 皮质骨阈值（662-1988）；C. 牙性阈值（1200-3071）

牙性阈值（牙性模型）。

步骤2：分割髁突与关节窝区域。利用各结构阈值的差异，识别正常骨模型与皮质骨模型的髁突区域。髁突分割又可以具体分为髁突定位和髁突剪裁两个步骤。

髁突定位时需要自动找到髁突所在的位置，这是对髁突进行分割的前提。具体内容：设目标模型的节点为 p_i，基准模型的节点为 u_i，则匹配的目标函数可以表示为：

$$E(\boldsymbol{R}, \boldsymbol{t}, s) = \frac{1}{m}\sum_{i=1}^{m}\|p_i - (s\boldsymbol{R}u_i + \boldsymbol{t})\|^2$$

其中，$\boldsymbol{R}$ 和 $\boldsymbol{t}$ 是整体的旋转和平移，s 是模型尺度的变化。该目标函数 $E(\boldsymbol{R}, \boldsymbol{t}, s)$ 的最小化可以归结为一个无约束二次优化问题，有标准的求解流程。

髁突剪裁算法是实现髁突分割的关键。在对髁突进行定位之后，髁突剪裁算法的处理被限定在髁突周围的一个局部区域，在这个区域，表面法向量信息具有显著的特征，如图9-3-15所示，n_1 表示髁突表面一点处的法向量，n_2 表示关节窝表面一点处的法向量，髁突表面的法向量基本都指向该局部区域的外部，而关节窝表面的法向量则都指向该局部区域的内部，并且偏向于指向下方。利用这个特征可以对髁突和关节窝进行分类。用 N 表示髁突周围的局部区域，用 F 表示其中髁突表面点集，则 F 可定义为：

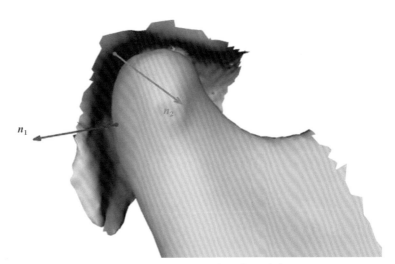

图9-3-15　髁突周围区域及表面法向图示

$$F = \{p_i \in N:\ \boldsymbol{n}(p_i)^{\mathrm{T}}(p_i - c) < 0,\ \boldsymbol{n}(p_i)^{\mathrm{T}}z < 0\}$$

其中，$\boldsymbol{n}(p_i)$ 是节点 p_i 处的法向量，c 是区域 N 的中心点坐标，z 是竖直方向的单位向量。集合 F 实现了对髁突表面点的分类，类似的可实现对关节窝表面点的分类；依据这两类点集剪裁掉不必要的点，就可实现对髁突的分割。

步骤3：自动匹配牙列。这个部分利用的是约束运动下的牙列匹配算法，可同时匹配上牙列和下牙列，并得到二者之间初步的位置关系。具体步骤如下：

上牙列和下牙列之间的位置约束可以简化为沿着某个已知轴向的相对滑动，而上下牙列作为一个整体又经过刚体变换与颅骨牙列进行匹配（图9-3-16）。假设导入的上牙列节点为 u_i，导入的下牙列节点为 l_j，而上下牙列之间的相对滑动轴为 $\boldsymbol{a}$，相对滑动量为 λ，则导入牙列和颅骨牙列的匹配可以表示为目标函数：

$$E(\boldsymbol{R}, \boldsymbol{t}, \lambda) = \frac{1}{m}\sum_{i=1}^{m} \| q_i - [\boldsymbol{R}(u_i - \lambda \boldsymbol{a}) + \boldsymbol{t}]\|^2 + \frac{1}{n}\sum_{j=1}^{n} \| q_j - [\boldsymbol{R}(I_j + \lambda \boldsymbol{a}) + \boldsymbol{t}]\|^2$$

其中，q_i 和 u_j 都是颅骨上的节点，$\boldsymbol{R}$ 和 $\boldsymbol{t}$ 是整体的刚体旋转和平移。该目标函数 $E(\boldsymbol{R}, \boldsymbol{t}, \lambda)$ 的最小化可以归结为一个无约束二次优化问题，有标准的求解流程。

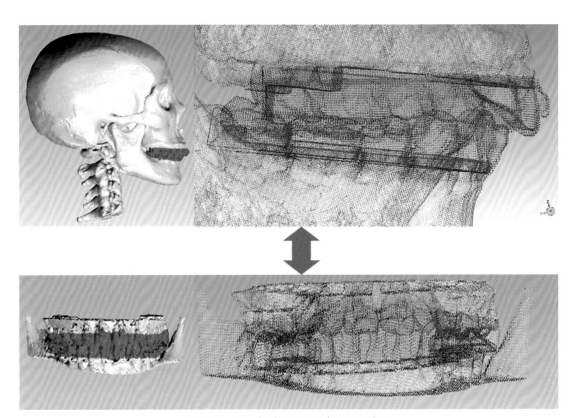

图9-3-16 自动匹配牙列原理示意图

成果展示：

根据上述步骤，初步开发出正颌外科智能设计程序（Intelligent design of orthognathic surgery，IDOS）。该程序界面采用C/C＋＋开发，基于C＋＋11标准。具体使用Qt来实现C/C＋＋编程，并实现OpenGL三维图形渲染功能，可跨平台运行，支持Windows7和

Windows10。可将导入的三维颅骨模型，数字化上下牙列模型分别导入程序，由计算机自动完成颅骨模型的摆正、牙列匹配、上下颌骨（髁突）的分割（图9-3-17至图9-3-19）。

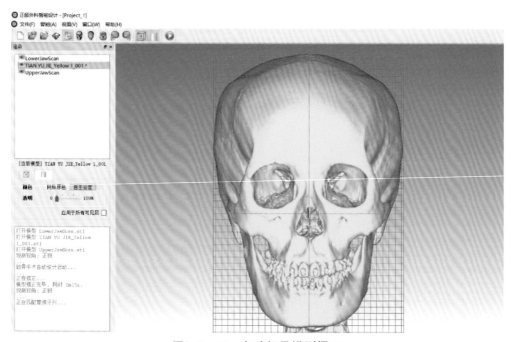

图9-3-17　自动颅骨模型摆正

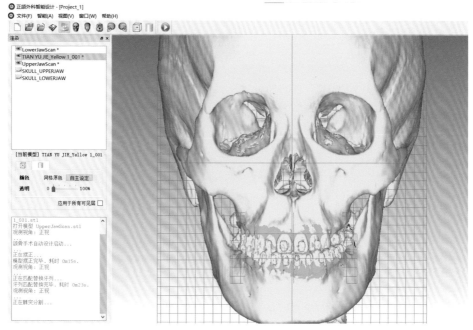

图9-3-18　自动牙列匹配

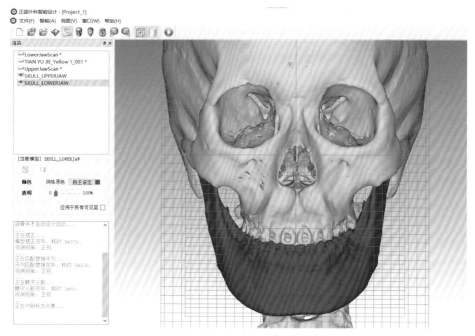

图9-3-19　自动上下颌骨分割

在测试IDOS自动匹配牙列的精确性实验中，选取140例已行正颌外科手术的牙颌面畸形病例的螺旋CT数据及同时期对应的数字化牙列模型，用IDOS自动完成颌骨分割与牙列匹配，同时临床医生手动完成颌骨分割与牙列匹配，分析通过这两种方式得到的各牙尖标志点的差异及上下颌整体牙列的差异，实验结果见表9-3-2及图9-3-20。

表9-3-2　精确性测试实验（牙尖标志点差异）

	标志点	d(均值±标准差),P	dX(均值±标准差),P	dY(均值±标准差),P	dZ(均值±标准差),P
上颌	A	0.045 ± 0.018，>0.05	0.025 ± 0.042，>0.05	0.017 ± 0.012，>0.05	0.011 ± 0.032，>0.05
	U1(R)	0.205 ± 0.036，>0.05	0.105 ± 0.018，>0.05	0.008 ± 0.043，>0.05	0.012 ± 0.044，>0.05
	U3(R)	0.175 ± 0.042，>0.05	0.008 ± 0.028，>0.05	0.005 ± 0.041，>0.05	0.038 ± 0.954，>0.05
	U3(L)	0.101 ± 0.019，>0.05	0.011 ± 0.037，>0.05	0.025 ± 0.076，>0.05	-0.037 ± 0.082，>0.05
	U6(R)	1.629 ± 0.715，<0.05	0.408 ± 0.245，>0.05	-0.873 ± 0.637，<0.05	-1.026 ± 0.641，<0.05
	U6(L)	1.403 ± 0.617，<0.05	0.303 ± 0.143，>0.05	-0.305 ± 0.050，>0.05	-1.026 ± 0.980，<0.05

续表

标志点		d(均值 ± 标准差),P	dX(均值 ± 标准差),P	dY(均值 ± 标准差),P	dZ(均值 ± 标准差),P
	B	0.104 ± 0.020, >0.05	0.009 ± 0.041, >0.05	0.004 ± 0.401, >0.05	0.032 ± 0.086, >0.05
	L1(R)	0.225 ± 0.026, >0.05	0.175 ± 0.038, >0.05	0.018 ± 0.147, >0.05	0.067 ± 0.034, >0.05
	L3(R)	0.101 ± 0.025, >0.05	0.004 ± 0.038, >0.05	0.002 ± 0.048, >0.05	−0.030 ± 0.082, >0.05
下颌	L3(L)	0.140 ± 0.027, >0.05	0.002 ± 0.050, >0.05	0.002 ± 0.051, >0.05	−0.024 ± 0.124, >0.05
	L6(R)	1.096 ± 0.021, >0.05	0.402 ± 0.370, >0.05	−1.311 ± 0.640, <0.05	−0.331 ± 0.280, >0.05
	L6(L)	0.942 ± 0.223, >0.05	0.304 ± 0.054, >0.05	0.703 ± 0.444, >0.05	−0.026 ± 0.127, >0.05

  对这12个牙尖点的三维空间位置进行比较，将其分解成X、Y、Z三个方向再次进行测试，除去U6（R/L）及L6（R）这三个标志点，其余标志点无统计学差异，同时上下颌整体牙列的彩色图谱显示整体偏差在2mm以内，表明利用IDOS自动匹配牙列的结果较为精确（图9-3-20）。

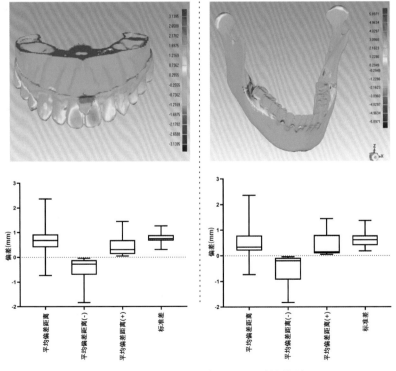

图9-3-20　精确性测试实验（牙列整体差异）

（四）基于机器学习的牙颌面畸形诊断模型的建立

诊断是牙颌面畸形患者治疗过程中非常重要的环节。患者是骨性畸形还是牙性畸形，是上颌发育问题，还是下颌发育问题，必须通过准确的诊断来描述。正确治疗方案的制订和良好治疗效果的取得都建立在准确诊断的基础上。目前临床上对于牙颌面畸形患者的诊断主要依赖于各项客观检查、分析测量结果及临床医生的主观经验判断，其中经验的获得需要经过长期的临床实践和训练，无法以公式的形式直接归纳总结，也很难通过短时间的培训迅速掌握。

建立基于机器学习的算法模型，有助于实现牙颌面畸形的智能诊断。其中，先确定基于机器学习的牙颌面畸形诊断算法设计总体思路，在此基础上，设计基于统计分类的人工智能牙颌面畸形诊断算法模型（图9-3-21）。

选取专家明确诊断为牙颌面畸形，且初诊时拍摄螺旋CT的300名患者，根据临床实际需求将诊断结果主要分为针对上颌骨和下颌骨的两个部分。其中，上颌发育畸形主要涵盖上颌发育过度、上颌发育不足、上颌偏斜，下颌发育畸形主要包括下颌发育过度、下颌发育不足、下颌偏斜。诊断分类情况及分布情况见表9-3-3。

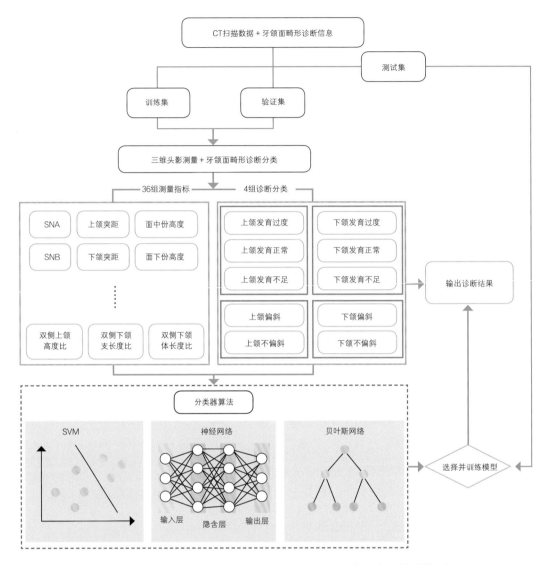

图9-3-21 基于统计分类的人工智能牙颌面畸形诊断算法模型

表9-3-3 诊断分类情况及分布情况

上颌发育情况	人数	上颌偏斜情况	人数	下颌发育情况	人数	下颌偏斜情况	人数
上颌发育不足	106名	上颌偏斜	250名	下颌发育不足	72名	下颌偏斜	181名
上颌发育正常	126名	上颌 不偏斜	50名	下颌发育正常	84名	下颌 不偏斜	119名
上颌发育过度	68名			下颌发育过度	144名		

对纳入的所有患者进行颌骨三维头影测量，涉及的相关测量项目见表3-2-1。

分别采用判别分析（Discriminant analysis，DA）算法、朴素贝叶斯分类（Naive

Bayesian classification）算法、决策树（Decision trees）算法、神经网络（Neural network）算法和支持向量机（Supporting vector machine，SVM）算法进行模型构建和验证。最终的实验结果如图9-3-22，其中支持向量机算法取得了最好的结果。

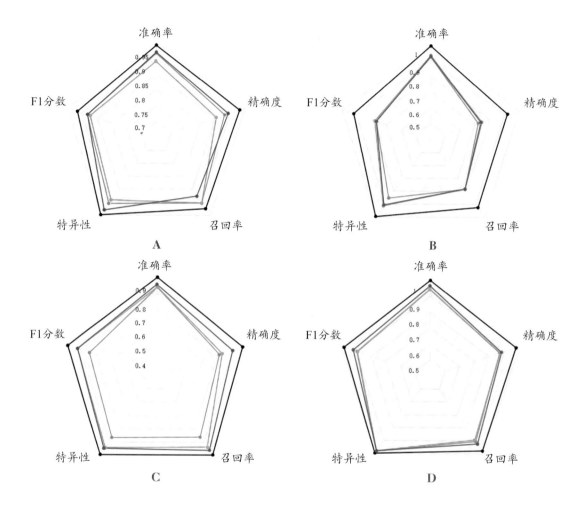

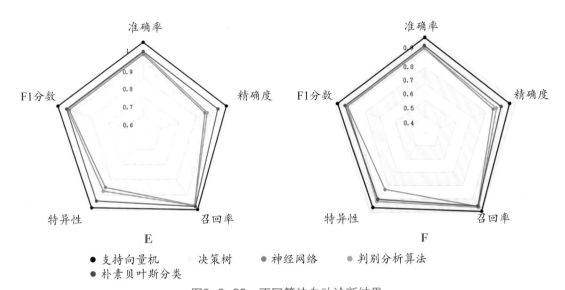

图9-3-22　不同算法自动诊断结果
A. 上颌发育不足；B. 上颌发育过度；C. 上颌偏斜；D. 下颌发育不足；E. 下颌发育过度；
F. 下颌偏斜

在训练数据外又纳入50名患者的数据对支持向量机算法模型进行验证，结果见表9-3-4。

表9-3-4　支持向量机算法模型对不同诊断项目的准确性评价结果

诊断项目	灵敏度（%）	特异性（%）	假阳性率（%）	假阴性率（%）	阳性似然比	阴性似然比	符合率（%）	约登指数	错误率（%）
上颌发育不足	81.25	85.29	14.71	18.75	5.53	0.22	84	0.66	4
上颌发育过度	69.23	78.38	21.62	30.77	3.2	0.39	76	0.48	0
上颌偏斜	92.86	91.67	8.33	7.14	11.14	0.08	92	0.85	-
下颌发育不足	77.78	68.75	31.25	22.22	2.49	0.32	72	0.46	10
下颌发育过度	84.21	70.97	29.03	15.79	2.9	0.22	76	0.55	2
下颌偏斜	83.33	90.63	9.38	16.67	8.89	0.18	88	0.74	-

试验结果提示，对于部分诊断类别，输出的智能诊断结果与专家诊断结果具有较高的一致性，准确性较高，对临床医生有一定的参考价值。

（五）正颌外科手术方案自动设计系统的建立

在对牙颌面畸形患者进行三维头影测量分析及临床诊断后，临床医生需要根据患者的实际情况进行正颌外科手术方案的设计。临床医生制订手术方案很大程度上依赖于自身的经验及其对美学的理解，而每个专科医生经验的积累都需要数年乃至更长时间，且从事本专业的专科医生的数量相较于临床上有治疗诉求的患者的数量仍远远不足。

以多项三维头影测量项目的正常人群参考值区间为目标，通过算法自动移动骨块，实现颌骨及其上标志点的位移，有助于找到满足临床需要的最优的颌骨移动方案。人工蜂群（Artificial bee colony，ABC）智能算法（图9-3-23）作为一类种群智能寻优算法，被应用于各类场景的参数寻优问题，是机器学习算法的重要组成部分。在解决参数寻优问题的过程中，ABC智能算法最大的优势在于能够泛化问题本身的特殊性及复杂性，仅对参数的优劣程度进行评估，充分发挥机器学习的效率，在迭代运算中更快地收敛，进而更为直接有效地寻找最优的参数。该算法有助于实现正颌外科手术方案的自动设计。

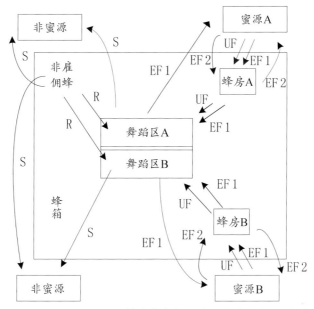

图9-3-23　ABC智能算法中蜜蜂采蜜及角色转化示意图

这部分研究中三维坐标系构建方法同前述研究，涉及的不移动参考标志点为Or（L）、Or（R）、Po（L）、Po（R）、N、S、G、Stms、ZA（R）、ZA（L）、Go（R）、Go（L）、Co（R）、Co（L）；上颌标志点为U1、U6（R）、U6（L）、A、FA、ANS；下颌标志点为L1、L6（R）、L6（L）、B；颏部标志点为Me、Pog、Gn。以

上标志点皆实现了自动标注，目前可以实现初诊到术前手术方案设计的全流程自动化。

ABC智能算法所涉及临床常用参考指标及正常人群参考值如下：

（1）U1与Stms在Y轴方向的距离，正常人群参考值：1-4mm。

（2）U6（L）-Or（L）与U6（R）-Or（R）在Y轴方向的距离比，正常人群参考值：100%±5%。

（3）U6（L）和U6（R）在Z轴方向的距离比，正常人群参考值：100%±5%。

（4）U6（L）和U6（R）在X轴方向的距离比，正常人群参考值：100%±5%。

（5）U6（L）、U6（R）、U1三点构成的平面与Or（L）、Or（R）、Po三点构成的平面在Y-Z平面的交角，正常人群参考值：12.4°±4.0°。

（6）SNA，以N点为角心，和S点、A点构成的角，正常人群参考值：82°±3°。

（7）SNB，以N点为角心，和S点、B点构成的角，正常人群参考值：79°±3°。

（8）ANB，以N点为角心，和A点、B点构成的角，实际是SNA-SNB得到的值，正常人群参考值：4°±2°。

（9）GALL线距离，FA点与G点在Z轴方向的距离，正常人群参考值：0mm±2mm。

（10）S-Go与N-Me的距离比，正常人群参考值：62%±3%。

（11）N-ANS与ANS-Me在Y轴方向的距离比，正常人群参考值：83%±5%。

（12）ANS-Stms与Stms-Me在Y轴方向的距离比，正常人群参考值：47%±5%。

（13）A点与N点在Z轴方向的距离，正常人群参考值：男性1mm±3mm，女性-1mm±3mm。

（14）B点与N点在Z轴方向的距离，正常人群参考值：男性-7mm±5mm，女性-6mm±4mm。

（15）Pog点与N点在Z轴方向的距离，正常人群参考值：男性-8mm±6mm，女性-7mm±6mm。

（16）Co（R）-Me与Co（L）-Me的距离比，正常人群参考值：100%±5%。

（17）A点、Pog点、ANS点、U1点、Me点、Gn点的X轴坐标都应该位于［-2-2mm］区间内。

（18）S-N-Pog，以N点为角心，和S点、Pog点构成的角，正常人群参考值：80°±3°。

（19）NA-APog，颌突角，正常人群参考值：6.0°±4.4°。

ABC智能算法实现步骤：

①种群初始化。种群数量为n，最大迭代次数为maccycle，搜索维数为$Dim=18$，限定

次数为*Limit*，初始化种群空间。

②适应度值计算。计算种群空间每个行向量，得到其评价函数值。根据所选评价函数特性与ABC智能算法的特性，计算适应度值$fit(x_m)$。

③邻域搜索。通过邻域搜索寻找新蜜源。若新蜜源更优，则对蜜源进行替换。

④对于跟随蜂在选择蜜源后进行邻域搜索，根据新解选择适应度更为优秀的蜜源。

⑤若限定次数内仍然没有找到更优秀的蜜源，则放弃该蜜源，并随机生成一个新的蜜源。

⑥保存当前所有蜜蜂找到的最优蜜源，判断算法终止条件。若满足条件，则返回标志点轨迹搜索参数，终止算法；否则，返回第一步继续运行算法。算法的实现流程如图9-3-24所示。

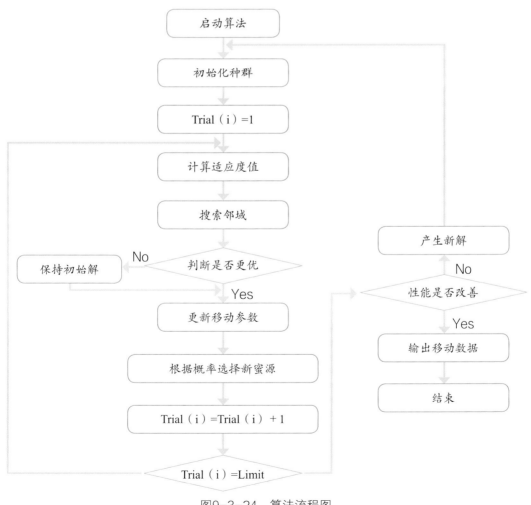

图9-3-24 算法流程图

构建算法后设计临床验证试验，共纳入患者30名，其中男性11名，女性19名；骨性Ⅱ类错殆畸形患者10名，骨性Ⅲ类错殆畸形患者20名（表9-3-5）。

表9-3-5　患者基本信息

男		女	
骨性Ⅱ类错殆畸形	骨性Ⅲ类错殆畸形	骨性Ⅱ类错殆畸形	骨性Ⅲ类错殆畸形
4名	7名	6名	13名
行颏成形术	未行颏成形术	行颏成形术	未行颏成形术
8名	3名	13名	6名

该算法模型在MATLAB 7.0（Natick，Massachusetts，USA）软件中运行，运行算法后会自动输出当前患者的手术方案。由于实际接受手术的患者可能因为自身意愿或者其他各种原因只接受单颌手术或者颏成形术，给每次运算的算法设置了限制条件，即自动设计的手术方案受限于实际进行的手术部位。对于常规流程的双颌手术患者，由于术前正畸导致上下牙列有相对唯一的咬合关系，将U1、L1、U6（R）、U6（L）、L6（R）、L6（L）这六个点的相对空间关系作为咬合关系，同时导入算法模型中，最终输出的手术方案通过上颌骨、下颌骨、颏部在三维方向的空间移动数据（共六项数据，分别为X轴方向移动距离、Y轴方向移动距离、Z轴方向移动距离、在X轴进行旋转的角度、在Y轴进行旋转的角度、在Z轴进行旋转的角度）呈现。其中上颌骨旋转移动中心为U1，下颌骨旋转移动中心为L1，颏部旋转移动中心为Pog。软件输出的部分颌骨标志点移动情况及手术方案情况如图9-3-25、图9-3-26、表9-3-6所示。

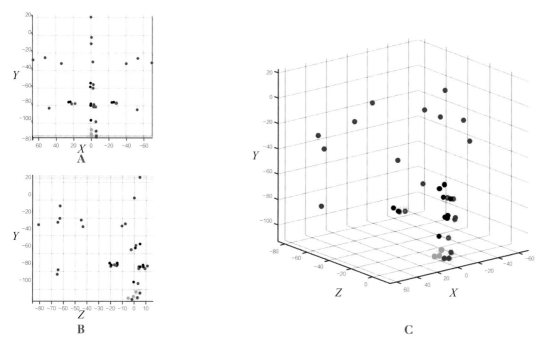

图9-3-25　一名患者的颌骨标志点移动情况（蓝色为未发生移动的标志点，红色为上下颌骨移动前标志点，黑色为上下颌骨移动后标志点，绿色为颏部移动前标志点，粉色为颏部移动后标志点）
A. 正视图；B. 侧视图；C. 三维视图

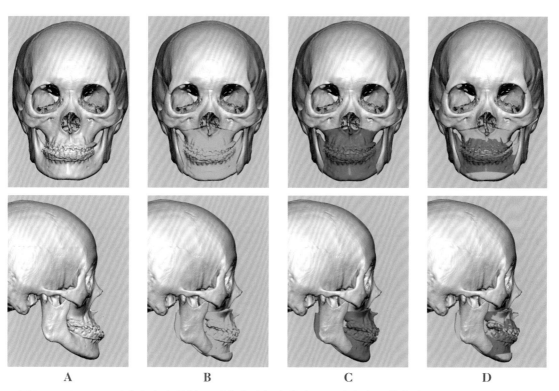

图9-3-26　不同手术方案中骨性面型变化（绿色为实际手术方案，蓝色为智能设计手术方案）
A. 术前；B. 实际手术方案；C. 智能设计手术方案；D. 重合图

表9-3-6　典型患者的智能设计手术方案

	*X*轴移动	*Y*轴移动	*Z*轴移动	*X*轴旋转	*Y*轴旋转	*Z*轴旋转
上颌	3.47mm	1.70mm	3.61mm	−0.16°	−1.42°	0.15°
下颌	2.06mm	0.57mm	−7.57mm	−1.73°	0.19°	−0.08°
颏部	−0.61mm	−2.03mm	0.52mm	−	−	−

模拟实施不同手术方案后，三维头影测量结果的差异性对比见表9-3-7。

表9-3-7　模拟实施不同手术方案后三维头影测量结果的差异性

测量指标	实际手术方案结果 （均值±标准差）	智能设计手术方案结果 （均值±标准差）
Or（R）−U6（R）/Or（L）−U6（L）	99.6%±1.3%	100.1%±1.0%
上颌偏斜	−0.3°±0.5°	0.1°±0.3°
Go−Me（R）/Go−Me（L）	99.6%±1.2%	99.5%±0.9%
Pog−MSP	0.15mm±0.70mm	−0.23mm±0.20mm
𬌗平面角（*Y−Z*平面）	10.1°±2.4°	12.6°±1.2°
SNA	80.4°±2.5°	81.5°±1.3°
SNB	79.6°±2.2°	79.3°±1.5°
ANB	2.0°±1.3°	2.6°±0.6°
S−N−Pog	78.6°±2.3°	80.5°±1.6°
NA−APog	5.1°±2.6°	5.4°±1.8°
N−ANS/ANS−Me（垂直向）	82.4%±2.0%	82.7%±1.2%

注：以上数据经统计学分析，差异无统计学意义（$P>0.05$）。

智能设计手术方案与实际手术方案中骨块空间移动参数的差异性见表9-3-8。

表9-3-8 智能设计手术方案与实际手术方案中骨块空间移动参数的差异性

实际手术方案					
X轴移动	Y轴移动	Z轴移动	X轴旋转	Y轴旋转	Z轴旋转
上颌 −1.3mm ± 2.1mm	0.7mm ± 1.4mm	2.5mm ± 3.1mm	−0.6° ± 1.0°	0.4° ± 1.3°	1.2° ± 2.0°
下颌 −2.1mm ± 3.5mm	1.9mm ± 2.8mm	−2.0mm ± 4.3mm	−1.8° ± 2.3°	1.3° ± 1.8°	1.8° ± 2.2°
颏部 −1.8mm ± 2.5mm	0.3mm ± 1.0mm	4.2mm ± 3.6mm	−	−	−
智能设计手术方案					
X轴移动	Y轴移动	Z轴移动	X轴旋转	Y轴旋转	Z轴旋转
上颌 −1.0mm ± 1.5mm	1.3mm ± 2.0mm	3.0mm ± 3.3mm	−0.2° ± 1.5°	1.1° ± 1.3°	1.8° ± 1.3°
下颌 −2.2mm ± 3.1mm	2.3mm ± 2.5mm	−3.0mm ± 3.8mm	−2.0° ± 1.9°	0.8° ± 1.0°	2.5° ± 1.9°
颏部 −2.1mm ± 1.9mm	0.1mm ± 1.5mm	3.8mm ± 3.0mm	−	−	−

注：以上数据经统计学分析，差异无统计学意义（$P > 0.05$）。

结果显示输出智能设计手术方案效果比较理想，可以为常见牙颌面畸形患者手术方案的制订和临床医生的诊疗工作提供辅助和参考。

（六）正颌外科手术殆板的自动设计

正颌外科手术殆板是利用术前牙列模型进行咬合拼对，将模型固定在合适的位置制

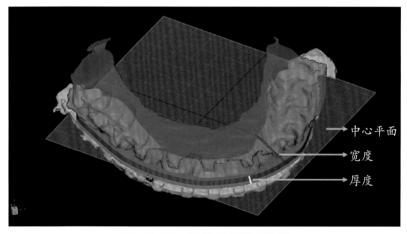

中心平面

宽度

厚度

图9-3-27 AI殆板的基本要素

作而成的，包括手工𬌗板、数字化𬌗板的制作。基于人工智能制作的正颌外科手术𬌗板可以简称为AI𬌗板，可通过宽度、厚度、上下颌中心平面位置和体素密度四个要素来描述（图9-3-27）。

　　宽度是指𬌗板在水平方向的距离，𬌗板在同一平面不同部位的距离不同，宽度由上下牙列轮廓线决定，可以加大或缩窄。厚度是指𬌗板在垂直方向的距离，有助于调整𬌗板咬合印迹的深浅。中心平面的调整则可以协调𬌗板覆盖上下牙列的深度。体素是指三维空间中可以分割的最小单位，体素密度则是单位空间的体素含量，通过调整体素密度可以调整3D模型的精细程度。

　　AI𬌗板算法建立的大体思路如图9-3-28所示。AI𬌗板的自动设计主要包括理论基础与算法构建两部分。

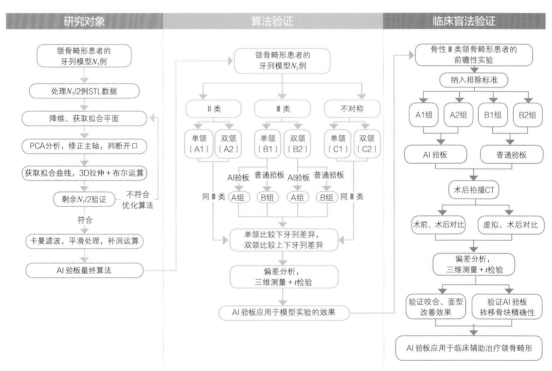

图9-3-28　AI𬌗板的算法建立

1. 理论基础

1）构造实体几何法（Constructive solid geometry，CSG）。

　　构造实体几何法是通过简单实体之间的正则布尔运算生成比较复杂的实体，用一种二叉树结构来表示相关实体及相关的并、交、差布尔运算操作（图9-3-29），用叶子节点表示参加布尔运算的实体，二叉树根节点表示最后运算结果。构造实体几何树只反映物体的构造过程与方式，并不反映实体的面、边、顶点等几何信息及它们之间的关系。因此，这种表示又称为实体的隐式模型或过程模型。将上下颌的牙列模型与基于特征和PCA分析生成的辅助实体进行构造实体几何的布尔运算，从而生成最终的AI 殆板实体。

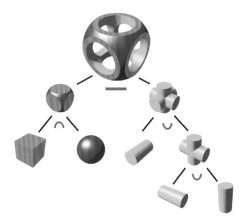

图9-3-29　构造实体几何法

2）基于特征的参数化实体构建。

不同于工业CAD中主要涉及可以用数学方法表达的参数化曲面和实体，医疗CAD主要涉及通过仪器设备获得的各种人体生理数据和几何实体，该实体属于自然产生的造型实体，无法用简单的数学方法表达，只能通过一些局部的几何特征进行构造。在生成AI 殆板时，通过给定的上下颌牙列模型在PCA分析所得的主平面上投影后的点相对于主轴的极坐标角度分布，对所有点进行分类并拟合直线段，生成二维的AI 殆板轮廓线，并通过给定的厚度参数线性拉伸二维轮廓，得到可用于构造实体几何计算的三维实体。

3）PCA分析。

PCA分析将正交变换作为映射矩阵，主要步骤：对于一个高维空间的数据样本，利用正交矩阵将样本映射到低维空间，正交矩阵起到降维的作用，目的是缓解维度灾难及更好地对数据进行分类等，是非常经典的降维算法，属于无监督降维。使用PCA方法计算上下牙列的主特征向量和中心位置，生成可用于构造实体几何计算的辅助平面、立方体及AI 殆板的实体。

2. 算法构建

基于上述理论，为了实现AI 殆板的自动设计，上下颌牙列模型可与基于特征PCA分析生成的辅助实体相结合，生成殆板实体，将其用于构造实体几何布尔运算。在生成殆板的过程中，统计给定的上下颌牙列模型在PCA分析所得的主平面上投影后的点相对于主轴的极坐标角度分布，对所有点进行分类并拟合直线段，生成二维的U型板轮廓线。最终通过给定的厚度参数线性拉伸二维轮廓，从而得到可用于构造实体几何计算的三维实体。

3. 具体步骤

步骤1：扫描牙列模型，得到STL数据。

步骤2：获取上下颌单独的拟合数据。获取上下颌牙列模型的点所拟合的平面，即上颌拟合平面和下颌拟合平面，以及上下颌牙列模型的中心点，即上颌中心点和下颌中心点。

步骤3：获取整体拟合数据并建立坐标系。把上下颌牙列模型中的所有点合并为点集（图9-3-30），通过PCA分析，得到整体中心点和中心平面，以及主轴、侧轴和法向向量。通过主轴和侧轴所在的平面建立极坐标系并计算上下颌牙列模型中所有点的角度θ。

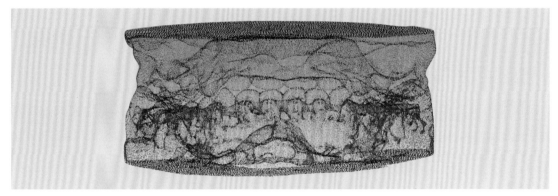

图9-3-30　上下颌牙列模型点集化

步骤4：简化𬌗板，判断开口。将𬌗板简化为U型（图9-3-31），在$[-\pi, \pi)$区间内平均等分为36个区间，计算所有点的角度（θ），得到其分布情况，通过找到没有点的角度区间，判断U型的开口，并修正主轴的方向，朝向中切牙所在。

步骤5：生成厚度控制要素。把上颌拟合平面、下颌拟合平面分别向外拉伸，得到上颌集合体和下颌集合体。

步骤6：生成二维轮廓线。对集中在$(-\pi/2, \pi/2)$区间内的点，即U型半圆区域的点，拟合为U型板半圆区内外轮廓曲线；对于超出$(-\pi/2, \pi/2)$区间的点，拟合为直线段，并与前面所得曲线相连，得到U型板的完整二维轮廓线，然后将其与普通𬌗板的轮廓线进行比较，进行平滑处理，从而优化二维轮廓线。

步骤7：布尔运算1，控制厚度。把二维轮廓线进行线性三维拉伸，得到初始三维U型

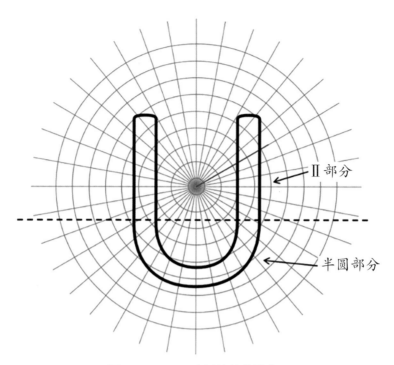

图9-3-31　AI 殆板的结构简化

板，再通过布尔运算，减去上颌集合体、下颌集合体，从而控制厚度。

步骤8：布尔运算2，生成咬合印迹。通过法向向量移动整体中心平面，可以进一步协调殆板与上下牙列的关系。用布尔运算减去上牙列、下牙列，从而得到殆板的咬合印迹。

步骤9：最终修饰。进行卡曼滤波、平滑处理和补洞运算，保证水密性，得到最终三维U型板，即AI殆板。

4. AI 殆板自动设计程序的建立

初期提取AI 殆板的基本要素，构建AI 殆板的算法模型，使用Python（计算机程序设计语言）和视觉化工具函式库（Visualization Toolkit）进行Windows平台的程序研发。研发过程中使用各类错殆畸形患者的STL牙列模型进行研究，人工验证AI 殆板轮廓线合理性及算法模型的精确性，通过不断优化轮廓线和算法模型，最终研制出AI 殆板自动设计程序，简称为AI Plate（图9-3-32）。

经过优化，轮廓线从最初的陡峭逐渐变得平滑，咬合印迹也更符合临床需求，可以达到临床使用标准（图9-3-33）。

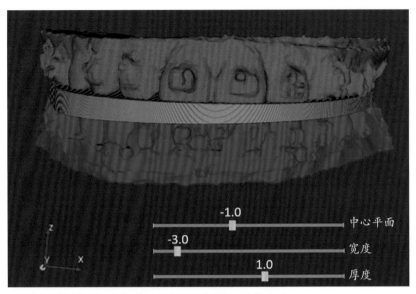

图9-3-32　AI Plate程序界面

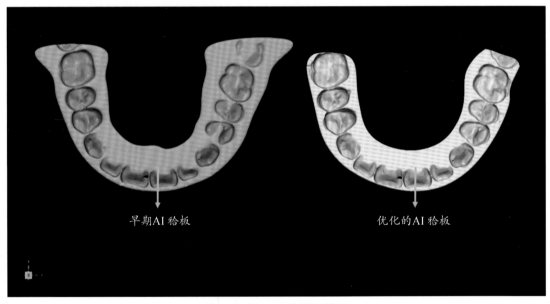

早期AI 殆板　　　　　　　　　优化的AI 殆板

图9-3-33　AI 殆板的优化

（七）正颌外科手术复发预测系统的建立

　　复发是一个复杂而具有普遍性的问题，是影响正颌外科手术效果的重要因素。目前控制正颌外科手术的复发存在以下难点：复发率难以被精确测量，目前复发率测量还建立在二维侧位片上；复发的影响因素众多，但受统计方法的限制，学者们对复发影响因素的研究往往一次只能考虑部分因素，难以考虑各因素间的交互作用；预测系统准确度差，传统的用于疾病预测的曲线拟合预测方程一次只能纳入部分因素，对众多因素的预测效果差。在一些研究中，得益于样本量的逐渐积累和深度学习在预测方面的精准性，利用深度学习神经网络纳入全部因素，获取大样本量并考虑各因素的交互作用，构建了正颌外科手术复发预测系统。该系统能根据术前CT和设计方案给出术后复发率，根据复发率的高低，判断是否需要修改设计方案，修改时，从权重大的因素入手，直至复发率降至低复发区间，最终得到术后稳定性高的设计方案。此外，深入研究了因素间的交互作用，通过定义因素相似度、模拟因素跃迁得到了因素间相互作用的路径状态。其具体步骤如下：

1. 数据预处理

具体的CT测量项目及计算得到的个人特征见表9-3-9、表9-3-10。

表9-3-9 具体的CT测量项目

测量项目	T_0	T_1	T_2
ANS-HP	18.19mm	18.74mm	18.31mm
ANS-CP	23.49mm	23.80mm	24.69mm
ANS-MSP	0.32mm	0.38mm	0.63mm
PNS-HP	22.73mm	23.58mm	22.92mm
PNS-CP	22.23mm	21.14mm	21.19mm
PNS-MSP	2.06mm	1.58mm	1.76mm
B-HP	55.70mm	56.40mm	56.40mm
B-CP	6.49mm	11.97mm	14.25mm
B-MSP	0.84mm	1.61mm	2.25mm
Gn-HP	78.08mm	83.04mm	82.98mm
Gn-CP	2.14mm	8.51mm	8.63mm
Gn-MSP	3.34mm	3.12mm	4.14mm
Go（L）-HP	58.64mm	59.13mm	58.95mm
Go（L）-CP	51.92mm	49.90mm	42.99mm
Go（L）-MSP	37.07mm	40.45mm	38.82mm

续表

测量项目	T_0	T_1	T_2
Go（R）-HP	50.67mm	53.34mm	49.58mm
Go（R）-CP	46.57mm	45.80mm	44.08mm
Go（R）-MSP	49.33mm	50.09mm	48.40mm
上颌前后移动	23.49mm	23.80mm	24.69mm
下颌前后移动	6.49mm	11.97mm	14.25mm
上颌升降移动	18.19mm	18.74mm	18.31mm
MPA	26.80°	25.67°	29.18°
Cg-Gn	114.43mm	118.60mm	118.14mm
Co（L）-Go（L）	60.89mm	60.24mm	61.22mm
Co（R）-Go（R）	56.64mm	57.49mm	55.35mm
顺逆旋转ANS-MSP	18.19mm	18.74mm	18.31mm
顺逆旋转PNS-MSP	22.73mm	23.58mm	22.92mm
顺逆旋转ANS-PNS	46.01mm	45.24mm	46.16mm

表9-3-10　个人特征

项目	数值
性别	0.36：0.64
年龄	22.36岁±6.33岁
上颌前后移动方向距离	0.17mm±4.76mm
下颌前后移动方向距离	2.27mm±5.93mm
颏部前后移动方向距离	5.57mm±9.37mm
上颌垂直移动方向距离	0.56mm±3.35mm
咬合类型	0.08：0.92
MPA	24.30°±5.73°

续表

项目	数值
AFH	123.29mm ± 7.99mm
PFH（L）	60.07mm ± 6.22mm
PFH（R）	58.57mm ± 8.88mm
ANS-PNS	46.40mm ± 2.30mm
ΔANS-MSP	0.45mm ± 2.97mm
ΔPNS-MSP	0.95mm ± 2.54mm
上颌旋转角度	0.00652°
上颌骨缝距离	3.44mm ± 5.23mm
下颌骨缝距离	4.26mm ± 4.97mm
髁突形状	0.52∶0.27∶0.21
上颌是否手术	Ran（0 or 1）
下颌是否手术	Ran（0 or 1）
额部是否手术	Ran（0 or 1）

2. 神经网络结构的搭建

神经网络结构的搭建如图9-3-34所示。

高斯噪音（Gaussian noise）层：高斯噪音是一些服从正态分布的随机数据，充斥在真实的CT数据之间，能防止神经网络过拟合，衍生性更好。

双向循环神经网络（BiLSTM）层：考虑到不同CT特征及不同个人特征之间存在的相关性，使用两个LSTM层分别接收预处理之后的CT数据与个人特征数据，并分别输出 $H^{CT}=(h_1^{CT},\ h_2^{CT},\ \cdots,\ h_9^{CT})$ 及 $H^{features}=(h_1^{features},\ h_2^{features},\ \cdots,\ h_{10}^{features})$ 。

防止过拟合（Dropout）层：同样是为了防止过拟合，设定防止过拟合层比例为0.2，则只有20%的神经元在工作，其余神经元在网络训练过程中都处于休眠状态，不参与工作。

平均池化（Average pooling）层：即将9列56行数据的每一行按列相加再除以9，这样能保证压缩信息大小而不损失信息量，输出一个综合9组CT数据的信息。使用该层作用于

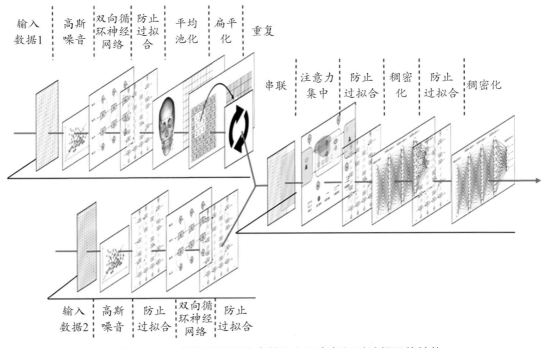

图9-3-34　复发预测系统中基于上下文长短时神经网络结构

CT数据对应的LSTM网络的输出$H^{CT}=(h_1{}^{CT}, h_2{}^{CT}, \cdots, h_9{}^{CT})$，对于9组CT指标进行平均池化，得到一个综合指标。这个综合指标是一个向量，一个56行1列的向量（因为对于列取平均，所以从9列变为了1列）。

　　扁平化（Flatten）层：将输入"压平"，即把多维的输入一维化。

　　串联（Concatenate）层：将平均池化层输出的综合指标$\overline{h^{CT}}$与个人特征数据$h_i{}^{features}$进行连接，得到每个个人特征对于CT指标的作用指标。

　　注意力集中（Attention）层：使用了注意力集中机制，目的是加强对于手术失败率影响大的个人特征在预测6个月后CT指标中的作用。

　　稠密化（Dense）层：最普通的全连接神经网络，即两层之间每个神经元都互相连接，用来进行最后T_2时CT预测值的回归输出。

　　以上为加入注意力集中机制的Bi-directional LSTM RNN预测系统。

3.　模型训练

　　将70%样本用于训练，30%样本用于预测检验。通过最小化最终输出的均方误差（MSE）来训练整个神经网络得到权重，并且使用随机梯度下降算法的反向传播来达到这个目的。使用Adam优化算法来调整学习速率，并且加入梯度裁剪机制进一步防止梯度爆炸。

训练中共220个样本，随机选取11个作为验证集，其余作为训练集进行训练。

4. 手术因素间的相似度计算

手术因素包括术后髁突位置、颌骨移动方向距离、上颌骨旋转角度、上颌骨升降距离、骨缝大小。部分手术因素间的影响路径如图9-3-35所示，对于路径的上游因素，通过神经网络结构的注意力集中层加大其权重优势。此外，纳入全部的影响因素（包括颌骨特征因素），计算所有因素间的相似度。将所有因素以线段相连，并且线段的粗细表示所连接因素间相似度的大小，从而构成复发影响因素的结构图。

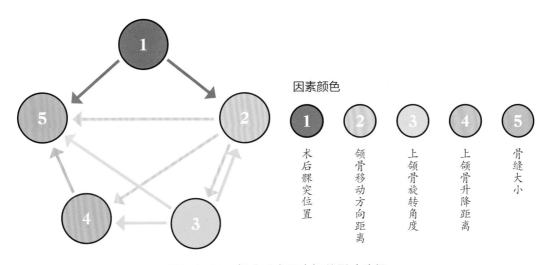

图9-3-35　部分手术因素间的影响路径

5. 不同阈值φ下因素的跃迁模拟

因素的跃迁是指特定的阈值下，某一种因素的改变引起另一种因素的改变，进而引起更多因素改变的链式反应。阈值越高，因素跃迁需要达到的影响距离越大，因素越不容易跃迁，其他因素越不容易受其影响，颌骨外科手术复发程度越低；反之，阈值越低，因素越容易跃迁，颌骨外科手术复发程度越高。根据上述结构图，模拟φ取>0.20、>0.40、>0.55三种阈值，术后颗突位置、颌骨移动方向距离、上颌骨旋转角度、上颌骨升降距离、骨缝大小这5种不同的手术因素发生跃迁情况规定为：①每个因素只有φ达到阈值后才可向其他因素跃迁；②手术因素间的跃迁受限于方向性。

6. 结果

不包含LSTM与注意力集中的简单循环神经网络预测系统经过28轮次训练后，模型基本收敛，最终验证集上的均方误差为70.32（图9-3-36、图9-3-37）。

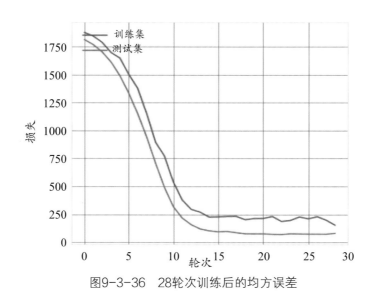

图9-3-36　28轮次训练后的均方误差

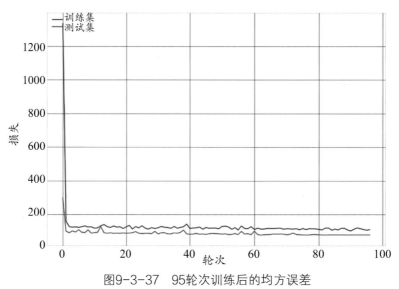

图9-3-37　95轮次训练后的均方误差

该循环神经网络预测系统得到了200个样本的个人特征的影响权重，取平均值后见表9-3-11。Bi-directional LSTM RNN预测系统解决了变量控制、因素交互作用的难题。200

轮次训练后，最终验证集上的均方误差为77.08，并且呈递减趋势，意味着随着新数据的不断加入，该系统的预测精确度还能进一步上升。

表9-3-11　循环神经网络得到的影响复发的各因素权重占比

性别	年龄	颌骨移动方向距离	咬合类型	下颌平面角	后面高/前面高	上颌骨旋转角度	骨缝大小	术后髁突位置	上颌骨升降距离
0.24545	0.17843	0.04323	0.05533	0.18065	0.10367	0.02779	0.00066	0.01519	0.01386

由表9-3-11可知，性别的影响权重最大，为0.24545，骨缝大小的影响权重最小，为0.00066。手术因素的影响权重排序为颌骨移动方向距离 > 上颌骨旋转角度 > 术后髁突位置 > 上颌骨升降距离 > 骨缝大小，提示手术设计时为减小复发可能，应顺次满足以上因素要求（图9-3-38）。

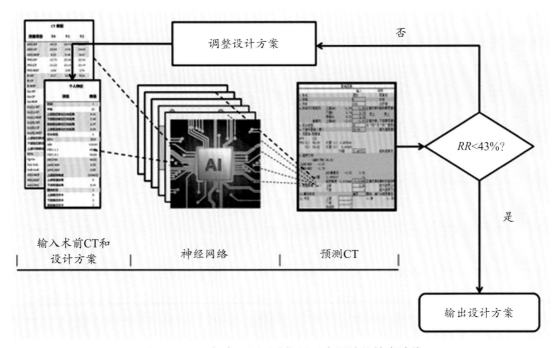

图9-3-38　复发预测系统指导手术设计的技术路线

复发影响因素的结构图如图9-3-39所示，需要注意的是，手术因素间的影响具有方向性，有些呈单向，有些呈双向。

术后髁突位置、颌骨移动方向距离、上颌骨旋转角度、上颌骨升降距离和骨缝大小5种手术因素分别作为跃迁模拟的出发点，规定因素间的相似度必须大于阈值，才可发生跃

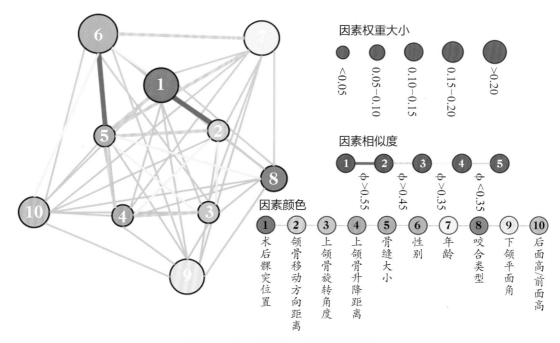

图9-3-39　复发影响因素的结构图

迁，可见当出发点不同时，跃迁结果不同。当阈值＞0.20时，大部分的因素都能通过跃迁被激活，随着阈值的不断提高，被激活的因素越来越少；当阈值＞0.55时，几乎无因素被激活，只有在"术后髁突位置"因素中，颌骨移动方向距离被激活（图9-3-40）。

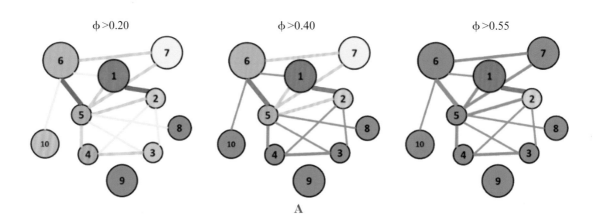

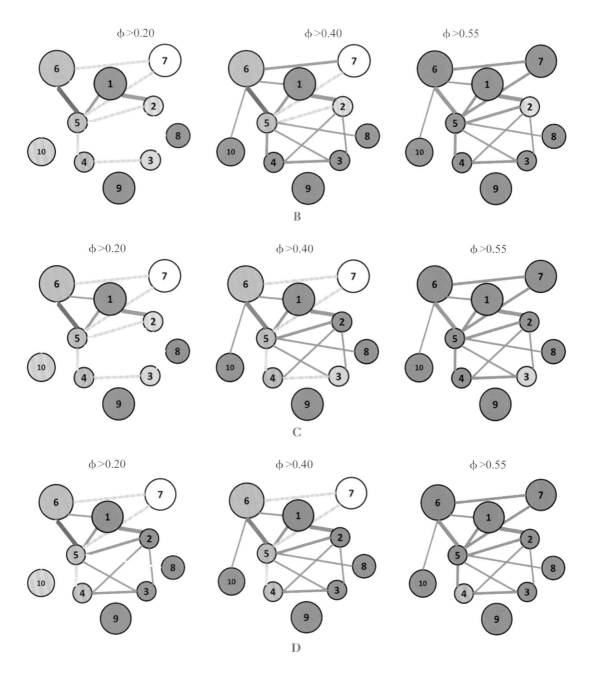

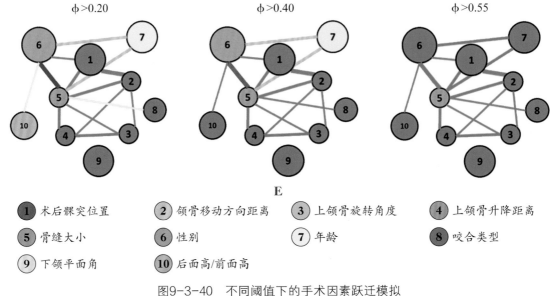

$\phi > 0.20$ $\phi > 0.40$ $\phi > 0.55$

E

1 术后髁突位置   **2** 颌骨移动方向距离   **3** 上颌骨旋转角度   **4** 上颌骨升降距离

5 骨缝大小   **6** 性别   **7** 年龄   **8** 咬合类型

9 下颌平面角   **10** 后面高/前面高

图9-3-40 不同阈值下的手术因素跃迁模拟

A. 术后髁突位置；B. 颌骨移动方向距离；C. 上颌骨旋转角度；D. 上颌骨升降距离；

E. 骨缝大小

影响因素间的交互作用具体表现为：某一因素引起另外一种因素的改变，进而继续传递引起下一种因素改变，呈现出一种路径。

手术因素中，"术后髁突位置"的路径为：术后髁突位置→颌骨移动方向距离→骨缝大小→其他；"颌骨移动方向距离"的路径为：颌骨移动方向距离→骨缝大小→其他；"上颌骨旋转角度"的路径为：上颌骨旋转角度→上颌骨升降距离→骨缝大小→其他；"上颌骨升降距离"的路径为：上颌骨升降距离→骨缝大小→其他。

【参考文献】

［1］ Mitra NJ，Nguyen A，Guibas L. Estimating surface normals in noisy point cloud data [J]. Int J Comput Geom Ap，2004，14（4-5）：261-276.

［2］ Vasamsetti S，Sardana V，Kumar P，et al. Automatic landmark identification in lateral cephalometric images using optimized template matching [J]. J Med Imag Health In，2015，5（3）：458-470.

［3］ Kim H，Shim E，Park J，et al. Web-based fully automated cephalometric analysis by deep learning [J]. Comput Meth Prog Bio，2020，194：105513.

［4］ Gupta A，Kharbanda OP，Sardana V，et al. A knowledge-based algorithm for automatic detection of cephalometric landmarks on CBCT images [J]. Int J Comput Assist Radiol Surg，2015，10（11）：1737-1752.

［5］ Neelapu BC，Kharbanda OP，Sardana V，et al. Automatic localization of three-dimensional cephalometric landmarks on CBCT images by extracting symmetry features of the skull [J]. Dentomaxillofac Radiol，2018，47（2）：20170054.

［6］ Shahidi S，Bahrampour E，Soltanimehr E，et al. The accuracy of a designed software for automated localization of craniofacial landmarks on CBCT images [J]. BMC Med Imaging，2014，14（1）：32.

［7］ Codari M，Caffini M，Tartaglia GM，et al. Computer-aided cephalometric landmark annotation for CBCT data [J]. Int J Comput Assist Radiol Surg，2017，12（1）：113-121.

［8］ Montu'far J，Romero M，Scougall-Vilchis RJ. Hybrid approach for automatic cephalomet-ric landmark annotation on conebeam computed tomography volumes [J]. Am J Orthod Dentofac Orthop，2018，154（1）：140-150.

［9］ de Jong MA，Gul A，de Gijt JP，et al. Automated human skull landmarking with 2D Gabor wavelets [J]. Phys Med Biol，2018，63（10）：105011.

［10］ O'Neil AQ，Kascenas A，Henry J，et al. Attaining human-level performance with atlas location autocontext for anatomical landmark detec-tion in 3d CT data[M] //Leal-Taixe L，Roth S. Computer vision–ECCV 2018 workshops. Munich：Springer International Publishing，2019.

［11］ Zhang J，Liu M，Wang L，et al. Joint craniomaxillofacial bone segmentation and landmark digitization by context–guided fully convolutional networks[J]. Med Image Comput Comput Assist Interv，2017，10434：720–728.

[12] Torosdagli N，Liberton DK，Verma P，et al. Deep geodesic learning for segmentation and anatomical landmarking [J]. IEEE Trans Med Imaging，2019，38（4）：919–931.

[13] Niño–Sandoval TC，Guevara PSV，González FA，et al. An automatic method for skeletal patterns classification using craniomaxillary variables on a Colombian population [J]. Forensic Sci Int, 2016，261：159.e1–159.e6.

[14] Niño–Sandoval TC，Guevara PSV，González FA，et al. Use of automated learning techniques for predicting mandibular morphology in skeletal class Ⅰ, Ⅱ and Ⅲ [J]. Forensic Sci Int，2017，281：187.e1–187.e7.

[15] Patcas R，Bernini DAJ，Volokitin A，et al. Applying artificial intelligence to assess the impact of orthognathic treatment on facial attractiveness and estimated age [J]. Int J Oral Maxillofac Surg，2019，48（1）：77–83.

[16] Yu HJ，Cho SR，Kim MJ，et al. Automated skeletal classification with lateral cephalometry based on artificial intelligence [J]. J Dent Res，2020，99（3）：249–256.

[17] Lee KS，Ryu JJ，Jang HS，et al. Deep convolutional neural networks based analysis of cephalometric radiographs for differential diagnosis of orthognathic surgery indications [J]. Appl Sci，2020，10（6）：2124.

[18] Choi HI，Jung SK，Baek SH，et al. Artificial intelligent model with neural network machine learning for the diagnosis of orthognathic surgery [J]. J Craniofac Surg，2019，30（7）：1986–1989.

[19] Jeong SH，Yun JP，Yeom HG，et al. Deep learning based discrimination of soft tissue profiles requiring orthognathic surgery by facial photographs [J]. Sci Rep，2020，10（1）：16235.

[20] Knoops PGM，Papaioannou A，Borghi A，et al. A machine learning framework for automated diagnosis and computer–assisted planning in plastic and reconstructive surgery [J]. Sci Rep，2019，9（1）：13597.

[21] Yeom SH，Na JS，Jung HD，et al. Computational analysis of airflow dynamics for predicting collapsible sites in the upper airways：machine learning approach [J]. J Appl Physiol（1985），2019，127（4）：959–973.

[22] Stehrer R，Hingsammer L，Staudigl C，et al. Machine learning based prediction of

perioperative blood loss in orthognathic surgery [J]. J Craniomaxillofac Surg，2019，47
（11）：1676-1681.

[23] Minnema J，van Eijnatten M，Hendriksen AA，et al. Segmentation of dental cone-
beam CT scans affected by metal artifacts using a mixed-scale dense convolutional neural
network [J]. Med Phys，2019，46（11）：5027-5035.

第 十 章

正颌外科相关面部软组织数字化技术

正颌外科手术在矫治牙颌畸形的同时可以改变容貌。因此，正颌外科手术设计和治疗均需要考虑以下三个要素：咬合关系、颌骨位置与体积、面部软组织形态。随着社会需求的增多和医疗技术的发展，面部软组织形态改变相关问题已逐渐成为正颌外科的前沿问题和关注重点。

目前，对面部软组织形态的预测和分析主要基于临床经验，对医生的手术经验和审美能力有较高要求。在术前设计和手术过程中，对软组织的手术处理方式也有显著的个体区别。而经验性的治疗设计和手术操作缺乏精准性和可重复性，过于依赖术者的经验，不易达到稳定的术后效果和形成标准化的治疗方式。目前，通过不同的数字化技术重建和记录面部软组织的三维形态，同时实现基于颌骨移动的面部形态变化预测，是正颌外科领域关注和研究的前沿内容。

一、面部软组织的数字化成像技术

多种面部软组织数字化成像技术已应用于正颌外科的诊断、术前设计和术后随访，以下介绍几种常用的技术。

（一）X线头颅侧位片辅助的软组织成像技术

该技术主要依靠X线头颅侧位片与患者的二维侧面照，利用软件进行匹配，通过二维层面侧位预测正颌术后的软组织移动。例如，由美国Dolphin Imaging & Management Solutions公司研发的一款用于正畸、正颌、种植的强大的模拟治疗软件Dolphin Imaging，可以使用患者的二维侧面照，于术前进行面型预测。图10-1-1展示了术前侧面照Dolphin Imaging软件完成的模拟侧面照与实际术后侧面照对比。

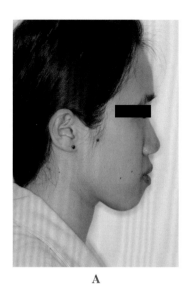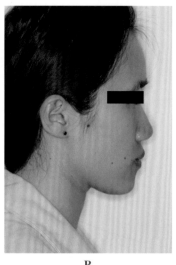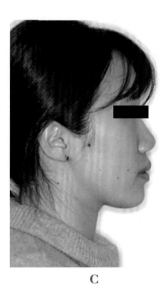

A   B   C

图10-1-1　术前侧面照Dolphin Imaging软件完成的模拟侧面照与实际术后侧面照对比
A. 术前侧面照　B. 模拟侧面照　C. 实际术后侧面照

（二）CT辅助的面部软组织三维成像技术

软硬组织窗口的扫描数据结合在一起形成了面部的三维成像结果（图10-1-2、图10-1-3）。CT三维重建是目前面部软硬组织成像的重要手段。但是CT扫描仍有明显的问题，

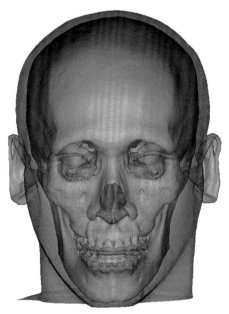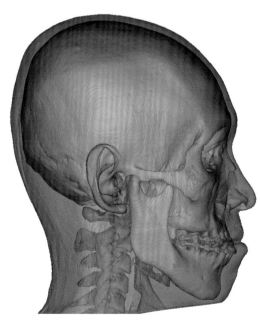

图10-1-2　CT三维重建的面部软硬组织正面照　　图10-1-3　CT三维重建的面部软硬组织侧面照

例如设备较昂贵、有辐射危害、图像有金属伪影等。CT三维重建是断层扫描后堆叠形成的，整个过程耗时长、图像分辨率受到断层扫描间距的限制。

（三）CBCT辅助的面部软组织三维成像技术

CBCT能克服传统螺旋CT的部分缺点。CBCT采用的是低剂量X线发生器，能投射出更为集中的锥形射线，显著提高了射线的利用率。CBCT具有制造成本低、设备更小型化的优点。其针对头面部的曝光设计，有利于进一步降低放射剂量。现在的CBCT设备已经能获取高质量的骨组织和软组织3D图像（图10-1-4）。但通过CBCT获取的软组织图像和扫描时的头部位置密切相关。需要建立一个稳定的标准化扫描体位，以利于获得更为精确的面部软组织三维图像。单纯CBCT扫描同样不能获得皮肤的颜色和质地信息，需要其他设备的辅助。

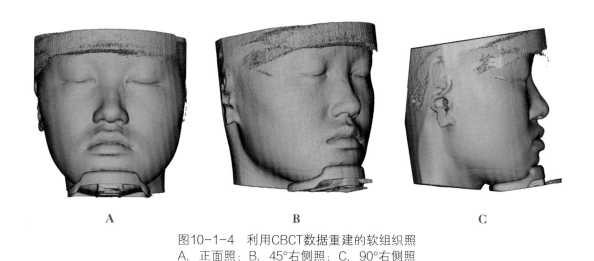

图10-1-4　利用CBCT数据重建的软组织照
A. 正面照；B. 45°右侧照；C. 90°右侧照

（四）面部软组织立体摄影测量技术

早在19世纪40年代，学者们就开始尝试记录面部的三维形态，如利用不同角度相机拍摄的照片，经过机器合成，形成面部的3D模拟图像。早期的摄影测量参考制图师绘图的方法，即通过单位距离的不同间隔绘制立体图像来记录面部形态，非常烦琐。随着技术的进步，逐渐发展出通过投射辐射状网格光线来记录面部深度的立体摄影测量技术，极大地缩减了人工分析记录的工作量，并为分析不同矢量方向的面部畸形提供了便利。

目前，立体摄影测量主要分为主动立体摄影测量和被动立体摄影测量。主动立体摄影测量是指投射额外的光，结合面部表面的自然光，为重建三维立体图像提供足够的信息，合成面部三维图像。这种方式对外界光要求不高，在光照条件不足的环境中也可以使用（图10-1-5），是目前面部立体摄影测量采用的主要方式，如3dMD三维立体成像系统。被动立体摄影测量则主要依靠物体表面的自然光收集形态信息，合成面部三维图像。被动扫描方法不发射能量用于传感，因此需要高感光相机采集物体表面细节信息（图10-1-6），如Reality Capture、Matterport等产品及Autodesk公司推出的123D。被动立体摄影测量设备成本较低，对物体表面光照纹理条件要求较高，主要适用于大场景或者户外的物体；过强的外界方向性光线会明显干扰成像效果，导致局部眩光等情况，因此在面部精细化三维扫描中应用较少。常见的面部三维扫描成像方式有激光扫描成像和结构光扫描成像。

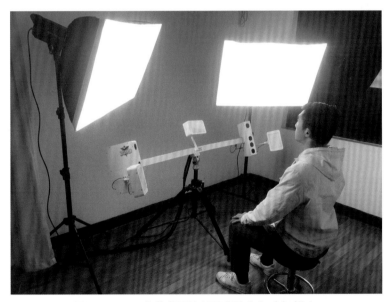

图10-1-5　立体摄影测量过程（主动扫描）

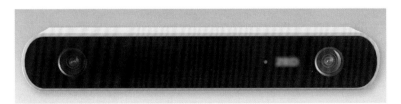

图10-1-6　立体摄影测量装置（被动扫描）

1. 激光扫描成像

激光扫描是利用激光扫描物体表面获取三维形态数据的常用技术。投射特定激光到物体表面，反射后经过接收器捕捉，利用几何原理可以推算物体形态，基于三维坐标系可对物体表面三维形态进行记录。激光扫描成像技术精确、可重复性高、分辨率高，可以检测到物体表面微小的形变。目前常见的激光扫描系统是通过激光发射器设备投射多条呈平面分布的激光到面部，利用偏差观测相机记录激光线的改变，激光线的变化对应面部表面形态信息，测量变形的光线就可以获得面部形态变化的数据。基于光源、相机和面部的三角形布局位置，能测算出光带在面部的落差改变，推算面部深度变化。根据以上数据，通过构建三维坐标系定位，能重构模拟出头面部形态（图10-1-7）。激光扫描成像也有缺点，如扫描时间较长、被扫描者的表情活动容易造成动作伪影，而且扫描时被扫描者必须闭眼，因此很难获取睁眼时的眼周形态。

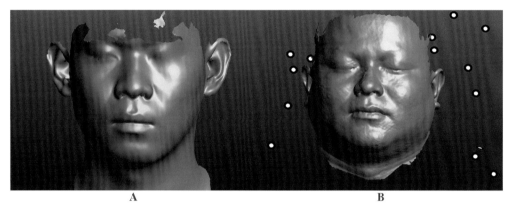

图10-1-7　激光扫描成像
A. 中观Hyper Scan DX激光扫描系统扫描；B. Rigel Plus系统扫描

2. 结构光扫描成像

结构光扫描成像是在物体表面投射结构性光束（网格状、点状或条带状）。投射光模式在物体表面反射后发生扭曲、变形，光模式的改变可转化处理为形态数据。结构光扫描获取面部表面形态数据后，拟合面部颜色和质地的光学数据，就可以完成面部软组织的三维模拟重建。结构光扫描的速度更快，可以减少拍摄中的动作伪影。但相对激光扫描，结构光扫描的数据转换为三维图像的难度更大，较容易受环境条件影响。但研究证实，目前结构光扫描成像系统扫描误差可以缩小到0.2mm，足以满足目前临床的需求。（图10-1-8，图10-1-9）

不同成像技术的优缺点对比见表10-1-1。螺旋CT和CBCT的普及率较高，但均有金属伪影和放射性等固有缺点。激光扫描成像重建的模型很精确，但重建形状不规则时数据量庞大，不易处理，重建模型会产生漏洞，同时欠缺表面光学信息。结构光扫描成像

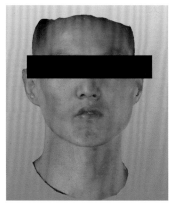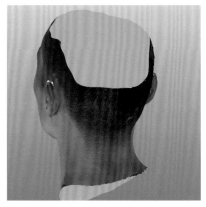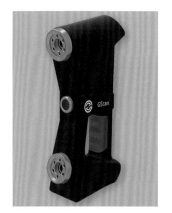

图10-1-8　结构光扫描三维成像效果　　　　图10-1-9　结构光扫描成
　　　　　　　　　　　　　　　　　　　　　　　　　　像手持式设备

简单方便，无破坏性，人眼易适应，可以捕捉睁眼状态的面部形态，但该技术一般受限于室内场景。

表10-1-1　不同成像技术的优缺点对比

	优点	缺点
螺旋CT	（1）显示软组织和骨组织对应关系； （2）众多医院已有该设备	（1）放射性； （2）金属伪影； （3）费用较高
CBCT	（1）显示软组织和骨组织对应关系； （2）空间分辨率较高	（1）一定放射性； （2）金属伪影
激光扫描成像	（1）无放射性； （2）分辨率和精确度高	（1）扫描时间较长； （2）欠缺表面光学信息； （3）只能完成闭眼状态的面部扫描
结构光扫描成像	（1）无放射性； （2）扫描时间短； （3）光学信息较完整	不同设备间清晰度差异较大

二、面部软组织数字化三维成像技术的应用

（一）面部软组织、颌骨、牙列三维扫描后的数字化匹配

数字化扫描面部软组织后，根据解剖关系组合牙列和颌骨CT或CBCT数字化扫描结果，

将通过不同数字化技术获得的牙列、颌骨、面部软组织数据匹配为整体的数字化头模，为医生术前评估颌面部软组织和硬组织关系，进一步模拟手术、评估手术效果提供基础。

目前获得牙列数字化信息的方式主要包括数字化口内扫描和石膏模型仓式扫描：前者使用的口内扫描仪中装有探头的扫描头，利用光学成像原理，直接获取牙列的影像学信息，利用内在算法组合成完整的牙列；后者是通过CBCT、激光扫描仪等设备获取记录有患者牙列信息的石膏模型中的数字化信息。其中，数字化口内扫描更为便捷，精确度也更高，但是设备费用较高。石膏模型仓式扫描采集牙列数据和数字化口内扫描采集牙列数据如图10-2-1、图10-2-2所示。

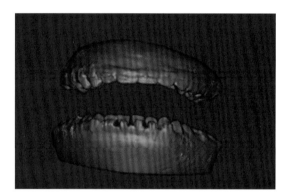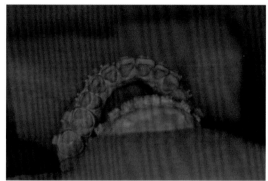

图10-2-1　石膏模型仓式扫描采集牙列数据

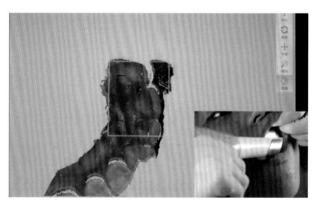

图10-2-2　数字化口内扫描采集牙列数据

利用CBCT设备完成颌骨扫描获取的三维重建图像，已能满足正颌外科治疗过程中对颌骨观测检查、方案设计、手术模拟的需求，在临床工作中广泛应用（图10-2-3）。其缺点是对颞下颌关节区和上颌窦前壁的骨形态重建效果不理想，对这两处有特殊要求的患者应选用螺旋CT。

面部软组织的数字化三维成像（图10-2-4）是目前数字化正颌外科领域正在研究的热

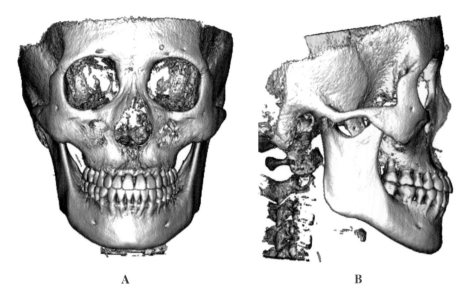

A   **B**

图10-2-3 利用CBCT数据重建颌骨
A. 正面照；B. 侧面照

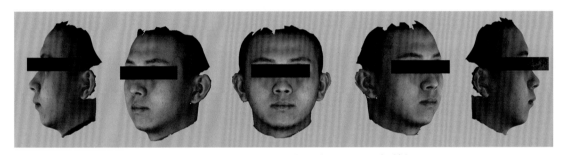

图10-2-4 3dMD软件采集的患者三维面部数据

点问题。

获取面部软组织、颌骨与牙列的信息后，将三者整合为一体，才能为后续的手术设计、导板制作和面形预测提供基础信息。在数字化软件深度开发之前，多数学者采用定点配准的方法。Metzger等通过定位牙列上包括双侧第一磨牙牙尖、中切牙近中邻接点在内的三个点进行配准（图10-2-5），将石膏数据与颅颌数据进行拟合，上颌骨精确度为0.66mm，下颌骨精确度为0.56mm。Olszemski等制作了3D放射线阻射的树脂𬌗板，带有12颗直径为1.5mm的牙胶标记球（图10-2-6），患者在行颅颌扫描与石膏模型扫描时都戴用该𬌗板，后期处理数据时，以牙胶为标记进行配准拟合，通过数据融合发现，其精确度为0.52mm。这种定点配准的方法被许多数字化设计软件采用，配合计算机算法，可以便捷地将牙列与颌骨、颌骨与面部软组织进行匹配。

随着技术的发展，将面部不同组织数字化后整合在一起可形成具备牙列、颌骨和面部

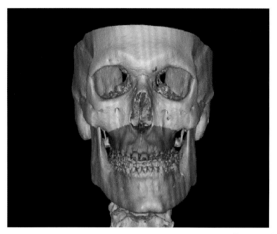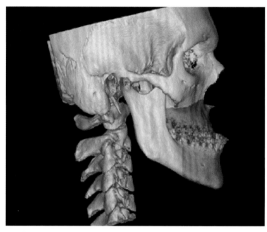

图10-2-5　利用牙列中的定点配准进行拟合

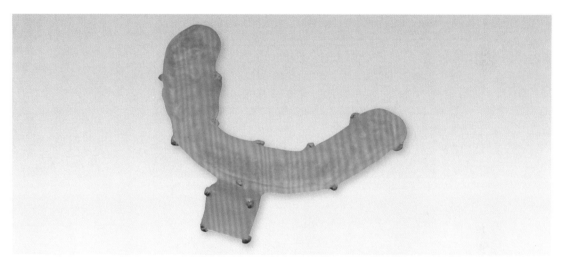

图10-2-6　用于匹配的带有牙胶的𬌗板

软组织的数字化头模。多元化图像组合后，患者头面部组织的形态学信息能被全面地记录下来，可用于术前设计、术中模拟和术后分析。在颌骨形态的基础上，重建面部软组织有一定的难度，难点在于确定软组织形态和骨组织形态的对应关系。如果组合过程中发生变形错位，后续手术过程和手术效果的模拟就会出现明显偏差。面部软组织的模拟重建可以通过面部标志点、组织平面、弧面或者体素的形态学分析来实现。其原理都是在同一三维坐标系下，将不同来源的图像通过几何迭代变形的方法进行数字化重合。目前已经开发出可以整合CT扫描数据和面部立体摄影测量数据的软件系统，包括Dolphin Imaging和SurgiCase CMF和Proplan等，均可获得更为逼真、有质感的三维重建数字化头模（图10-2-7）。需要注意的是，鼻旁、耳周等区域，重建图像容易失真，多种技术组合有利于改善头模的精确度。

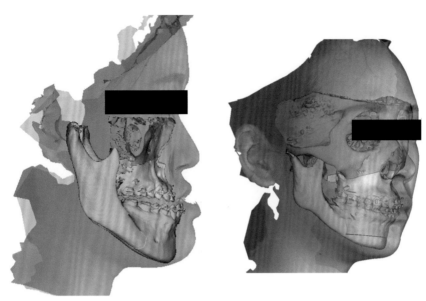

图10-2-7　整合颌骨与面部软组织的数字化头模

（二）面部软组织三维重建后的数字化测量

学者们一直尝试定义面部各部位比例尺寸的正常值范围，其目的在于根据正常值诊断各类牙颌面畸形。目前诊治牙颌面畸形患者最常用的方式是拍摄X线头颅正位片、侧位片或者完成CT扫描后，通过二维或者三维的方式进行正位、侧位头影测量分析。X线头颅侧位片上的二维定点和二维头影测量结果如图10-2-8、表10-2-1所示。

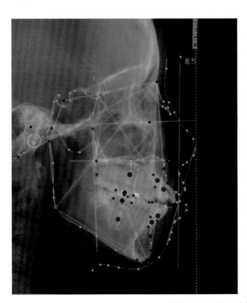
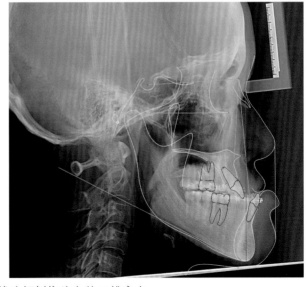

图10-2-8　X线头颅侧位片上的二维定点

表10-2-1　二维头影测量结果

测量指标	平均值	标准差	实际值	
SNA	82.80°	4.00°	78.46°	
SNB	80.10°	3.90°	82.64°	
ANB	2.70°	2.00°	−4.18°	
NP−FH	85.40°	3.70°	84.02°	
NA−PA	6.00°	4.40°	−12.74°	
U1−NA（长）	4.90mm	2.30mm	12.67mm	
U1−NA（角）	22.80°	5.70°	36.62°	
L1−NB（长）	6.40mm	2.00mm	3.74mm	
L1−NB（角）	30.30°	5.80°	19.64°	
U1−L1	125.40°	7.90°	127.92°	
U1−SN	105.70°	6.30°	115.08°	
MP−SN	32.50°	5.20°	32.45°	
MP−FH	31.10°	5.60°	33.09°	
L1−MP	92.60°	7.00°	84.55°	
Yaix	66.30°	7.10°	67.14°	
Pog−NB	1.00°	1.50°	3.94°	
面高比	0.64%	0.01%	0.66%	
后面高			79.44mm	
面前高			119.94mm	
PP−SN	85.00°		82.54°	
PP−MP	25.00°		30.45°	
U1−PP	75.00°		70.17°	
U1−NPo（长）	2.80mm	0.90mm	3.92mm	
L1−NPo（长）	0.00mm	1.90mm	0.94mm	
AFH			117.64mm	
AUFH			49.85mm	
AUFH/AFH				

基于X线头颅侧位片的二维头影测量分析是目前最经典的方式，同时目前已经开发出智能化的二维头影测量分析系统，比如Dolphin Imaging、Mimics、Onyx、几何画板及Uceph头影测量软件等。这些软件大幅度缩短了人工头影测量分析的时间，提高了稳定性。当然，二维平面的头影测量分析也有诸多问题，例如结构的简化失真、面部标志点放置的偏差、二维图像上面部不对称分析较困难、患者检测时头位偏差等。三维头影测量分析可以明显减少上述偏差。三维数字化头模上每个点都在标准的三维坐标系里，面部标志点可以根据其定义通过算法由软件准确生成。在此基础上，数字化头模上能实现不同类型的三维测量，包括距离、角度和面部比例等。

目前临床上既可以对CBCT扫描后的三维重建颌骨进行头影测量分析，也可以对面部软组织扫描成像后的图像进行测量分析。（图10-2-9至图10-2-14）

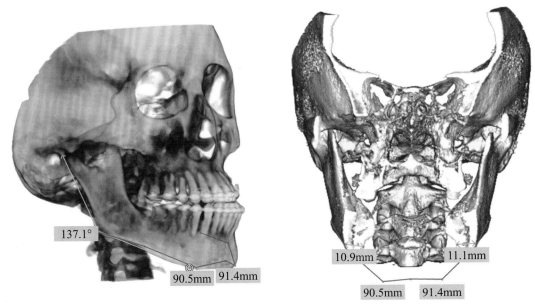

图10-2-9 　CBCT扫描三维重建后对颌骨的侧位和后前位进行的角度和长度测量分析

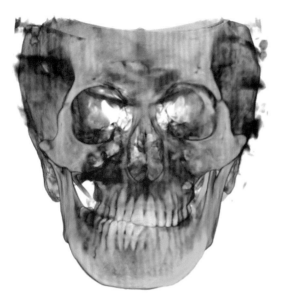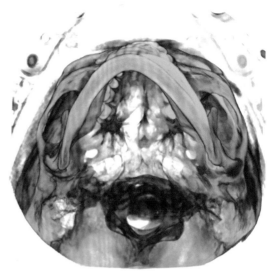

图10-2-10　双侧颌骨对称性比较

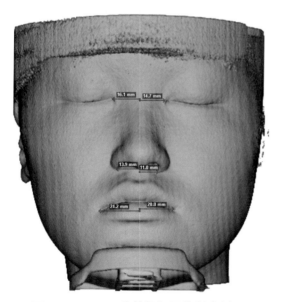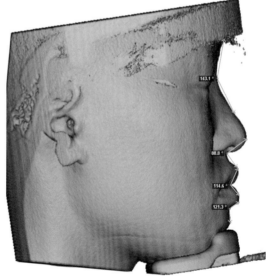

图10-2-11　三维软组织图像长度测量　　　图10-2-12　三维软组织图像角度测量

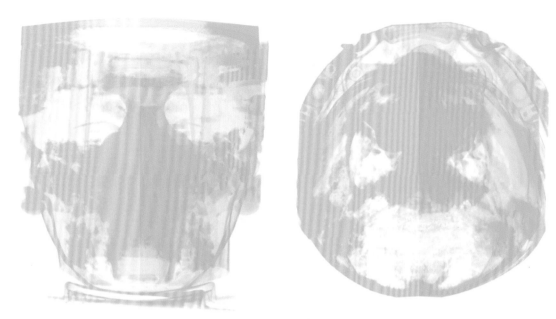

图10-2-13　面部软组织对称性差异数字化比较

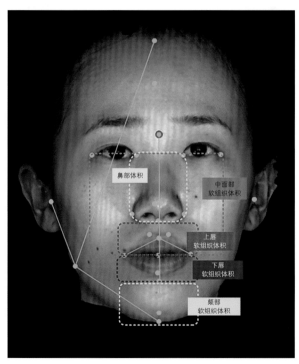

图10-2-14　面部软组织分区域体积的测量

相比二维头影测量分析，三维头影测量分析的面部标志点设定更为精确且可重复性高，避免了人为设置的偏差。同时，三维头影更方便医生比较不同矢量方向的面部不对称性。目前针对数字化头模的研究显示，由于人群自身的差异性，要准确定义正常面部形态数据的参考值，需要对性别、年龄、种族等进行精细分类并搜集分析数据，因此，脱离数字化技术，这显然是很难实现的。

（三）面部软组织变化的数字化术后效果预测

正畸-正颌联合治疗的目的是在稳定的颌骨关系基础上实现良好的功能性咬合、矫治颌骨畸形、改善面形。随着社会需求的增多，面部软组织美学在正颌外科手术治疗目标中显得越来越重要。正颌外科中的面部软组织变化的数字化模拟和术后效果预测是目前该领域的重要研究方向。

通过二维X线头颅侧位片预测面部软组织变化是常用的术后效果预测方法。但由于二维图像的特点，X线头颅侧位片图像叠加重合才方便进行手术效果的预测。实际中，运用三维向量的面部软组织预测，才能真正展示手术效果。

（1）利用X线头颅侧位片头影测量预测术后效果（图10-2-15、图10-2-16）。

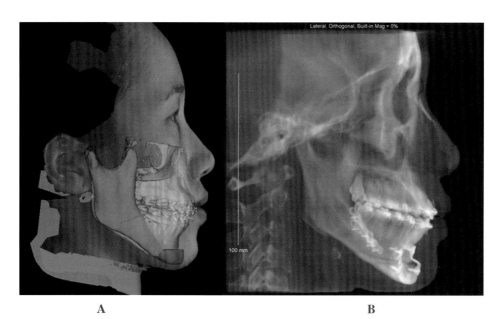

图10-2-15　三维软组织面形预测
A. 匹配侧面照后的术后效果预测图；B. 术后X线头颅侧位片

（2）数字化技术在面部软组织整形手术中的应用。

三维重建的面部形态，经数字化处理后有助于术前预测软组织整形手术的效果，为患

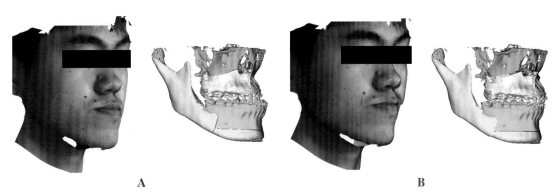

A   B

图10-2-16　正颌外科手术中面部软硬组织形态的三维预测
A. 术前；B. 模拟效果

者提供直观的手术效果，作为参考，也可以辅助外科医生进行术前美学设计，如鼻整形、唇部整形、面部轮廓整形等，具体如图10-2-17至图10-2-21所示（中观GScan系统）。

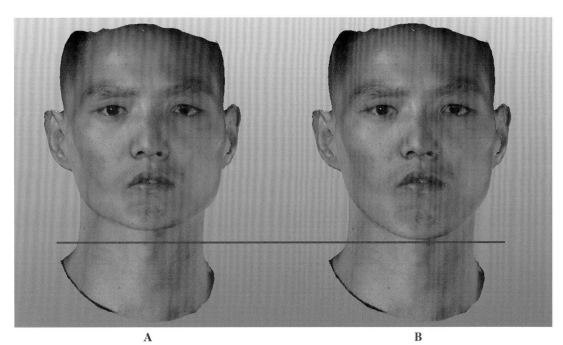

A   B

图10-2-17　下面部高度调整后效果预测（红色为参考线）
A. 术前下面部；B. 下面部延长后预测效果

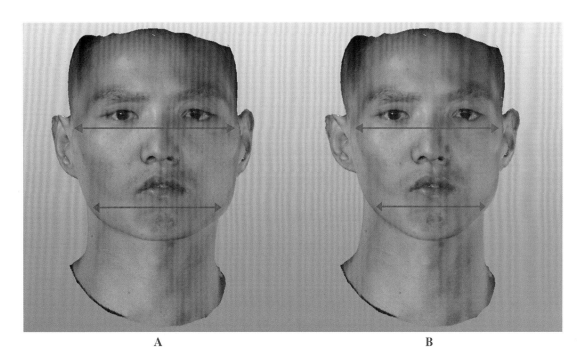

图10-2-18　中面部及下面部宽度调整后效果预测
A. 术前面部三维扫描成像结果；B. 预测效果

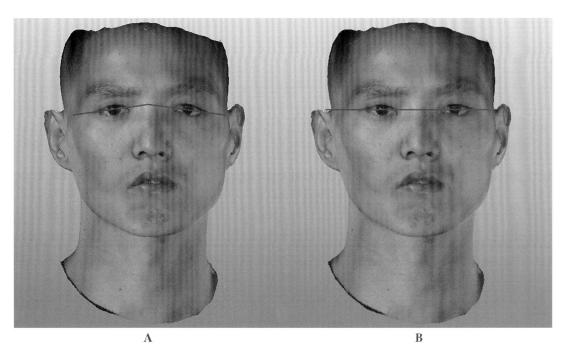

图10-2-19　眼水平轴调整后效果预测
A. 术前面部三维扫描成像结果；B. 预测效果

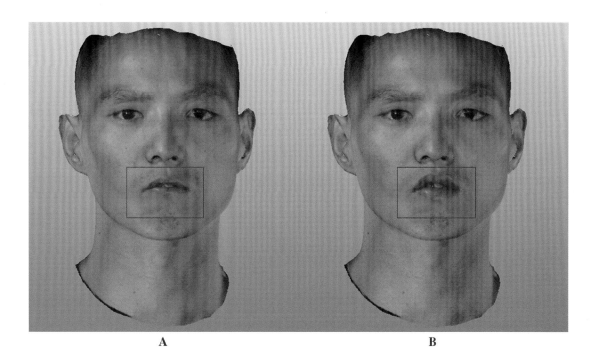

图10-2-20　唇部脂肪充填后效果预测
A. 术前面部三维扫描成像结果；B. 预测效果

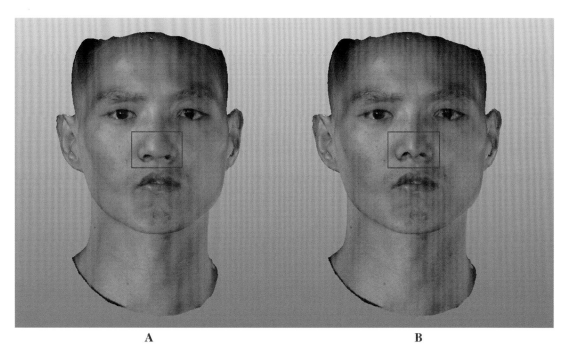

图10-2-21　鼻整形手术后效果预测
A. 术前面部三维扫描成像结果；B. 预测效果（鼻尖缩小）

牙颌面畸形患者术前有了解正颌外科术后面部美学效果的迫切需求，医生有责任帮助患者知晓手术的预期改变情况并选择最优治疗方案，避免术前沟通不足造成患者心理出现强烈落差。目前已商业化的Dolphin Imaging软件（图10-2-22）可以模拟正颌外科术后面部软组织外观的变化。在数字化虚拟环境中，通过重建颌骨及牙列的三维图像，模拟手术治疗过程；再由计算机根据颌骨和牙列的移动方向和距离，推算面部软组织的形态变化。正颌外科颌骨手术模拟和面部软组织外观预测已经成为正畸-正颌联合治疗过程中的重要内容，有助于正颌外科手术带来的面部组织改变可视化、医患沟通过程生动形象，有效促进了患者对治疗过程的理解和认同，提升了沟通质量。

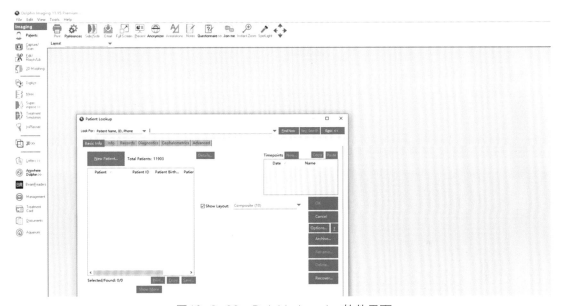

图10-2-22　Dolphin Imaging软件界面

（四）面部软组织数字化技术在术中、术后研究中的作用

面部软组织数字化技术可以在手术过程中帮助外科医生评估手术的即刻效果。如果精确比较后形态没有取得预期的效果，可以马上调整，避免二次手术。术后长期随访，观察面部软组织在术后不同时期的变化也是医生的重要任务，面部三维立体成像系统可以帮助医生更精确地比较手术效果，客观评价不同术式对面部软组织的影响。

（1）术中精确观察手术效果（图10-2-23）。

通过软组织数字化技术，医生可以在术中评估手术效果，及时调整治疗方案。

（2）精确比较术前、术后软组织改变情况（图10-2-24）。

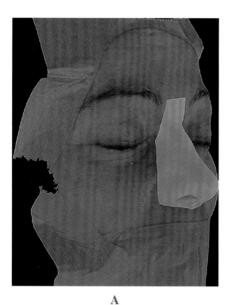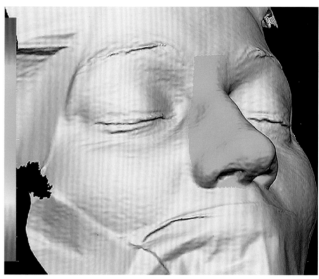

A   B

图10-2-23　术中精确观察手术效果

A. 术前对鼻整形患者进行面部三维扫描，结果作为参考基准；B. 术中完成鼻整形术后即刻再次
扫描，对比鼻部形态改变情况

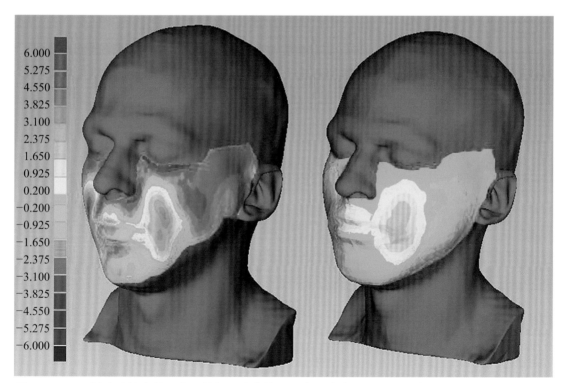

图10-2-24　精确比较术前、术后软组织改变情况（左图为实际的软组织变化；右图为模拟的软组织变化，图左的标尺显示颜色和距离的形变量的对应关系：绿色说明变化幅度较小，黄色越深说明组织外扩的形变量越大，蓝色越深说明组织塌陷的形变量越大）

（3）研究颌骨不同移动方式和软组织形变关系（图10-2-25、图10-2-26）。

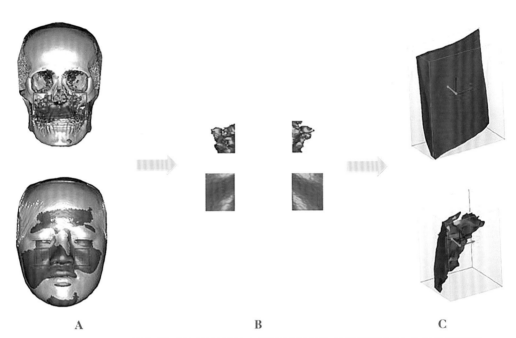

A　　　　　　　　　**B**　　　　　　　　　**C**

图10-2-25　三维扫描后计算面部前内侧区域颌骨和软组织体积改变量的流程图

A. 术前、术后颌骨和面部软组织叠加拟合的3D数字模型，以术前模型为基准，计算术后骨组织和软
组织体积改变量；B. 过程；C. 经软件处理后的软硬组织改变部分的体积和形态

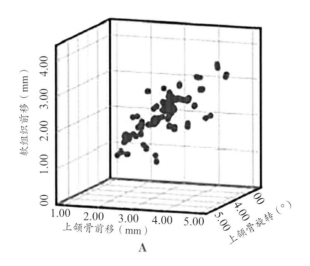

A

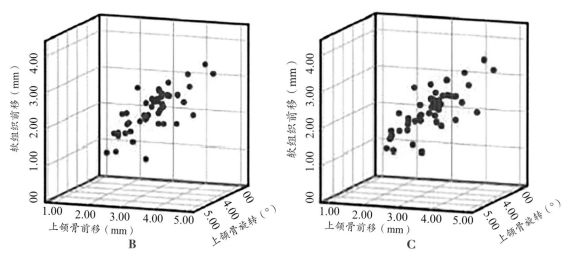

图10-2-26　散点图（面部前内侧软组织前移距离和上颌骨前移距离、旋转角度的相关性）
A. 全面颊区域；B. 右面颊区域；C. 左面颊区域

通过面部美学分析，可以在保证咬合关系的基础上，保留有利的面部美学特征，在治疗中改善影响美学的指标。模拟手术可以帮助医生评估面部软组织在颌骨移动后的可能变化，保证面部美学效果，或者在正颌外科手术中，提前采取其他治疗方法，如V-Y缝合、隆鼻术、自体脂肪移植等，有效控制颌骨移动引起的面部变化。

早期的系统常采用预设的参数来模拟颌骨移动带来的面部软组织改变情况，采用的参数来源于术后的回顾性循证医学研究，这类研究证据质量等级不高，采用的参数常只适用于线性指标，而且软组织改变会受到皮肤厚度、肌肉张力和采用的术式等多种因素的影响，因此这种系统及方法很难推广使用。目前常采用的模拟预测方法是基于近似模型的算法演算，根据施加的力预测软组织改变情况。最常用的近似模型有基于软组织生物机械特性的三维有限元分析模型和基于物体弹性形变的质点弹簧模型，以及结合两者特点的TENSOR-MASS模型。基于数学模型的模拟仍有不少缺点，如难以模拟唇部在牙列表面的滑动情况，唇周区域的软组织三维成像失真度较大。但多数研究认为面部软组织数字化模拟效果是满意的。现有的面部软组织成像系统已经可以有效地帮助医生进行术前模拟，辅助医患沟通。但是，仍需提醒患者，现在三维模拟的治疗效果并不是衡量手术结果的客观依据。

三、面部软组织形态相关数字化技术的发展

面部软组织形态相关数字化技术的发展仍有很大空间，可能涉及组织形态的动态分析、人工智能等多个方面。

（一）面部软组织形态的动态分析

纳入对口颌功能，如吞咽、呼吸、咀嚼和面部表情等的研究，可以在术前设计中更好地获取软组织的三维信息和预测术后组织改变情况。面部软组织是具有自主活动性的弹性组织，因此相关研究不应该仅限于静止模型，还应取得动态的4D头面部模型。已经有产品尝试用光学的立体摄影技术完成面部软组织形态的动态分析。通过追踪面部关键标志点的运动轨迹，捕获面部连续的动态变化特征（图10-3-1、图10-3-2）。为了减少三维信息获取和数据重建过程中的偏差，开发了一体化技术，通过设备的扫描，可以同时获取牙列、颌骨和面部软组织形态的三维数据。其精确度可以满足正颌外科的临床需要。尽管一体化技术尚待改进，但临床医生已经可以利用该技术完成虚拟手术，并且可减少不同操作人员引起的测量偏差。

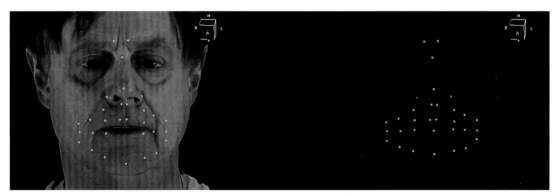

图10-3-1　面部软组织形态的关键标志点（3dMD）

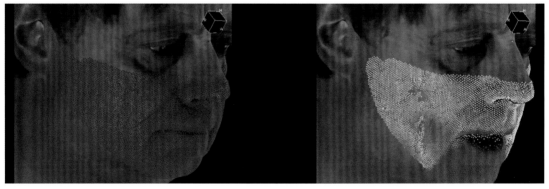

图10-3-2　通过面部立体成像系统研究面部动态变化中的特征（3dMD）

（二）人工智能在面部软组织形态相关数字化技术中的应用

人工智能在面部软组织形态相关数字化技术研究过程中有非常大的应用前景。有学者指出，在正颌外科的临床工作中，人工智能的分析能力和医生的临床经验相辅相成。人工智能技术，如机器学习、计算机视觉系统等已经在外科医疗、牙科医疗等领域有大量的应用，但在正颌外科领域，应用还很有限。目前，计算机视觉系统可以像医生一样识别分析面部标志点，完成头影测量分析（图10-3-3），避免了医生个体间测量分析的误差。大

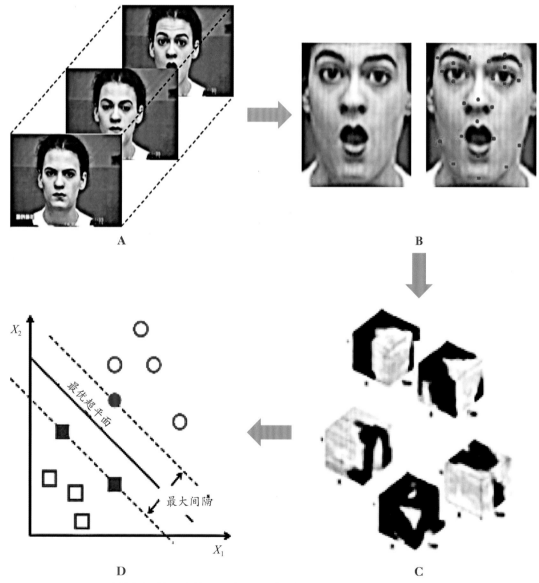

图10-3-3　计算机视觉系统捕捉图像，识别面部标志点，转换为测量分析数据的过程
A. 导入图片；B. 面部检测和标志点检测；C. 特点提取；D. FE分类

部分医生完成头影测量分析都是基于二维图像，计算机视觉系统在三维头影测量分析中有更大的发挥空间。该技术可以在三维头模上同时识别牙列、颌骨和面部软组织的多个标志点，针对案例尽可能地分析比较多个参数。同时，人工智能技术还能将获得的患者数据和数据库中搜集的大量案例数据进行比较，从而得到更准确的头影测量诊断结果。

针对手术模拟，通过近似模型得到组织位移参数是一种数学方法的估算。机器的深度学习，可以在真实数据的基础上纳入年龄、性别、种族、手术方式等多个影响因素，得出更为精确的模拟结果（图10-3-4）。机器学习需要庞大的数据库提供深度学习的算法测试。因此，只有建立多中心的合作，进行标准化的数据采集，才有足够的术前、术后三维头影测量数据，才能完成相关临床信息的分析。总之，人工智能技术能分析远超出我们传统方法处理范围的"大数据"，为患者提供个性化的面部软组织模拟，并从浩瀚的既往数据中发现面部软组织形变的潜在规律。可以预想，将来可运用数字化工具自动完成牙颌面畸形的三维头影测量分析，罗列患者的疾病特征，进行精确的面部软组织模拟，制订高度个性化的治疗方案。通过机器深度学习，还能分析术后效果，不断改进人工智能识别分析的算法和制订更科学的正颌外科诊疗方案。

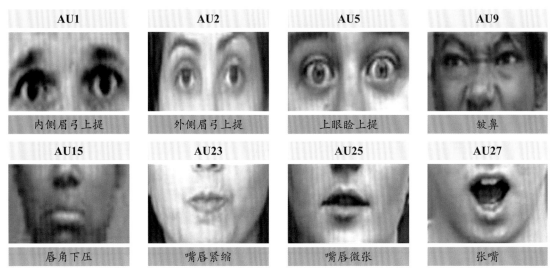

图10-3-4　面部数据库中的面部特征

随着社会要求的提高，面部软组织美学已经成为正畸-正颌联合治疗中的重点内容。在保证功能性咬合的基础上，同时改善面部形态尤其是面部软组织形态成为正颌外科的新重点。随着面部识别、数据采集技术的发展，面部成像技术将被越来越多的医疗机构接受，临床医生能够获取更多的牙列、颌骨、面部软组织的数字化信息。其分析技术自动化程度也会进一步提高。面部软组织形态模拟功能也会继续增强，成为虚拟手术的重要部分。此外，在大数据背景下，由人工智能支持的面部3D数字化技术可揭示面部软组织的生物力学模式，帮助临床医生提升诊断、治疗和随访等方面的水平。面部软组织相关数字化技术给正颌外科诊疗带来的改变将越来越突显。

致谢：

感谢浙江大学口腔医学院谢志坚教授团队、3dMD公司、中观自动化科技有限公司为本部分提供图片和数据！

【参考文献】

［1］ Rasteau S，Sigaux N，Louvrier A，et al. Three−dimensional acquisition technologies for facial soft tissues：applications and prospects in orthognathic surgery[J]. J Stomatol Oral Maxillofac Surg，2020，121（6）：721−728.

［2］ Honrado CP，Larrabee WF Jr. Update in three−dimensional imaging in facial plastic surgery[J]. Curr Opin Otolaryngol Head Neck Surg，2004，12（4）：327−331.

［3］ Mozzo P，Procacci C，Tacconi A，et al. A new volumetric CT machine for dental imaging based on the cone−beam technique：preliminary results[J]. Eur Radiol，1998，8（9）：1558−1564.

［4］ Macchi A，Carrafiello G，Cacciafesta V，et al. Three−dimensional digital modeling and setup[J]. Am J Orthod Dentofacial Orthop，2006，129（5）：605−610.

［5］ Tzou CH，Frey M. Evolution of 3D surface imaging systems in facial plastic surgery[J]. Facial Plast Surg Clin North Am，2011，19（4）：591−602.

［6］ Petrides G，Clark JR，Low H，et al. Three−dimensional scanners for soft−tissue facial assessment in clinical practice[J]. J Plast Reconstr Aesthet Surg，2021，74（3）：605−614.

［7］ Elshebiny T，Morcos S，Mohammad A，et al. Accuracy of three−dimensional soft tissue prediction in orthognathic cases using Dolphin three−dimensional software[J]. J Craniofac Surg，2019，30（2）：525−528.

［8］ Markiewicz MR，Bell RB. The use of 3D imaging tools in facial plastic surgery[J]. Facial Plast Surg Clin North Am，2011，19（4）：655−682.

［9］ Schendel SA，Duncan KS，Lane C. Image fusion in preoperative planning[J]. Facial Plast Surg Clin North Am，2011，19（4）：577−590.

［10］ Metzger MC，Hohlweg−Majert B，Schwarz U，et al. Manufacturing splints for orthognathic surgery using a three−dimensional printer[J]. Oral Surg Oral Med Oral Pathol Oral Radiol Endod，2008，105（2）：e1−e7.

［11］ Swennen GR，Barth EL，Eulzer C，et al. The use of a new 3D splint and double CT scan procedure to obtain an accurate anatomic virtual augmented model of the skull[J]. Int J Oral Maxillofac Surg，2007，36（2）：146−152.

［12］ Popat H，Richmond S，Benedikt L，et al. Quantitative analysis of facial movement—

a review of three-dimensional imaging techniques[J]. Comput Med Imaging Graph, 2009, 33（5）: 377-383.

[13] Marchetti C, Bianchi A, Muyldermans L, et al. Validation of new soft tissue software in orthognathic surgery planning[J]. Int J Oral Maxillofac Surg, 2011, 40（1）: 26-32.

[14] Kau CH, Richmond S, Incrapera A, et al. Three-dimensional surface acquisition systems for the study of facial morphology and their application to maxillofacial surgery[J]. Int J Med Robot, 2007, 3（2）: 97-110.

[15] Kale B, Buyukcavus MH. Comparison of three-dimensional soft-tissue evaluations between skeletal and pseudo-class Ⅲ malocclusions[J]. Sci Rep, 2020, 10（1）: 14717.

[16] Park KE, Maniskas S, Allam O, et al. Orthognathic surgery to improve facial profile: assessment, 3-dimensional planning, and technique[J]. Aesthet Surg J Open Forum, 2021, 3（1）: 51.

[17] Koban KC, Perko P, Etzel L, et al. Validation of two handheld devices against a non-portable three-dimensional surface scanner and assessment of potential use for intraoperative facial imaging[J]. J Plast Reconstr Aesthet Surg, 2020, 73（1）: 141-148.

[18] Mazza E, Barbarino GG. 3D mechanical modeling of facial soft tissue for surgery simulation[J]. Facial Plast Surg Clin North Am, 2011, 19（4）: 623-637.

[19] Lai HC, Denadai R, Ho CT, et al. Effect of Le Fort I maxillary advancement and clockwise rotation on the anteromedial cheek soft tissue change in patients with skeletal class Ⅲ pattern and midface deficiency: a 3D imaging-based prediction study[J]. J Clin Med, 2020, 9（1）: 262.

[20] Ko BC. A brief review of facial emotion recognition based on visual information[J]. Sensors（Basel）, 2018, 18（2）: 401.